Mike Horn

**DER RUF DES
ABENTEUERS**

W0086916

G GOLDMANN

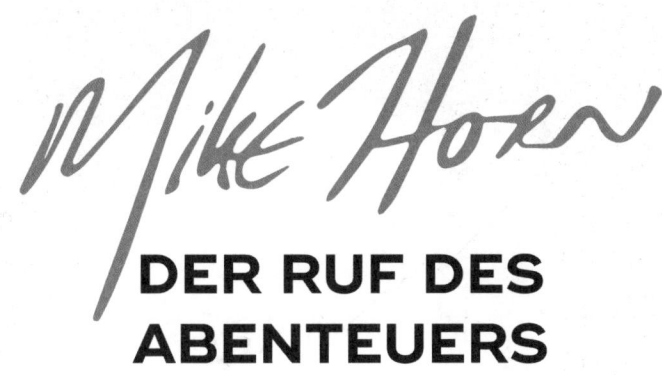

DER RUF DES ABENTEUERS

Der Survival Guide
vom großen Weltentdecker

Übungen, Checklisten und faszinierende
Erfahrungsberichte

Aus dem Französischen von Gabriel Stein

GOLDMANN

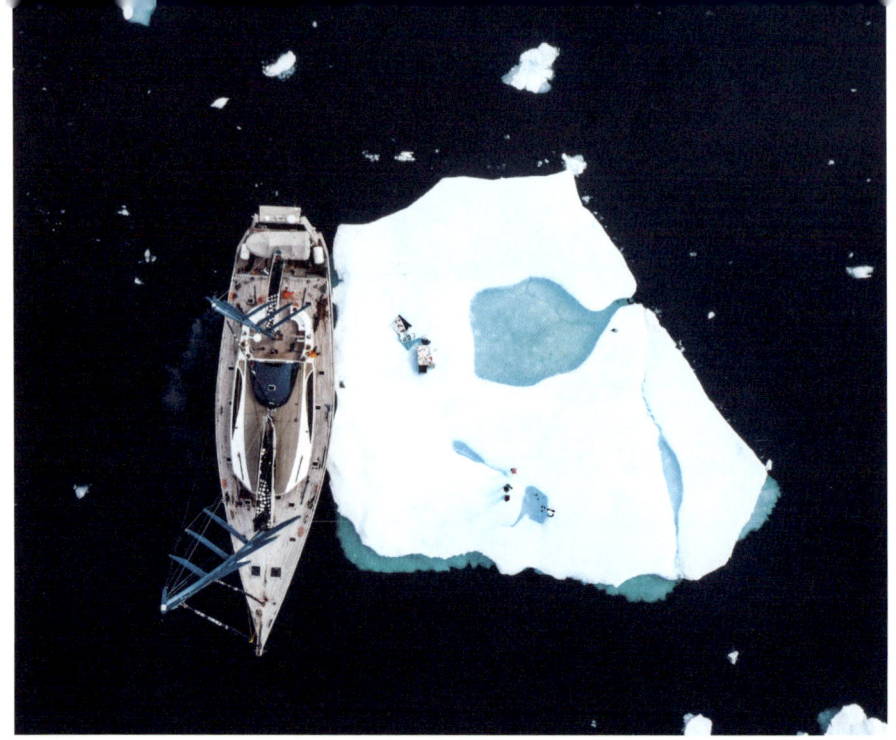

Die Quintessenz
des Abenteuers

Gewiss bin ich nicht als »Forscher« auf die Welt gekommen, aber seit meiner frühesten Kindheit zweifellos zu einem solchen geworden. Ich wuchs in Südafrika nahe Johannesburg auf, in einer Welt, erfüllt von kindlichen Freiheiten und Orten, die nur darauf warteten, entdeckt zu werden, die mich Schritt für Schritt dazu einluden, mein künftiges Leben zu entwerfen. Zunächst träumend, denn der Traum ist oft der einzige Reichtum der Armen, der Eingesperrten, der Gettobewohner, derer, die am Reisen gehindert werden. Wir konnten uns nicht frei bewegen, weil Südafrika damals wegen seines Apartheidsystems, das heute zum Glück verschwunden ist, von etlichen anderen Staaten boykottiert wurde. Der Junge, der ich war, entfloh der Realität zunächst in Gedanken, indem er Abenteuerbücher, Atlanten und Enzyklopädien verschlang. Im Nu war ich fasziniert von den Geschichten über jene großen Forscher, die das Wissen über unseren Planeten erweitert haben, und den fantastischen Vorstellungen, die sie in mir weckten. Anfangs Cook, Dias, Vasco da Gama, Stanley, Livingstone, etwas später Scott, Amundsen, Shackleton. Ich kann nicht älter als acht Jahre alt gewesen sein, kannte jedoch bereits ihre Namen und Heldentaten, und stellte mir vor, wie ich an ihrer Seite ebenfalls ferne Länder, verborgene Ursprünge, nicht verzeichnete Inseln entdeckte ... Sie waren die Ersten, die mich wie Leuchttürme erhellt und meinem Schicksal zugeführt haben.

Gleichzeitig kreisten noch andere Namen in meinem Kopf, Ortsbezeichnungen, die ebenso beeindruckend waren: Borneo, Ushuaia, Puducherry, Anchorage oder Wladiwostok. Einige waren von noch größerem Geheimnis umgeben: Arktis, Antarktis, Grönland, Himalaya. Während ich begierig die Seiten umblätterte, begeisterte ich mich für exotische Gebiete und begegnete Lebewesen, die mich in ihren Bann zogen. Hier ein Urwald, in dem man einer zwölf Meter langen Schlange direkt in die Augen blicken konnte, dort ein Fluss, in dem Piranhas blitzschnell eine Kuh verspeisten. Etwas weiter ein See, in dem Pflanzen Fleisch fraßen, der Urin eines kleinen Froschs in wenigen Sekunden tödlich wirkte oder monströse Ameisen imstande waren, über Wasser zu gehen. Das jagte mir keine Angst ein, im Gegenteil, es verlockte, ja bezauberte mich derart, dass ich darin einen Aufruf vernahm: Eines Tages würde ich all das aus der Nähe betrachten müssen. Aber wie sollte das geschehen?

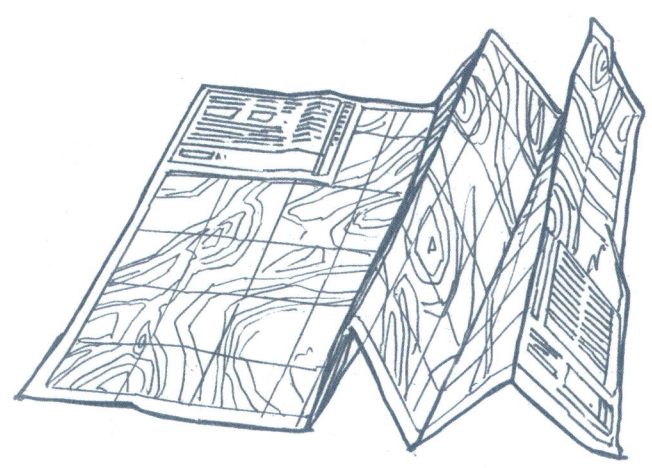

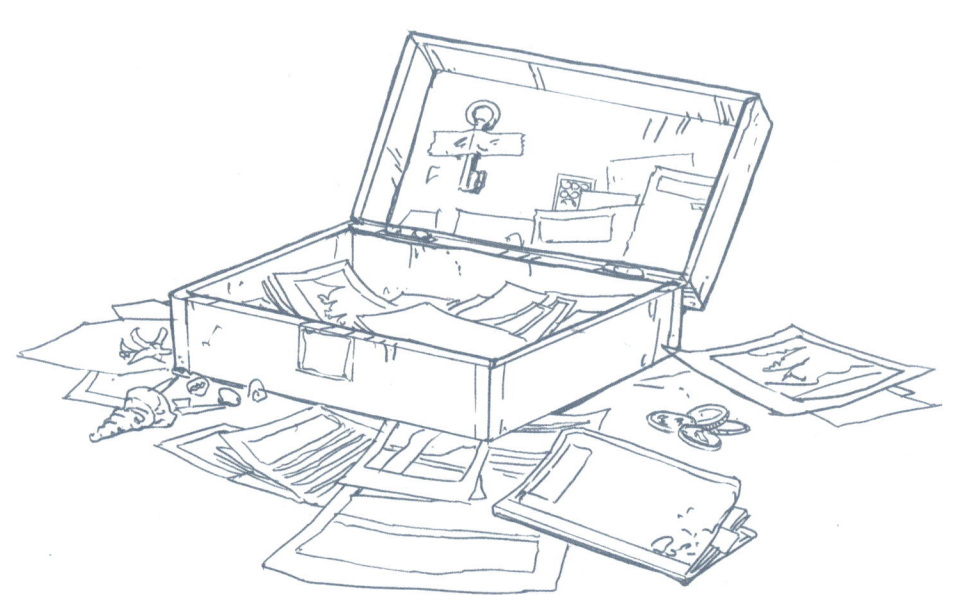

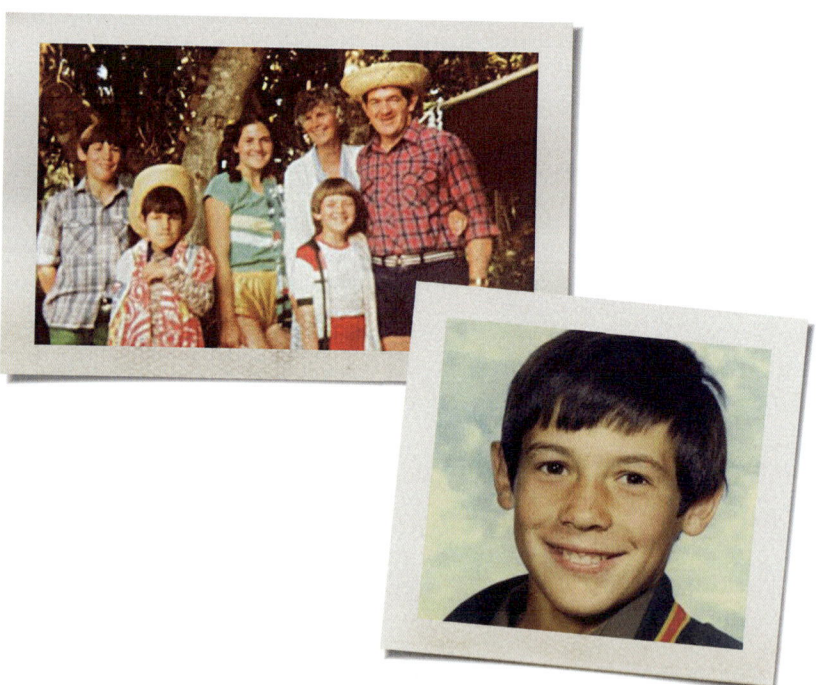

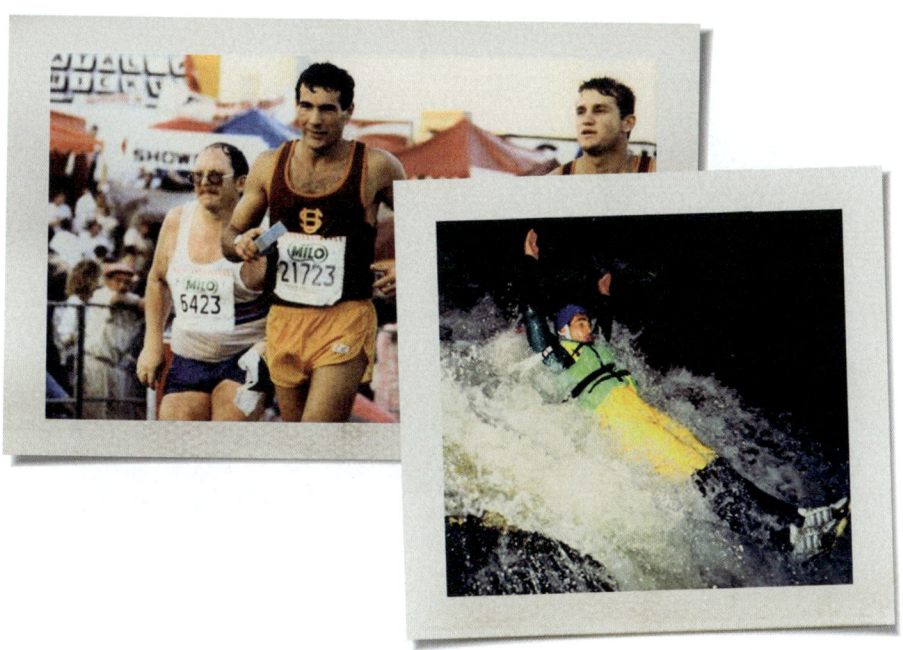

Also fing ich an, zunächst um unser Haus zu laufen und zu radeln, dann immer weiter in die Umgebung, um eine Welt zu entdecken, die bereit war, erkundet zu werden. Riesenhaft in meiner Vorstellung, war sie auf die Größe eines Kindes geschrumpft. Aber indem ich sie durchquerte und mit jedem Schritt vorwärts vergrößerte, brauchte ich mich bald nicht mehr zu fragen, was mir tief im Innern ohnehin schon bewusst war: Das Leben, das ich zu wählen hatte, würde das eines Nomaden, eines Wanderers, eines Reisenden, eines Entdeckers sein ...

Doch dieses Leben musste ich mir verdienen.

Denn im Reich des Abenteuers gibt es weder Zauberstab noch Feen und erst recht keine Wunder ... Um anderswo zu leben, gar zu überleben in den Gegenden, die ich aufsuchen wollte, weil sie mir sprichwörtlich den Kopf verdrehten, musste ich aufbrechen. Hauptsächlich in der Schweiz habe ich dann begonnen, leidenschaftlich an der Verwirklichung meiner Träume zu arbeiten. Davor war ich Mitglied der südafrikanischen Spezialeinheiten gewesen, später kaufmännischer Angestellter in einer Import-Export-Firma, schließlich Holzfäller sowie Ski- und Raftinglehrer. Sport im Freien war die Voraussetzung für mein Wohlbefinden und meinen Bewegungsdrang.

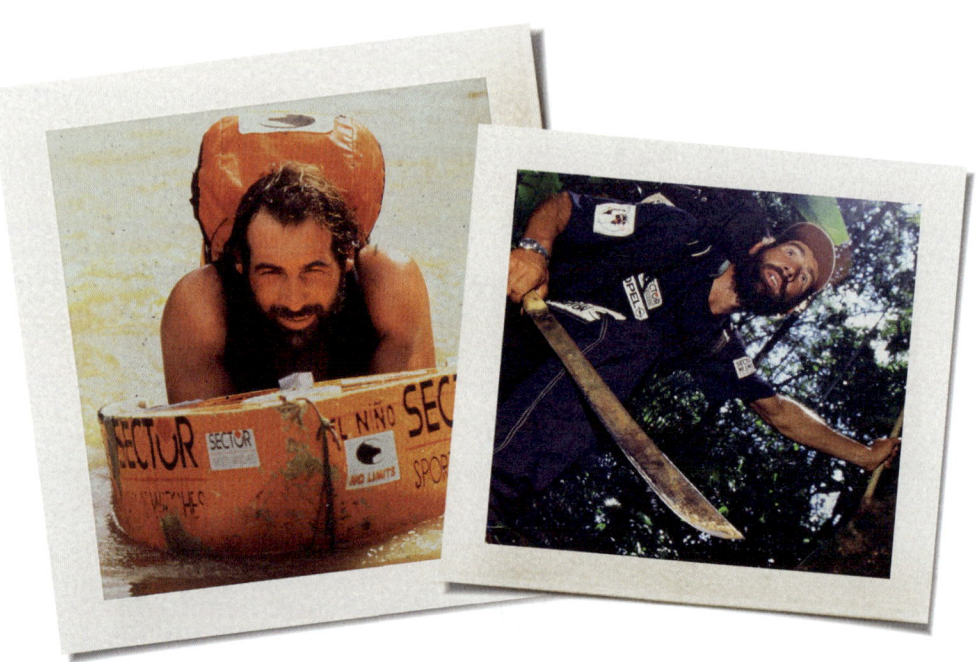

Als ich 1997 den Amazonas mit einem *Hydrospeed* (einem speziell kon-
zipierten Schwimmbrett) stromabwärts durchschwimmen wollte – meine
erste große Herausforderung –, bin ich in Manaus, der Hauptstadt des
Bundesstaates Amazonas, gestartet, um vor Ort ein Praktikum bei den
brasilianischen Einsatzkommandos zu absolvieren. Dort waren zum Beispiel
amerikanische Soldaten ausgebildet worden, bevor sie nach Vietnam ge-
schickt wurden … Ich wusste, dass ich schwitzen, bluten und unbekannten
Gefahren begegnen würde, dass dies nur das Vorspiel zu weitaus schwie-
rigeren Aufgaben wäre. Aber ich wollte das Gefühl haben, mich völlig zu
verausgaben. Mit anderen Worten: Ich hegte bereits die Absicht, um jeden
Preis zu siegen, ungeachtet aller Mühen erfolgreich zu sein.

Und am Leben zu bleiben.

Im Lauf der Zeit sind selbst die feindlichsten Umgebungen, die extremsten
Bedingungen, die wildesten Tiere, die abgelegensten Orte, die wir kennen,
zu meinem Alltag geworden: Seit mehr als 30 Jahren bin ich professioneller
Forscher. Ich habe unseren Planeten von unten nach oben, von links nach
rechts bereist, die höchsten Berge erstiegen, die stürmischsten Ozeane
überquert, Sand- oder Eiswüsten durchwandert, mir in undurchdringlichen
Urwäldern meinen Weg gebahnt – und bin immer zurückgekommen. Das
hat meine Existenz nur noch tiefer geprägt.

Sobald ich mich nach jeder Heimkehr inmitten der Familie wiederfand, bei meiner Frau Cathy, die zu früh verstarb, und unseren Töchtern Annika und Jessica, zog ich eine Bilanz meiner Erfahrungen. Trotz der Schwierigkeiten und der Schmerzen gelangte ich zu der Auffassung, dass ich gut daran getan hatte, diese Option zu wählen: Ich führte ein Leben, das von Träumen erfüllt war, die ich wahrmachen konnte.

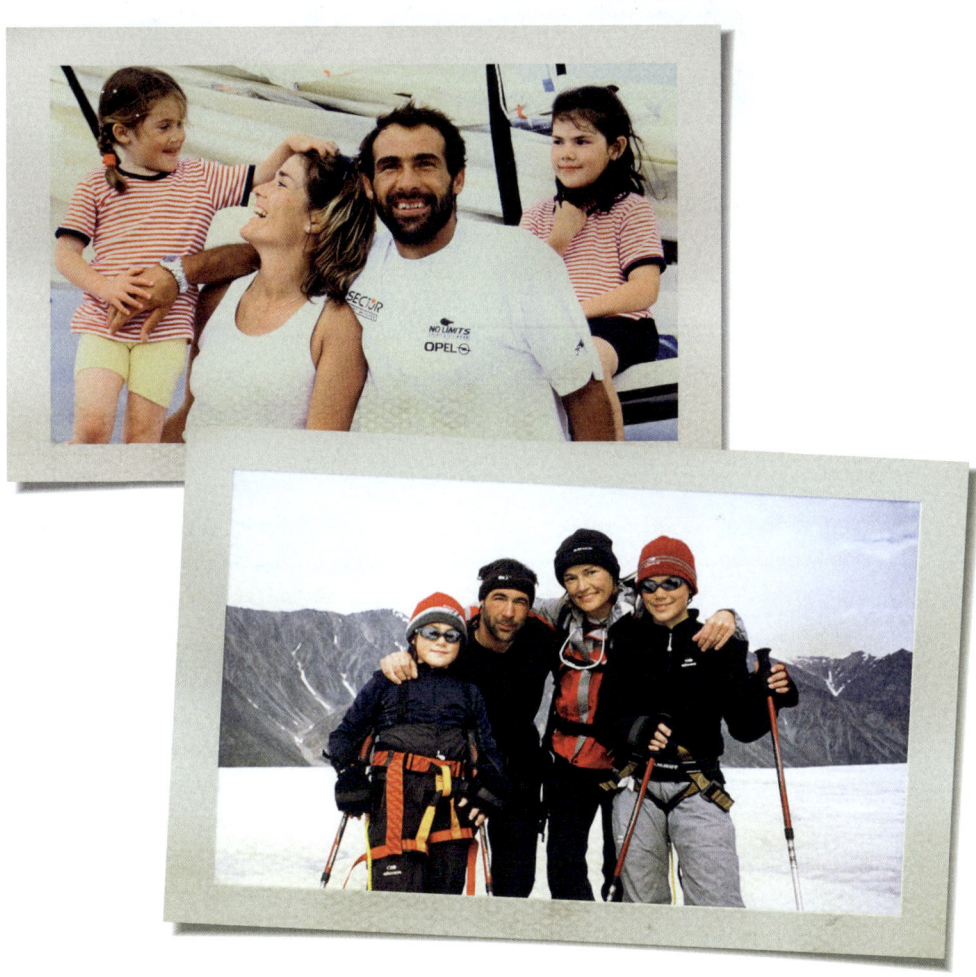

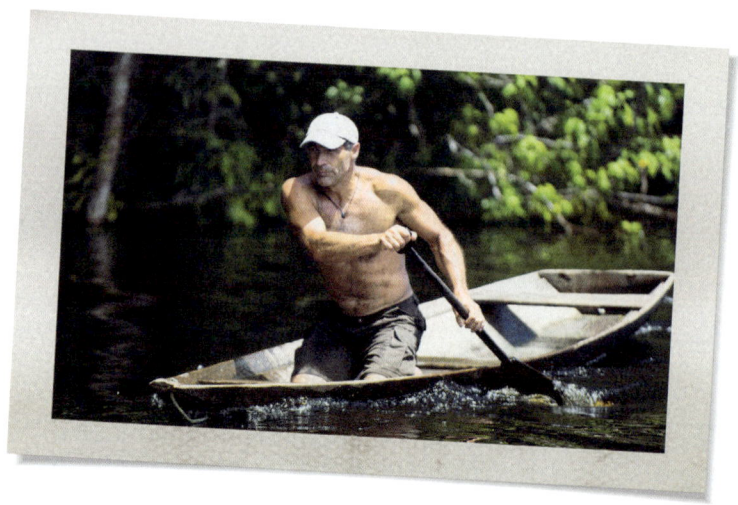

Der Traum war und bleibt die Triebkraft meiner Lebensreise. Bis zu meinem letzten Tag. Aber er war nie selbst das Ziel, sondern immer ein Mittel, die Dinge ins Auge zu fassen, bevor ich sie am eigenen Leib erfahren konnte. Unabhängig von seinem Ausmaß ist der Traum oft der Auslöser jener starken Empfindungen, die meinem Dasein Würze verliehen haben und vielleicht auch dem Ihren eine besondere Note geben werden.

Der Traum kann faszinieren, motivieren und in Erfüllung gehen, aber paradoxerweise beunruhigend sein, und die Grenze, an der er in einen Albtraum umschlägt, ist schmal. Das weiß ich, ich habe es selbst erfahren.

Sobald der Traum genauer bestimmt ist, muss man ihn erobern – eher mit der Angst im Magen als mit der Blume im Gewehrlauf. Wenn er einen nicht in der Tiefe erzittern lässt, dann deshalb, weil er nicht groß genug ist. Dieser Überzeugung bin ich, seit ich mich abgewandt habe von jenen normierten Lebensformen, die manche wählen, da sie das Leiden unter den Verhältnissen, dem Wagnis und dem Aufbruch in die Fremde vorziehen.

Wenn jemand zu mir sagt: »Ich wäre nicht imstande, Ihnen nachzueifern«, erwidere ich, das sei ein Irrtum, wir alle könnten im Rahmen unserer Möglichkeiten große Aufgaben bewältigen. Es genügt, in sich selbst hineinzuhorchen, die inneren Quellen ausfindig zu machen und vor allem das zu tun, worauf man Lust hat. Jeder von uns besitzt die Fähigkeit, seine Träume in die Tat umzusetzen. Doch nur wenige wissen, wie das geht.

Mit diesem Buch möchte ich Ihnen gerne dabei helfen, Ihre Sehnsucht nach Abenteuer – die wir alle in uns tragen – zu stillen, und Sie gleichzeitig zur Vorsicht mahnen. Denn zum Helden oder zur Heldin der großen Überfahrten und wahnwitzigen Unternehmungen wird man nicht von einem Tag auf den anderen, sondern im Zuge auferlegter Prüfungen und bestandener Herausforderungen. Daher möchte ich Ihnen gleichsam einige Schlüssel mit an die Hand geben, die mittlerweile an meinem Schlüsselbund befestigt sind. Wenn Ihre Träume, die manchmal begraben sind und geradezu danach verlangen wiedererweckt zu werden, Form angenommen oder Sie ihnen gelauscht haben, können Sie mit diesen Schlüsseln sehr wohl Türen öffnen. Darunter jene, die zur Selbstüberwindung führen, zur Vollendung eines Projekts, während in der Ferne das Licht eines Daseins aufglänzt, das sich als glücklich und aufrichtig erweisen wird, weil es ebenso kompromisslos wie erfüllt ist.

Auf den folgenden Seiten werde ich Ihnen von den mentalen und physischen Vorbereitungen berichten, der Ausrüstung, den existenziellen Entscheidungen, den Lebens- und Überlebenstechniken; ohne Umschweife aber auch den Schmerz schildern, die Einsamkeit, die Not und schließlich die Befreiung, die damit verbunden sind und die derjenige, der sein Leben zu meistern versteht, so oft empfindet.

Vor einigen Monaten bin ich am Stand eines Trödelmarkts auf ein antiquarisches Werk mit dem Titel *Manuel du savoir-vivre* (Handbuch der Lebenskunst) gestoßen. Darin waren einige Empfehlungen und Höflichkeitsformeln aufgelistet, mithilfe derer man sich vornehm und elegant seinen Weg durch die Gesellschaft bahnt. Was ich Ihnen mit auf den Weg gebe, könnte als *Manuel du savoir-survivre* (Handbuch der Überlebenskunst) bezeichnet werden, wobei hier sicherlich ganz andere Umgangsformen und Benimmregeln gelten.

Auf diese Weise würde ich gerne Erinnerungen, Ratschläge, Anekdoten und vielleicht auch ein bisschen persönliche Philosophie mit Ihnen teilen, die mit dem Siegel meiner eigenen Erfahrungen versehen sind, sowie ein paar Kenntnisse, die ich während meiner Abenteuer erworben habe. Da wir alle verschieden sind und jeder nach seinem Rhythmus, seiner Stimmung und seinem Durchhaltevermögen voranschreiten muss, werde ich Ihnen zudem bisweilen ein paar Übungen vorstellen, die Ihnen hoffentlich bei kommenden Entscheidungen helfen oder Sie zumindest darauf vorbereiten.

Möge dieses bescheidene Werk Sie inspirieren und auf Ihren nächsten Abenteuern begleiten.

Inhalt

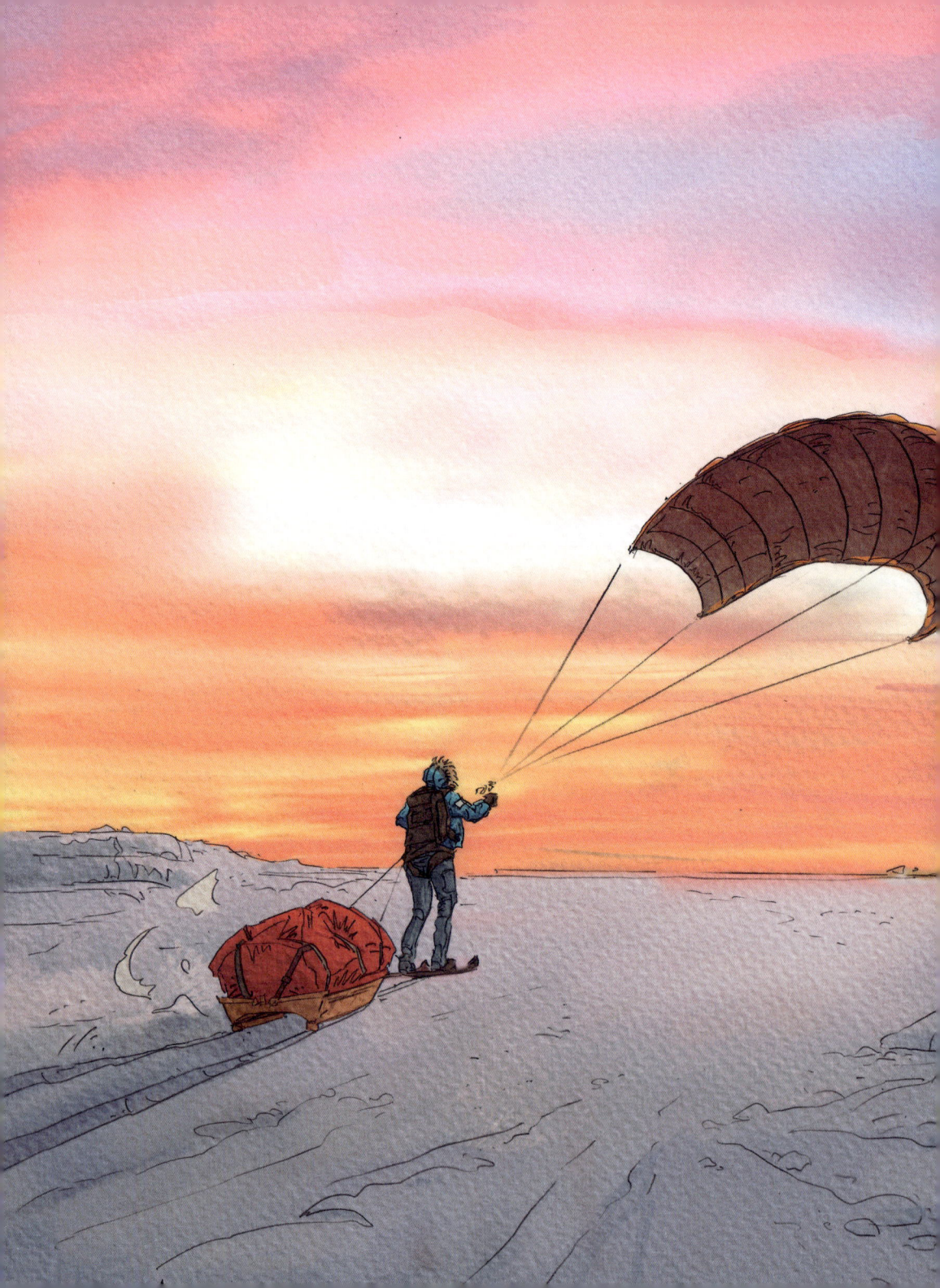

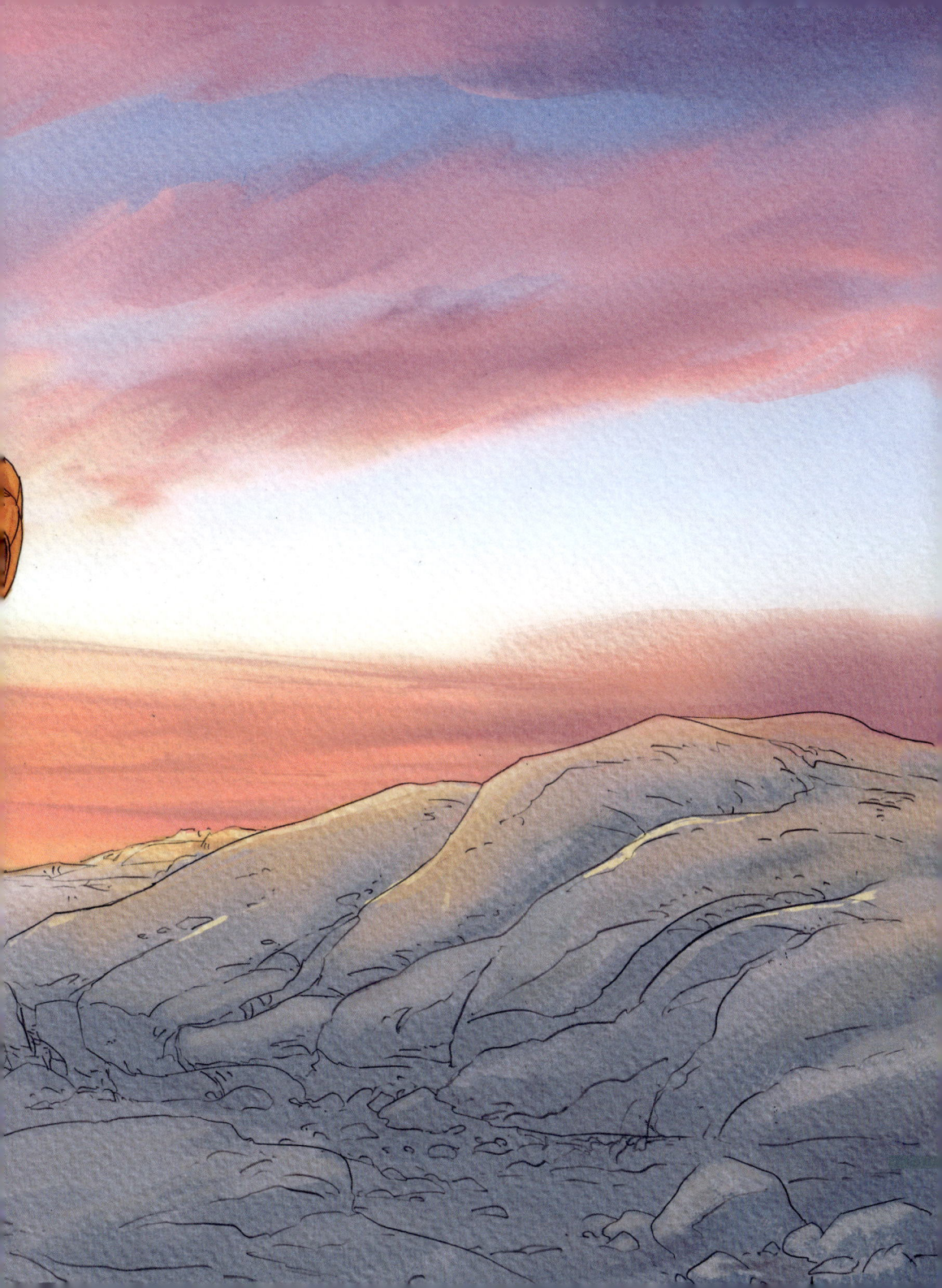

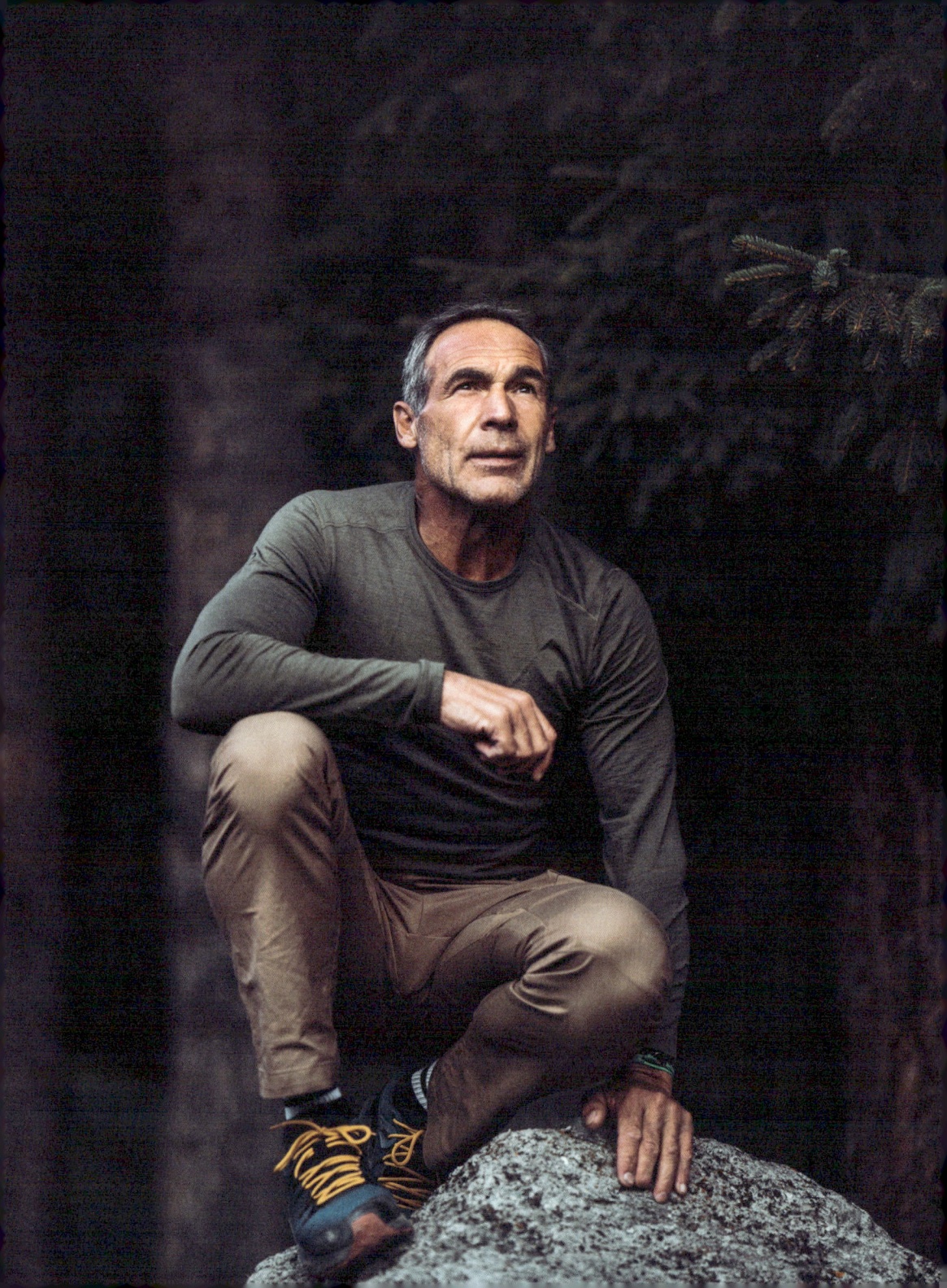

Die mentale Vorbereitung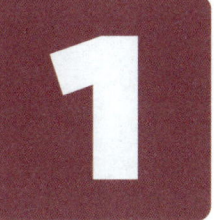

– SCHÄRFEN SIE IHREN GEIST –

Körper oder Geist, wer von beiden treibt, unterstützt, stärkt den anderen? Schwer zu beantworten, ja überhaupt eine Unterscheidung zu treffen, so eng scheinen sie miteinander verknüpft. Ein menschliches Wesen, das diese Bezeichnung verdient, ist weder eine reine Ansammlung von Muskeln und Nerven noch ein bloßes Großhirn, das gewohnheitsmäßig Entscheidungen trifft. Mit zunehmender Erfahrung werden Sie begreifen, dass Körper und Geist nicht ohneeinander funktionieren. Die physischen Leistungen des Abenteurers oder Forschers, der Sie werden möchten, gelingen nur, wenn sie mit einer sorgfältig vorbereiteten mentalen Einstellung einhergehen.

Wie viele Male habe ich geglaubt, aufgrund von Erschöpfung oder einer Verletzung nicht weitermachen zu können, die Waffen strecken, kapitulieren zu müssen? Und wie oft haben sich dann oben in meinem Kopf erstaunliche Räderwerke in Gang gesetzt? Jene nämlich, die meinen Gliedern befahlen, den Kampf fortzuführen, die mir zuschrien, den Schmerz zu vergessen, nicht aufzugeben. Das ist mir stets gelungen, weil ich viel an meiner Einstellung gearbeitet habe. Das Denken entwickelt sich im gleichen Maße weiter wie der Körper.

Im Verlauf Ihrer künftigen Abenteuer werden Sie unabhängig von Ort, Intensität und Dauer schnell erkennen: Erfolg stellt sich nur dann ein, wenn Sie Ihren Verstand geformt, gefestigt und ihm jenes ebenso wunderliche wie berauschende Wissen um Unzerstörbarkeit eingeprägt haben. Damit Sie zu gegebener Zeit fähig sind, sich dem Unerwarteten zu stellen, dem Leiden, der Niedergeschlagenheit, und Ihr Körper dann auf die Botschaften hört, die der Geist ihm übermittelt. Überrascht werden Sie feststellen, dass es manchmal auch die Einflüsterungen der Seele sind, die den Unterschied bewirken.

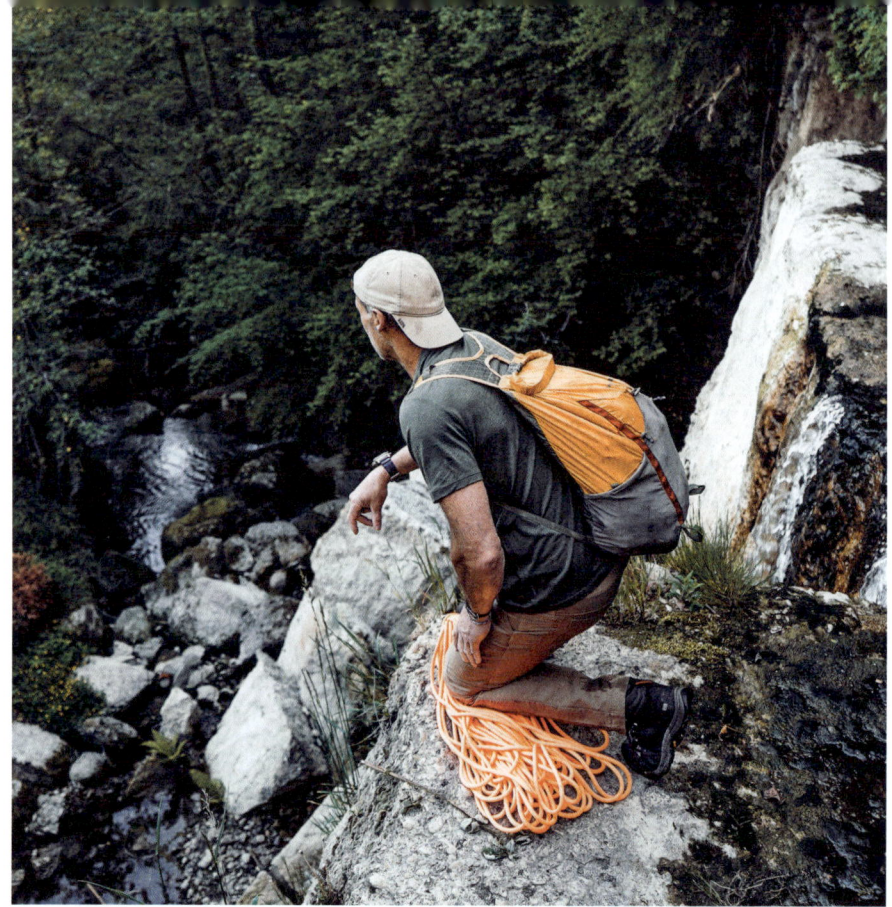

1 Die eigenen Ziele definieren

Zunächst einmal muss man sich der Bedeutung der psychologischen Vorbereitung überhaupt bewusst werden, eben weil Sie in diesem Bereich, der oft vernachlässigt und von einigen Unkundigen belächelt wird, sicherlich noch unerfahren sind. Seinen Körper zu trainieren, scheint häufig weitaus einfacher, als seinen Geist zu schärfen, anzupassen und zu verändern, damit er bereit ist. Deshalb ist es bei der Planung Ihrer künftigen Expedition wichtig, bei sich selbst anzufangen. Der erste Traum vom Abenteuer, den Sie verwirklichen möchten, wird Ihnen wahrscheinlich die größte Mühe abfordern, denn Sie betreten unbekanntes Terrain.

Was mich angeht, so bestand mein erster Traum darin, den Amazonas stromabwärts zu durchschwimmen. Das habe ich 1997 dann auch getan ...

Sobald ich dieses Ziel erreicht und verstanden hatte, dass ich dazu fähig war, kam mir ein weiterer Traum in den Sinn. Ich musste den von mir eingeschlagenen Weg weiterverfolgen und entlang des Äquators die Welt umrunden. Etwas später nannte ich die Expedition »Breitengrad O«.

So sehr sich die beiden Träume unterscheiden, war doch der Ausgangspunkt der gleiche: ein Interesse, ein Drang, eine Herausforderung, die ich mir gestellt hatte ... Stets muss ich den Antrieb in mir selbst finden.

GEBEN SIE IHREM TRAUM EINE GESTALT

Wer wie ich und gewiss auch Sie vom Abenteuer träumt, muss lernen, seinen Traum zu analysieren, um dadurch die einzelnen Etappen besser zu verstehen. Diese unterteilen den Weg im Verlauf Ihres Abenteuers, bis der Traum schließlich in Erfüllung geht. Daher ist es wichtig, die Abfolge der Ziele festzulegen, um sie dann auch tatsächlich zu erreichen. Wenn Sie zum Beispiel eine Weltumrundung planen, sollten Sie sich gründlich mit Detailfragen befassen:

- Möchte ich die Reise ganz allein unternehmen?
- Wie werde ich mich fortbewegen? Auf dem Landweg, über das Meer oder durch die Luft?
- Habe ich vor, mit den Bewohnern vor Ort in Kontakt zu treten?
- Möchte ich in die jeweilige Kultur eintauchen oder lieber in der Wildnis bleiben?
- Welche Route werde ich einschlagen?
- Wie viel Zeit kann ich dafür erübrigen?

Wenn Sie bereits eine klare Vorstellung von Ihrem Traum haben, werden Sie diese Fragen mühelos beantworten können. Nehmen Sie sich dennoch etwas Zeit, um den einen oder anderen Aspekt näher in Betracht zu ziehen. Erscheint Ihnen der Traum hingegen noch vage, werden diese ersten Fragen Ihnen dabei helfen, Ihre Ideen zu präzisieren und einen Rahmen zu setzen, der – das versichere ich Ihnen – nicht dazu dient, die Ziele einzugrenzen, sondern ihnen vielmehr eine Form zu geben.

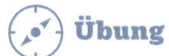 **Übung**

Denken Sie über Ihre Wünsche nach

Zunächst kommt es darauf an, genauer zu bestimmen, wohin Sie eigentlich wollen. Nicht um zu viele Fragen zu stellen, sondern um einen persönlichen Denkprozess in Gang zu bringen. Wenn Sie ein wenig in sich nachforschen, werden Sie sehen, dass es im Grunde ein Leichtes ist, Ihre Sehnsüchte und Wünsche zum Vorschein kommen zu lassen. Sie brauchen nur darauf zu hören, was die innere Stimme Ihnen einflüstert und vorschlägt. Bleiben Sie geistig offen, befürchten Sie nicht, mit Ihren Fragen zu weit zu gehen. So bringen Sie Dinge ans Licht, von denen Sie bislang keine Vorstellung hatten. Sie könnten etwa Folgendes tun:

- sich auf die Suche nach Nervenkitzel begeben

- sich einer großen sportlichen Herausforderung stellen, indem Sie physische Aktivitäten unter extremen Bedingungen ausüben

- durch die Erforschung feindlicher Umgebungen Ihre Überlebensfähigkeiten unter Beweis stellen

- aufbrechen, um an den entlegensten Orten der Welt den dort ansässigen Bevölkerungsgruppen zu begegnen

- sich der Betrachtung exotischer Landschaften und einer einzigartigen Flora widmen ...

Wenn ich Ihnen diese Hinweise gebe, dann einfach deshalb, weil ich meine Wünsche, ja meine Triebe offenbar immer neu zu wecken verstand. Sehr schnell wusste ich, dass dadurch mein Leben viel interessanter werden würde. Und das war der Katalysator all meiner Expeditionen.

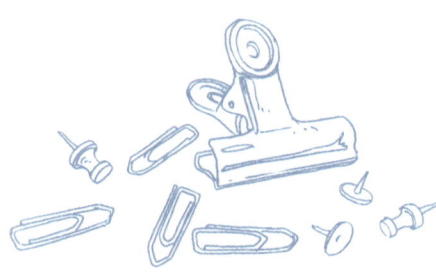

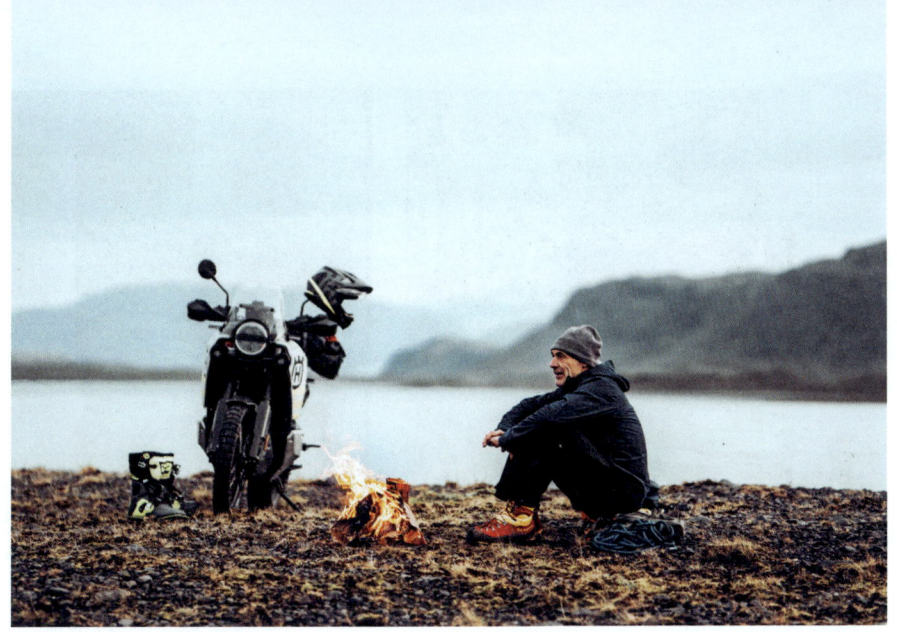

2 Die innere Arbeit

Die eigenen Sehnsüchte zu benennen, heißt auch, sie auf den Menschen abzustimmen, der man ist. Zweifellos bin ich ein erprobter Forscher, aber jeder von uns kann sein Abenteuer entwerfen – vorausgesetzt, es wird zuerst genau bestimmt. Dazu muss man lernen, sich die wesentlichen Fragen zu stellen.

Warum hat jenes Buch über Amazonien, das mir mein Vater schenkte, als ich ein Kind war, eine so große Bedeutung für mich gehabt? Weil es mir die Augen öffnete für eine Welt, die ich nicht kannte. Es hat mir zunächst die Einsicht vermittelt, dass das Leben über meinen Gartenzaun hinausreichte, im Weiteren dann, dass ich über die Welt im Grunde gar nichts wusste. Von dem Moment an wollte ich die ganze Erde zu meinem Spielplatz machen.

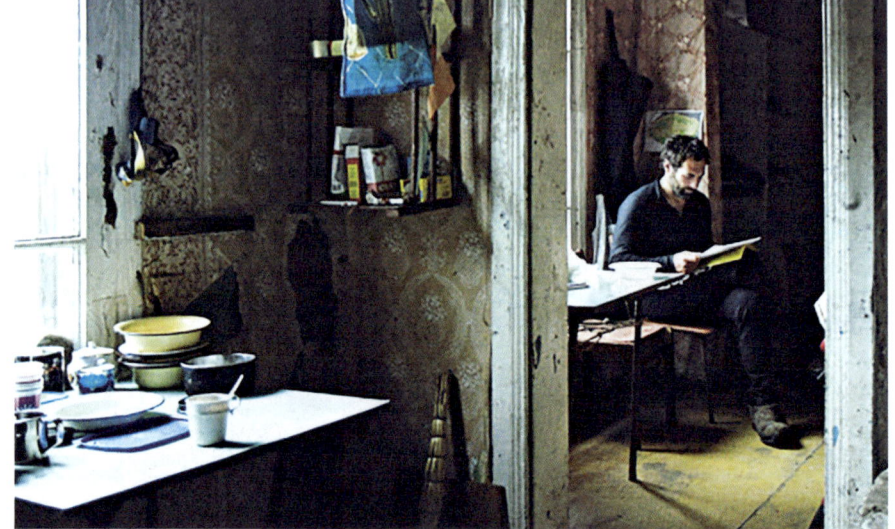

SUCHEN SIE NACH INSPIRATION

Wenn Sie merken, dass Sie bei der Festlegung Ihres Ziels nicht weiterkommen, so lassen Sie die Inspiration sprechen, die nicht nur Dichtern und Musikern vorbehalten ist, der wir aber allzu oft Zügel anlegen. Sie kann von überall kommen und erweist sich als unabdingbar, um voranzuschreiten und den künftigen Projekten einen Namen zu geben. Nachfolgend seien unterschiedliche Situationen skizziert, in denen ich immer wieder inspiriert werde:

- im Austausch mit einer oder mehreren Personen
- beim Lesen (eines Buches, eines Textes im Internet oder einer Nachricht)
- bei der Betrachtung (einer Landschaft, eines Bildes, eines Gesichts oder einer Farbe)
- beim Hören (eines Klangs oder eines Liedes, einer Mitteilung oder eines Lachens) ...

Jeder dieser Aspekte bezeichnet eine Situation, die Empfindungen oder Gefühle auslösen kann. Sie werden bestimmt noch weitere entdecken. Doch um diese Inspirationen zu empfangen, müssen Sie Ihren Geist öffnen, sich vollkommen einlassen auf den gegenwärtigen Augenblick und bereithalten für Veränderung.

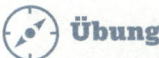 **Übung**

Finden Sie heraus, was Sie motiviert

Sobald Sie Ihre Inspirationsquellen ausfindig gemacht haben, erübrigen Sie etwas Zeit, um sie zu analysieren und zu verstehen, warum sie Ihnen so wichtig sind. Anschließend nehmen Sie ein Blatt Papier zur Hand und schreiben die Gründe auf, die Sie zu Ihren Überlegungen geführt haben. Es ist nicht nötig, lange Sätze zu formulieren, im Gegenteil, seien Sie direkt, aber verwenden Sie treffende Worte, das sind die stärksten. Zum Beispiel:

- ☐ ein Traum oder eine Erinnerung an die Kindheit
- ☐ die Anerkennung, die Sie jemandem gerne aussprechen würden
- ☐ ein Rekord, den Sie aufstellen möchten, um in die Geschichte einzugehen
- ☐ ein Projekt mit ökologischer oder humanitärer Zielsetzung
- ☐ ein Traum, der durch eine oder mehrere Ihrer Leidenschaften hervorgerufen wurde
- ☐ ein Projekt in Verbindung mit Ihrer Familiengeschichte ...

Natürlich sind das nur Beispiele, denn die Gründe können variieren und sehr individuell sein. Wenn Sie jedoch Mühe haben, die Ihrem Traum zugrunde liegenden Motive zu erkennen, dann vielleicht deshalb, weil Sie ihn nicht derentwegen verwirklichen wollen. In diesem Fall werden Sie Ihre Ziele neu überdenken müssen, bis Sie auf jenes stoßen, das Ihnen wirklich Schauer über den Rücken jagt.

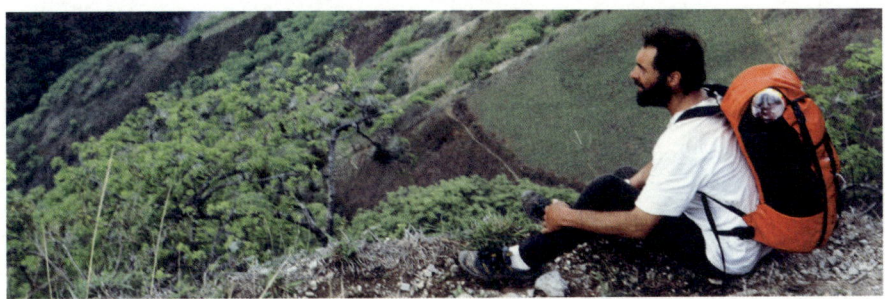

Übung

Erstellen Sie eine Mindmap

Sollte es Ihnen Schwierigkeiten bereiten, Ihren Traum vom Abenteuer zu präzisieren, können Sie auch in umgekehrter Richtung vorgehen und bei sich selbst anfangen. Die Besinnung auf die eigenen Stärken oder Talente wird Ihnen ermöglichen, ein Abenteuer vorzubereiten, das Ihnen entspricht.

Beginnen Sie auf einem weißen Blatt Papier, und tragen Sie in eine erste Spalte ein, was Sie im Allgemeinen glücklich macht. Vergessen Sie insbesondere nicht, die verschiedenen Aktivitäten zu erwähnen, die Ihnen Glück und Befriedigung bescheren. Schreiben Sie spontan, fast instinktiv, um sich nicht zu viele Fragen zu stellen, das ist wichtig.

In einer zweiten Spalte listen Sie auf, was Sie ausmacht. Erwidern Sie keinesfalls »nichts«, denn wir alle besitzen Talente, Fähigkeiten oder spezielle Eigenschaften. Wenn Sie ein wenig zögern und unschlüssig sind, überlegen Sie, was Ihre Freunde über Sie sagen würden:

☐ Sie sind ein versierter Radfahrer.

☐ Sie sind bereits mehrere Marathons gelaufen.

☐ Seit frühester Kindheit betreiben Sie Schwimmsport.

☐ Sie verfügen über eine gute Ausdauer.

☐ Sie sind handwerklich begabt.

☐ Sie interessieren sich für Fremdsprachen.

☐ Sie sind anderen Menschen zugewandt.

☐ Sie begeistern sich für die Tierwelt ...

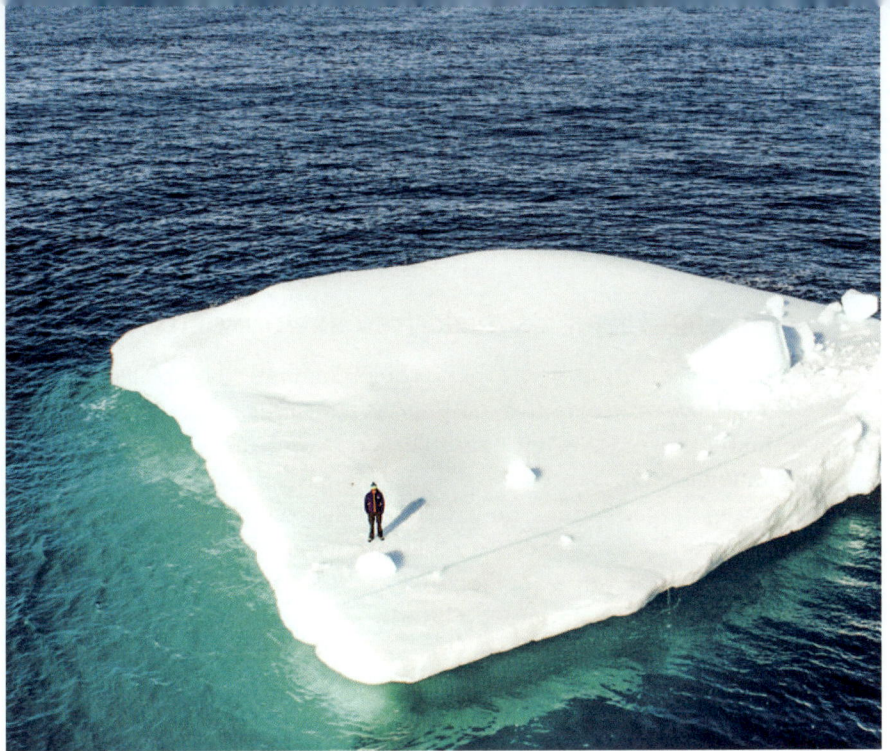

3 Machen Sie sich Ihre Gewohnheiten bewusst

Manche Verhaltensweisen sind so tief in unserem täglichen Ablauf verwurzelt, dass wir ihnen gar keine Beachtung mehr schenken und die Konsequenzen übersehen, die sie während einer Expedition haben können. Nehmen Sie zum Beispiel Ihre Gangart: Wenn Sie Rechtshänder sind, stützen Sie sich automatisch auf Ihr rechtes Bein, um Hindernissen auszuweichen. Das ist ein Reflex. In der gleichen Weise stützt sich ein Rechtshänder vor einem Sprung auf sein rechtes Standbein. Diese scheinbar harmlosen Gewohnheiten können aber Ihren Vormarsch tatsächlich beeinflussen. Wenn Sie nämlich ständig um jeden Baum links herumgehen, werden Sie immer weiter von Ihrer Route abkommen, statt Ihr Ziel zu erreichen. Um in einem Dschungel wie dem Amazonas-Regenwald sicher voranzuschreiten, muss man einen Zickzackkurs einschlagen und sein Körpergewicht abwechselnd von einem auf den anderen Fuß verlagern. Im Leben eines Abenteurers sind Automatismen fehl am Platz. Durchschauen Sie daher Ihre alten Gewohnheiten, um sich neue Verhaltensweisen anzueignen, die Ihnen vielleicht das Leben retten.

DURCHBRECHEN SIE IHRE SCHLECHTEN GEWOHNHEITEN

Die Gewohnheit ist nicht unsere Freundin, nicht einmal eine Spielkameradin, denn sie lockt uns auf eine falsche Fährte. Einer der ersten notwendigen Schritte besteht also darin, mit dem zu brechen, was uns oft unbewusst an die Gewohnheit bindet. Denn diese gleicht einem Kokon, in den wir uns wider Willen flüchten. Sie spendet eine Art von Trost, so als würden wir mit Zuckerguss überzogen werden. Doch schlechte Gewohnheiten sind schlichtweg tödlich. Die guten führen hingegen dazu, dass wir unser Leben gestalten, Schwerpunkte setzen, dank deren wir das Gefühl haben, Fortschritte zu erzielen: Sport treiben, hilfsbereit sein, sich auf die Arbeit konzentrieren, zu festen Zeiten essen, jeden Montag ins Kino gehen ... Im Gegensatz dazu halten uns schlechte Gewohnheiten davon ab, voranzukommen: Etwas auf morgen verschieben, was man heute erledigen kann, zwischen den Mahlzeiten naschen, im Bett bleiben und nichts tun, unaufrichtig sein, niemals die eigenen Fehler zugeben ...

Häufig liegen die Ursachen für schlechte Gewohnheiten in einem Mangel an persönlicher Weiterentwicklung, Interessen oder Motivation, in übermäßiger Bitterkeit, Missgunst oder gar Bosheit. All das muss man allmählich überwinden, ablegen, vergessen. Es zieht uns nämlich nach unten, wogegen die Reise und das Abenteuer uns den Gipfeln näher bringen.

Ebendeshalb ist es von großer Bedeutung, die nötige Kraft aufzubringen und mit schlechten Gewohnheiten zu brechen. Indem Sie sie durch gute Gewohnheiten ersetzen, stärken Sie zugleich Ihr Selbstvertrauen. Natürlich erweist es sich manchmal als schwierig, sich eine gute Gewohnheit anzueignen. Es erfordert Zeit wie auch eine psychische, ja sogar physische Anstrengung. Aber Sie werden feststellen, dass die Vorteile am Ende überwiegen, denn sie bescheren Ihnen ein positives und konkretes Ergebnis.

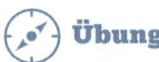 **Übung**

Identifizieren Sie Ihre schlechten Gewohnheiten

Nehmen Sie sich Zeit, um darüber nachzudenken, versuchen Sie mindestens drei Gewohnheiten ausfindig zu machen, die Sie gerne ablegen würden, und notieren Sie diese, um sie künftig zu vermeiden. Zum Beispiel:

- ☐ Ich beklage mich oft.
- ☐ Ich unterschätze mich selbst.
- ☐ Ich fälle Urteile über andere.
- ☐ Ich verschiebe auf morgen, was ich heute erledigen sollte.
- ☐ Ich breche Projekte im letzten Moment ab.
- ☐ Ich verbringe zu viel Zeit vorm Bildschirm.
- ☐ Ich bin ein Workaholic.
- ☐ Ich häufe zu viele Sachen an.
- ☐ Aus Unvorsichtigkeit verletze ich regelmäßig mich selbst ...

Stets sind es die am schwersten zu erkennenden Gewohnheiten, die am dringendsten geändert werden müssen. Sie loszuwerden, braucht Zeit und bedarf der ständigen Aufmerksamkeit. Es ist allzu leicht, den Kampf aufzugeben und wieder in alte Muster zu verfallen.

Während Sie nach und nach schlechte Gewohnheiten gegen gute austauschen, wird Ihnen bewusst, dass dieser Prozess Sie immer weniger Mühe kostet. Mit der Zeit gehören dann die guten Verhaltensweisen und Reflexe einfach zu Ihrem täglichen Leben. Machen Sie davon reichlich Gebrauch.

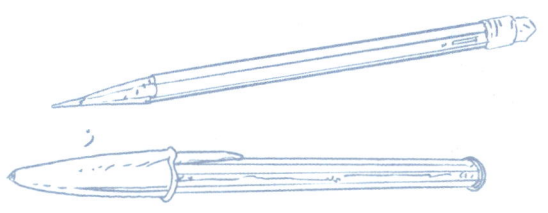

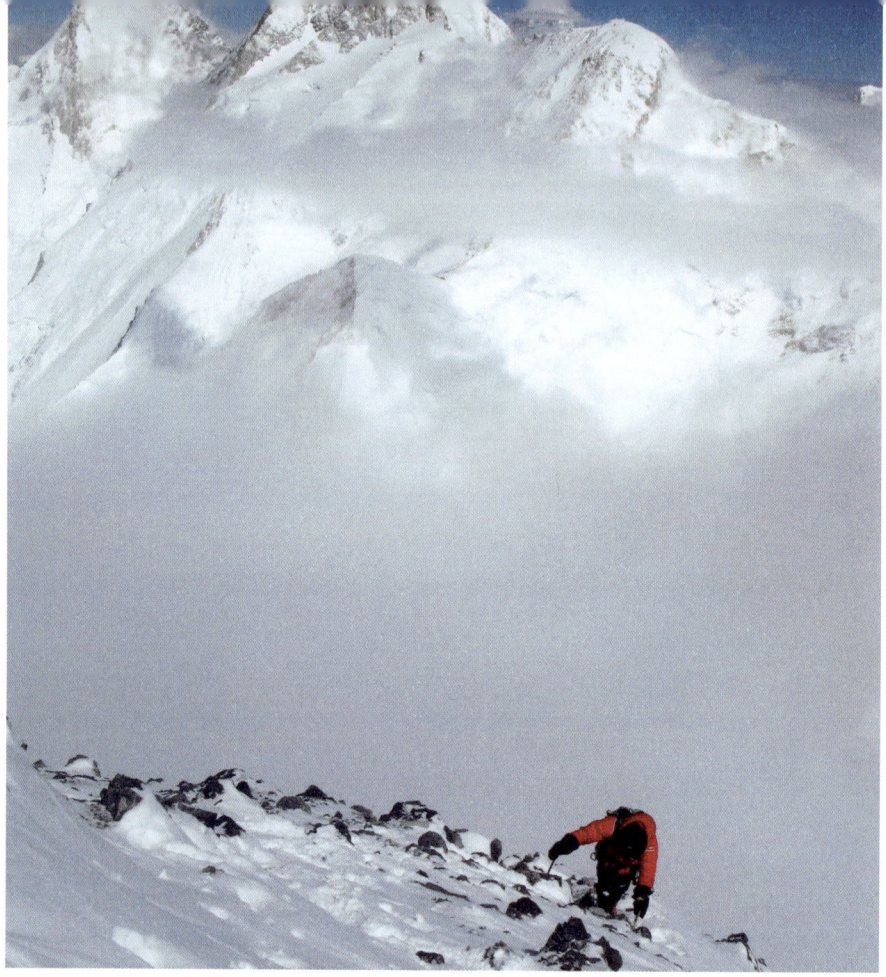

4 Auf Bequemlichkeiten verzichten

Sobald ich aufgebrochen bin, denke ich nicht an Umkehr, und ebendas ruft Angst hervor. Je weiter ich voranschreite, umso müder werde ich. Mir wird zu warm oder zu kalt. Ich fühle mich ausgesetzt und zunehmend schwächer. Aber das ist nicht schlimm, im Gegenteil. Habe ich keine Angst, bin ich nicht erschöpft, so scheint mir der Tag vergeudet. Gerade wenn ich todmüde bin, sage ich mir, dass er gut war, dass ich die letzten 24 Stunden voll ausgelebt habe. Dieses Bedürfnis, das Geschehen so intensiv wie möglich zu erfahren, um mich lebendig zu fühlen, zwingt mich täglich, an meine Grenzen und darüber hinaus zu gehen, meine Routine zu durchbrechen.

ERWEITERN SIE IHRE »KOMFORTZONE«

Wer zum ersten Mal zu einer Abenteuerreise gleich welcher Art aufbrechen möchte, muss sich selbst hinterfragen und mit seiner Lebensweise auseinandersetzen. Oft erwähne ich in diesem Zusammenhang die sogenannte »Komfortzone«, in der wir uns manchmal förmlich verkriechen, und betone das Recht, ja die Pflicht, sie zu verlassen, um in vollen Zügen zu leben. Wenn dieser Wunsch tatsächlich besteht, ist jeder von uns dazu fähig, obwohl diese Komfortzone bei uns allen unterschiedlich aussieht. Sie äußert sich in einem psychischen und physischen Zustand, der uns ein so tiefes Wohlbehagen bereitet, dass wir nicht einsehen, warum wir etwas daran ändern sollten. Unsere Gewohnheiten und üblichen Tätigkeiten erfordern keine besondere Anstrengung, gewährleisten vielmehr einen angenehmen Alltag. Gerade dadurch aber verhindern sie unsere Persönlichkeitsentfaltung. Für diejenigen, die unkritisch in diesem Kokon aufgehen und verharren, kann das sogar katastrophale Folgen haben: Ohne sich dessen bewusst zu sein, fallen sie womöglich auf eine frühere Stufe ihrer Entwicklung zurück.

Wenn man die eigene Komfortzone nicht verlassen kann, muss sie zunächst erweitert werden. Im Übergang von den Annehmlichkeiten, die Sie umgeben, zu den unbekannten Gefilden, die Sie anlocken, werden Sie sich dem Lernprozess öffnen und neue Kenntnisse erwerben, um eine andere Komfortzone zu entwickeln, in der Sie sich ebenfalls wohlfühlen, die jedoch weiträumiger ist als die vorige. Dieser Prozess, den ich unter dem Begriff »Komfort-Risiko-Komfort« zusammenfassen würde, gleicht einem wachsenden Kreis, bei dem sich die Abläufe kontinuierlich wiederholen und der sich somit endlos ausdehnen kann.

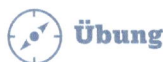

Setzen Sie sich Ziele

Um Ihre Komfortzone visuell zu erweitern, schlage ich vor, Sie nehmen ein Blatt Papier und einen Stift zur Hand und notieren fünf Aktionen oder Risiken, die Sie in Ihren Alltag einbringen könnten, zum Beispiel:

- ☐ mit einem Fremden sprechen

- ☐ dem Kellner oder Sommelier im Restaurant mitteilen, wie Sie ein Gericht oder einen Wein finden

- ☐ einem Vorgesetzten auf der Arbeit eine Idee präsentieren

- ☐ Kompetenz in einem Bereich entwickeln, mit dem Sie nicht vertraut sind

- ☐ eine neue Sprache lernen

- ☐ eine Ihrer Ängste überwinden

- ☐ eine manuelle Tätigkeit entdecken ...

Halten Sie anschließend fest, was Sie davon getan haben, wie Ihre Handlung von den Gesprächspartnern aufgenommen wurde und welche Befriedigung sie Ihnen persönlich bescherte. Dieser letzte Schritt wird Ihnen zu der Einsicht verhelfen, was Sie beim nächsten Mal besser machen können. Dank Ihrer Beharrlichkeit und der Fähigkeit, höhere Leistungen zu erzielen, indem Sie aus Fehlern lernen, werden Sie zu einem besseren Menschen und damit auch zu einem wertvollen Gefährten auf Abenteuerreisen.

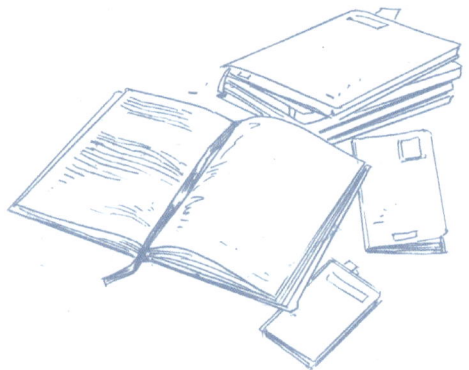

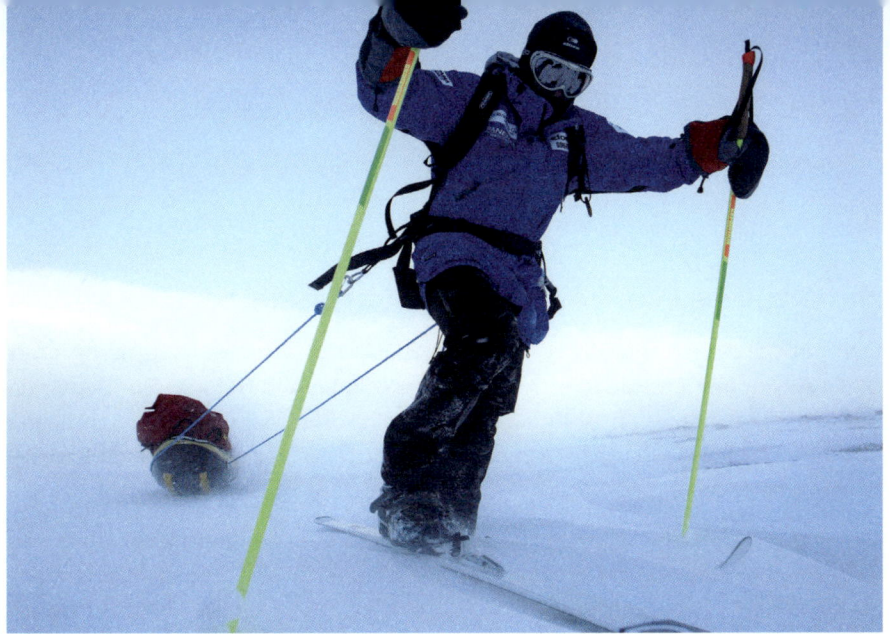

5 Der Unterschied zwischen Motivation und Disziplin

Motivation und Disziplin sind für mich zwei wesentliche Themen. Im Lauf der Zeit habe ich allmählich erkannt, dass Motivation allein für die Verwirklichung meiner Projekte nicht genügte. Es bedurfte eines zusätzlichen Elements, um meine Ziele mit Erfolg zu erreichen. So wurde mir die Bedeutung der Disziplin bewusst, in diesem Fall der Selbstdisziplin, denn häufig bin ich bei der Vorbereitung einer Expedition allein.

Nie bin ich bei Temperaturen von minus 40 Grad Celsius motiviert, mein Zelt zu verlassen, dafür aber diszipliniert! Die Motivation dient mir dazu, an mein Endziel zu gelangen, doch es ist die Disziplin, die mich zwingt, jeden Morgen aufzustehen und nach draußen zu gehen, damit ich mein Abenteuer schlussendlich bestehen kann.

ERGÄNZEN SIE IHRE MOTIVATION DURCH DISZIPLIN

Die Motivation ist eine Kraft, die mich zur Aktion treibt. Meistens bereitet diese Aktion mir Freude, denn in ihr erkenne ich einen tieferen Sinn oder ein persönliches Interesse. Demgegenüber beinhaltet die Disziplin eine Reihe von Pflichten, die ich umsetzen muss, um das von mir angestrebte Ergebnis zu erreichen.

Eine strenge Disziplin einzuhalten, ist für die Verwirklichung Ihres Ziels von wesentlicher Bedeutung. Sobald Sie die hierzu notwendigen Aktionen bestimmt haben, müssen Sie gewisse Regeln festlegen, die Sie auf Ihrer Route leiten werden. Genau an der Stelle kommt die Disziplin ins Spiel. Sie ermöglicht Ihnen, diese Regeln zu befolgen, ohne sie infrage zu stellen, und so Ihren Rhythmus beizubehalten. Einmal verinnerlicht, wird sie Ihnen beibringen, Dinge zu schätzen, die Sie nicht unbedingt mögen, und sowohl Ihre Belastungstoleranz als auch Ihre Fähigkeiten insgesamt steigern.

Doch Vorsicht: Es kann sein, dass die Motivation unterwegs verloren geht. Keine Sorge, das ist ganz normal! Wenn man keine sofortigen Ergebnisse sieht, was fast nie der Fall ist, würde man bisweilen am liebsten aufgeben. In dem Moment greift die Disziplin ein. Dank der Strukturen, die Sie aufgebaut, und der Regeln, die Sie sich vorgegeben haben, werden Sie Ihren Weg fortsetzen können, ohne das Risiko des Scheiterns einzugehen. Aber man muss stark sein! Natürlich kann eine entmutigende Phase Sie aus dem Gleichgewicht bringen. Gerade dann werden Ihre Einstellung und Ihre Vorgehensweise einen entscheidenden Einfluss darauf haben, ob Sie Ihr Endziel erreichen. Selbst wenn Sie das Feld räumen, ja »den ganzen Kram hinschmeißen« wollen, bewahren Sie einen kühlen Kopf, um das nächste Hindernis zu überwinden. Und vergessen Sie nicht: Ein Leben voller Abenteuer und Entdeckungstouren verläuft nie auf ebenem Weg, das wäre zu einfach!

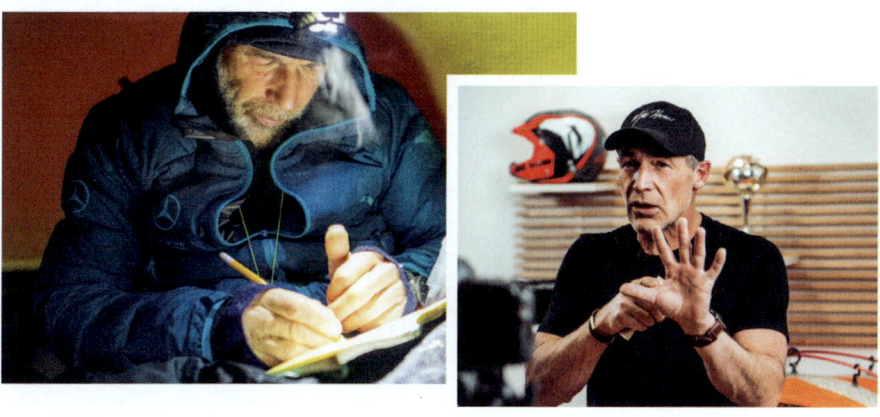

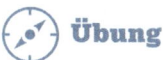
Haben Sie Spaß an Ihren Regeln

Um mit meiner Disziplin stets im Einklang zu sein, stelle ich mich gerne kleinen Herausforderungen. Es ist immer anregender, sich eine Verhaltensregel auf spielerische Weise aufzuerlegen. Zum Beispiel:

- ☐ die Zeit unter der Dusche genau festlegen
- ☐ täglich mindestens 10 000 Schritte gehen
- ☐ Tagebuch führen
- ☐ jeden Tag fünf Minuten früher aufwachen als am Morgen davor ...

Mit dem letzten Beispiel werden Sie nach einer Woche bereits 35 Minuten Wachleben gewonnen haben, die Sie zusätzlich nutzen können. Das sind Methoden, um Ihre Motivation zu fördern, damit sie sich im Alltag bemerkbar macht und in Disziplin verwandelt. Motivation ist nämlich situativ und kann sich schnell verflüchtigen. Disziplin hingegen ist von Dauer. Sie bildet sich dadurch aus, dass man jeden Tag bestimmte Verhaltensweisen so lange wiederholt, bis sie mechanisch werden. Wenn Sie einmal auf Expedition unterwegs sind, wird Ihnen die Disziplin ungeachtet Ihrer Motivation ermöglichen, die nötige Energie zu finden, um das Nachtlager aufzuschlagen, es frühmorgens wieder zusammenzupacken, dann loszumarschieren und in Bewegung zu bleiben, bis Ihr Tagesziel erreicht ist.

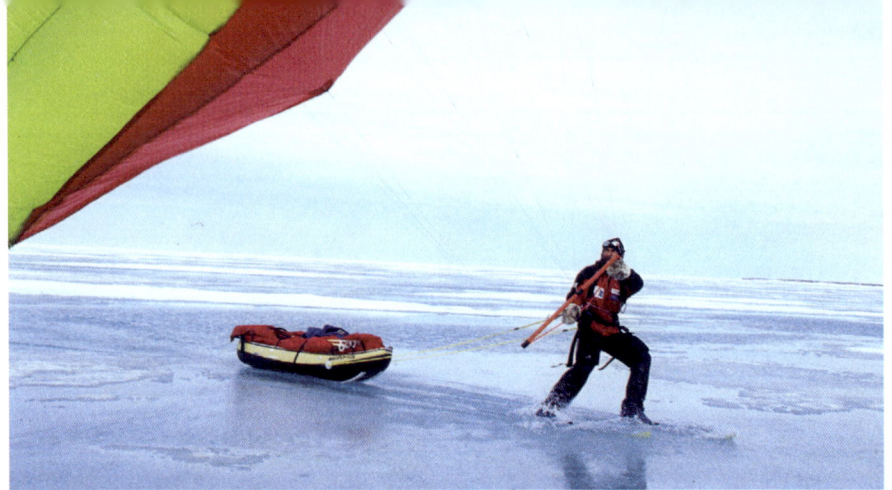

6 Sich auf das Unerwartete vorbereiten

Im Leben lässt sich eine heikle oder ärgerliche Situation nicht durch ein Fingerschnippen bereinigen. Wer ausschließlich glückliche Zeiten erlebt hat, wird nie so stark sein wie jemand, der zu kämpfen gewohnt ist – ob mit sich selbst, einem unangenehmen Vorgesetzten oder den Gefahren der Natur ... Obwohl wir alle manchmal zur Aufgabe gezwungen sind, weiß ich doch seit langer Zeit, dass unser Dasein eine einzige Abfolge von Stürmen und ruhigeren Phasen darstellt, wobei die Ersteren ermöglichen, sich mit den elementaren Kräften zu messen, und die Letzteren, sich auf das Kommende einzustellen ... Gerade in schwierigen Momenten lernt man, zu sich selbst zu stehen. Dazu gehört natürlich auch das Unerwartete – das sollte man sich immer bewusst machen, um darauf besser vorbereitet zu sein.

Während meiner Überquerung des Südpols verlor ich plötzlich den Drachen, der, aufgebläht vom Wind, mich zog und schnell vorantrieb. Da bekam ich es mit der Angst zu tun: Ohne dieses Hilfsmittel würde ich mein Ziel gewiss nicht erreichen. Also ließ ich den Schlitten zurück und machte kehrt, um es wiederzufinden. Das kostete mich einige Stunden. Ich marschierte unentwegt, bis ich in einiger Entfernung den Drachen auf dem Boden liegen sah. Also sammelte ich ihn ein und trat meinen Rückweg an.

Da ergriff mich eine weitere Angst: Und wenn ich nun meinen Schlitten nicht wiederfände? Würde es mir in dieser weißen Wüste gelingen, seiner habhaft zu werden? War er nicht für immer verloren? Bei minus 40 bis 50 Grad Celsius konnte ich etwa zwölf Stunden durchhalten; das war die Zeitspanne, die mir blieb, um den Schlitten zu finden. Dennoch erschien mir die Situation beherrschbar. Schließlich überwand ich meine Ängste, stieß irgendwann auf den Schlitten und befreite mich so aus der Notlage.

GEBEN SIE DIE HOFFNUNG NIE AUF

Oft droht das Unerwartete eine Situation zu kippen, die dann vielleicht ausweglos erscheint. Doch wenn Sie in Panik geraten, steht Ihnen nur die Hälfte Ihrer Fähigkeiten zur Verfügung. Sie riskieren, überstürzt zu handeln, Details außer Acht zu lassen, unüberlegte Entscheidungen zu treffen oder, schlimmer noch, zu kapitulieren und umzukommen. Folglich muss man angesichts des Ungewissen stets die Hoffnung bewahren. Ohne feste Überzeugung ist das Leben nichts wert. Im Verlauf meiner Abenteuer habe ich gelernt, dass die Hoffnung einer Pflanze gleicht, die wächst und sich nicht unterkriegen lässt. Denn auch wenn man eines Tages keinen Grund mehr sieht, an sie zu glauben, und selbst der kleinste Ausweg verschwunden scheint, wird etwas geschehen. Sätze wie »Es ist aus, da kann man nichts machen!« gilt es um jeden Preis zu vermeiden ... Lernen Sie also, niemals der Verzweiflung zu erliegen, welcher Art sie auch sei, woher sie kommen mag und was immer Sie zu ihrer Überwindung tun müssen. Denn es gibt kein Ereignis, das nicht aus einer bestimmten Situation resultiert, und für alles findet sich eine Erklärung. Das Leben kann Ihnen Steine in den Weg legen, um ihn zu versperren oder Ihren Schritt zu verlangsamen, aber dies darf Sie nicht abschrecken, sondern sollte Sie vielmehr in Ihrem Drang nach Erfolg beflügeln. Sie werden noch mehr kämpfen müssen, um zu entdecken, wonach Sie suchen. Genau das liebe ich!

Erwägen Sie alle Optionen

Diese Übung ist nicht so leicht wie die vorhergehenden, aber das ist normal, denn Sie nähern sich dem großen Moment! Unter extremen Bedingungen habe ich eine Form von meditativer Übung entwickelt – oder eher ein Denkmuster, durch welches ich meinen Geist zwinge, sich vom Körper zu lösen, als würde er einen Schritt zur Seite tun oder eine höhere Position einnehmen, um die anstehenden Entscheidungen in Betracht zu ziehen. Indem es Ihnen gelingt, den Körper gewissermaßen zu übersteigen und Ihre Gefühlswallung in den Griff zu bekommen, geben Sie sich die Möglichkeit, die Situation aus einem anderen Blickwinkel zu analysieren. Dadurch sind Sie zu einer autonomen und distanzierten Sichtweise fähig, als würde jemand anders Sie beobachten und Ihnen sagen, was Sie zu tun haben.

Ich rate Ihnen, die folgende Übung in aller Ruhe zu Hause durchzuführen. Setzen Sie sich, lassen Sie Ihren Geist umherschweifen, und versuchen Sie, ihm Flügel zu verleihen, die ihn über den Körper hinaustragen. Bleiben Sie entspannt, und stellen Sie sich ein Missgeschick, ein Problem, ein Ärgernis oder eine Situation vor, die Sie erlebt haben und deren Ausgang oder Lösung Sie nicht befriedigt hat. Visualisieren Sie – Sie werden sehen, dass das zu Beginn gar nicht so einfach ist –, was dann passiert ist, und zwingen Sie sich, einen anderen Ausgang der Situation zu erwägen.

Das ist eine Übung, die sich bei mir schon oft bewährt hat und dank der ich in einem Moment der Panik stets wieder Atem schöpfen und meine innere Ruhe finden konnte. Zum Beispiel hätte ich während meiner Überquerung des Südpols beschließen können, auf den verlorenen Drachen zu verzichten – erschöpft und niedergeschlagen, wie ich war, ohne Aussicht, das gesteckte Ziel rechtzeitig vor Einbruch der Nacht zu erreichen. Mit dieser Übung aber konnte ich verschiedene Optionen erwägen, mich nach getroffener Wahl vergewissern, kein Detail ausgelassen zu haben und so einen reibungslosen Fortgang zu gewährleisten. Und fest an diesen zu glauben!

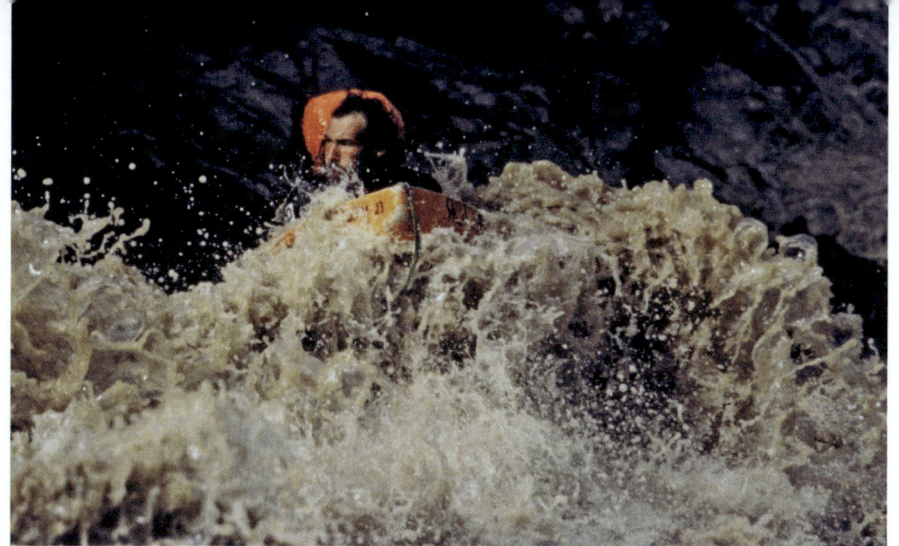

7 Keine Furcht vor der Angst

Ihre ersten Träume oder Eingebungen können Ihnen eine solche Furcht einflößen, dass Sie vielleicht davor zurückschrecken, die nächsten Schritte zu unternehmen. Dabei sollte genau das Gegenteil der Fall sein. Die Angst ist Teil des Abenteurerlebens, ja ein notwendiges Gefühl. Noch vor dem Aufbruch zu Ihrem ersten Abenteuer müssen Sie also verinnerlichen, dass die Angst Sie auf Ihrer gesamten Reise begleiten wird, dass Sie zugleich aber lernen können, mit ihr umzugehen.

Während einer meiner ersten Expeditionen im Amazonas-gebiet fand ich mich, den Strom hinabtreibend, plötzlich in der tiefsten Schlucht der Erde wieder, vor einem riesigen Wasserfall, den ich überhaupt nicht einschätzen konnte. Würde mich die tobende Flut gegen einen verborgenen Felsen schleudern? Würde ich von einem Wirbel fortgeris-sen werden und nicht mehr aus den Tiefen auftauchen? Die Angst war deutlich spürbar, doch ich zweifelte nicht; es war allein meine Entscheidung, ob ich mich weiterbe-wegen würde oder nicht. Und ich bewegte mich weiter.

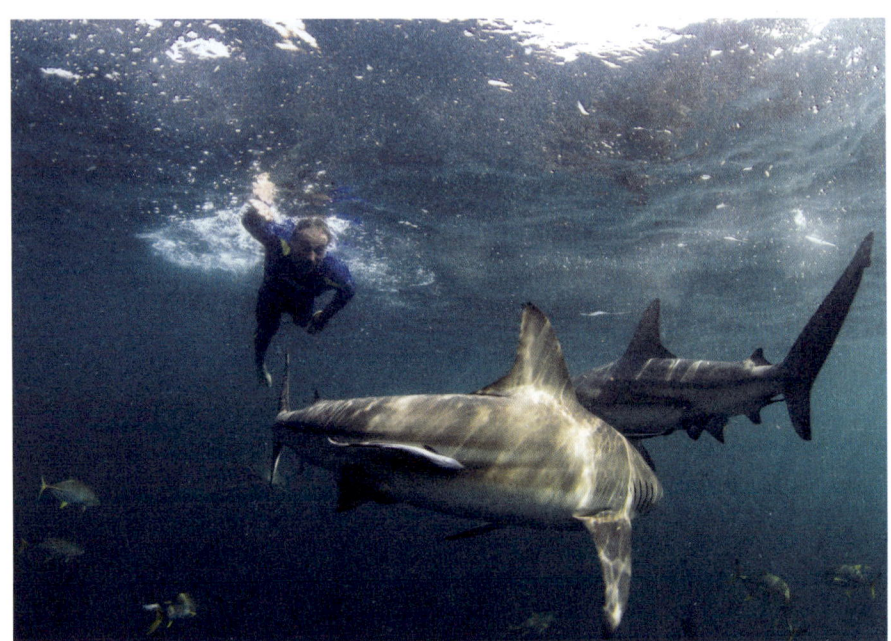

UNTERSCHEIDEN SIE DIE ANGST VOM ZWEIFEL

Keine Angst zu haben, ist eine Form von Gedankenlosigkeit, die dazu führt, dass man glaubt, über den Gesetzen der Natur zu stehen. Das hindert einen daran, Gefahren zu erkennen, beeinträchtigt die Wahrnehmung dessen, was man gerade tut, und verleitet zu der Annahme, man sei mächtiger als alles andere in der Umgebung. Die Angst ist zugleich ein Schutzengel und ein Zufluchtsort, man muss also mit oder in ihr leben. Ihre Allgegenwart wirkt nicht lähmend, im Gegenteil, sie motiviert und ermuntert dazu, den Weg fortzusetzen.

Außerdem ist es notwendig, diese heilsame und schützende Angst von den Zweifeln zu unterscheiden, die sich tief in unserem Innern einnisten können. Zweifeln heißt, nicht daran zu glauben, dass die Vorbereitung ausreichend oder das gesetzte Ziel erreichbar ist, und damit letztlich das eigene Selbstbild zu verwerfen. Der Zweifel ist eine Verneinung des Menschen, der wir sind, die Angst hingegen die Offenbarung der Dinge, nach denen wir suchen.

Beide können nicht nebeneinander bestehen. Nie dürfen sie im Kopf des Forschers oder Abenteurers einen gemeinsamen Platz einnehmen.

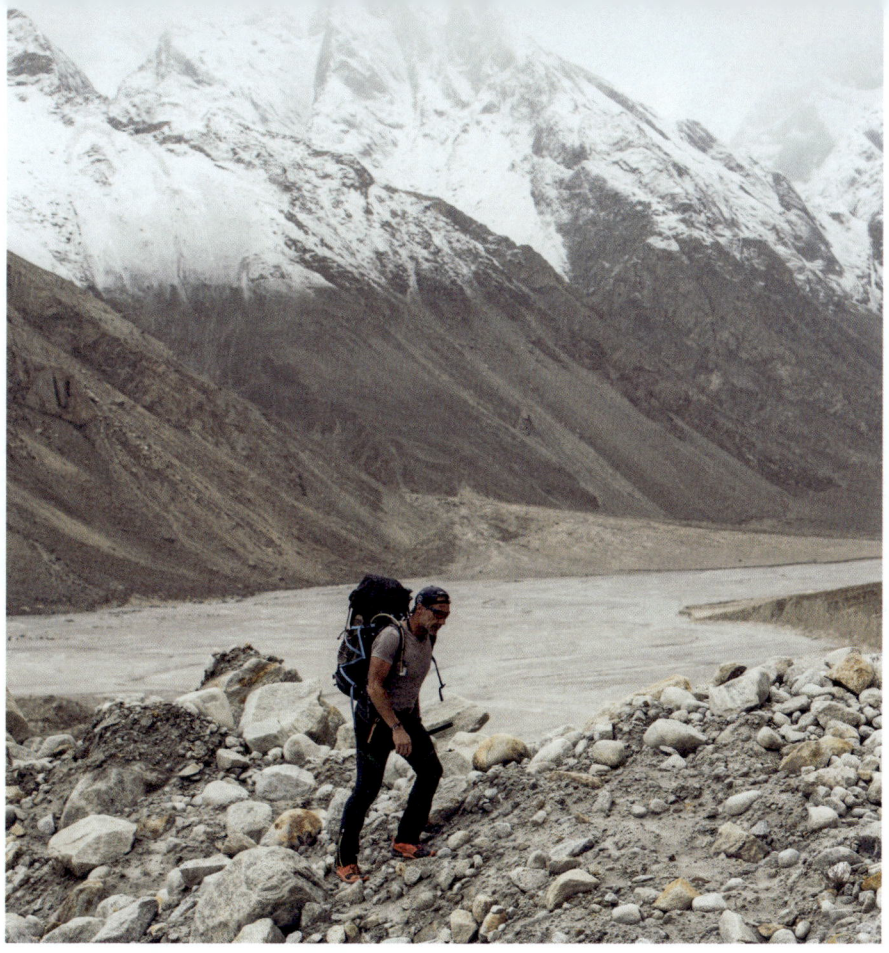

8 Das Scheitern akzeptieren

Wir müssen uns eingestehen, dass das Scheitern ein fester Bestandteil unseres Lebens ist. Auch mir ist es natürlich widerfahren, und jedes Mal habe ich mich den Umständen gefügt. Ein Rückschlag ist ungeachtet seiner Ursache oder seiner Heftigkeit für den, der ihn erleidet, jedoch niemals eine Niederlage – vorausgesetzt, er nutzt ihn, um besser gerüstet erneut aufzubrechen. Befinden Sie sich in einer solchen Situation, werden Sie gestärkter, abgehärteter, erfahrener daraus hervorgehen, jedenfalls umso entschlossener, die kommenden Herausforderungen zu bewältigen. Das Scheitern hinterlässt zwar einen bitteren, mit Melancholie vermischten Beigeschmack, aber dieser ist nie von Dauer.

*Als ich akzeptiert hatte, den Gipfel des K2, des zweit-
höchsten Berges der Erde, nicht zu erklimmen und den
Rückweg anzutreten, gab ich mich beim Abstieg ins Tal
damit zufrieden, weiterhin am Leben zu sein, und sagte
mir, allein darauf komme es an.
Manche sprachen von einem Debakel, vor allem mora-
lisch, aber das ist mir egal. Ich habe den höchsten Punkt
meiner Ambitionen erreicht, bin wahrscheinlich an meine
Grenzen gestoßen, ohne sie jedoch zu überschreiten. Ich
habe alles gegeben, was mir zu Gebote stand. Meines
Erachtens wäre ich erst dann gescheitert, wenn man mir
die Füße oder Hände hätte amputieren müssen. Denn
dadurch wäre ich gezwungen gewesen, mein Leben von
Grund auf zu ändern.*

LERNEN SIE AUS IHREN NIEDERLAGEN

Enttäuschungen haben in erster Linie den Vorteil, uns daran zu erinnern, dass der Erfolg, den wir alle anstreben und herbeisehnen, niemals garantiert ist.

Stets hielt ich Fehlschläge für nichts anderes als Backsteine, die zu setzen man lernen muss, um das Haus der eigenen Person zu erbauen. Sie sind im gleichen Maße Teil meiner Existenz wie die Erfolge. Ich möchte immer alles ausprobieren, allem die Stirn bieten und dabei mir selbst treu bleiben. Mein Schicksal in die Hand nehmen. Mich mit manchmal extremen Bedingungen konfrontieren, die eine neue Vorgehensweise erzwingen, verwundert feststellen, dass das Leben einem manchmal ungerecht erscheint, und es akzeptieren, wenn ich nicht am gesetzten Ziel ankomme. Trotzdem werde ich weitermachen, ungeachtet all der Enttäuschungen in der Welt.

Der Misserfolg ist lediglich eine weitere Lektion, die verarbeitet werden muss. Wenn er eintritt, sollten Sie fähig sein, ihn anzunehmen, zu überwinden und zu verwandeln. Er ist kein Endpunkt, sondern nur eine zusätzliche Sprosse auf der Leiter zum Erfolg.

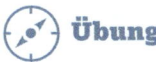

Lernen Sie aus Ihren Fehlern

Eine erlittene Niederlage analysieren, um daraus nützliche Lektionen zu ziehen – genau auf diese Weise kommt man vorwärts. Nehmen Sie erneut Papier und Stift zur Hand, und denken Sie an eine Sache, die Ihnen im Laufe Ihres Lebens misslungen ist. Es muss nicht unbedingt in letzter Zeit gewesen sein. Hauptsache ist, dass Sie sich noch gut daran erinnern können. Notieren Sie zunächst, was Sie durch dieses Versagen gelernt haben und welche Auswirkungen es gehabt haben könnte, auch wenn diese aus heutiger Sicht nur lose mit dem Vorfall zusammenhängen. Überlegen Sie, was Sie über sich selbst und die anderen erfahren haben, über die Grenzen, die Sie in Ihrem Verhalten oder Handeln erkannt und die Stärken, die Sie unter Beweis gestellt haben ...

Als Nächstes halten Sie fest, welche sinnvollen Schritte Sie vor dem Fehlschlag unternommen haben: gute Vorbereitung, treffende Analyse der Situation ... Dann listen Sie die negativen Dinge auf, die Ihnen passiert sind: mangelnde Geduld, Selbstüberschätzung, fehlende Kommunikation, unerwartete Vorfälle ... Schließlich schreiben Sie nieder, inwiefern Sie Ihr Vorgehen hätten ändern müssen, um das Missgeschick abzuwenden. Indem Sie diese Informationen rückblickend lesen, werden Sie imstande sein, in einer ähnlichen Situation die gleichen Fehler zu vermeiden. Dies wird Ihnen zweifellos ermöglichen, weitere Fortschritte zu erzielen.

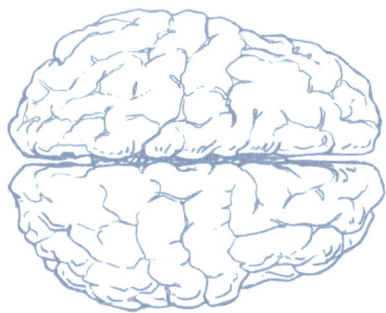

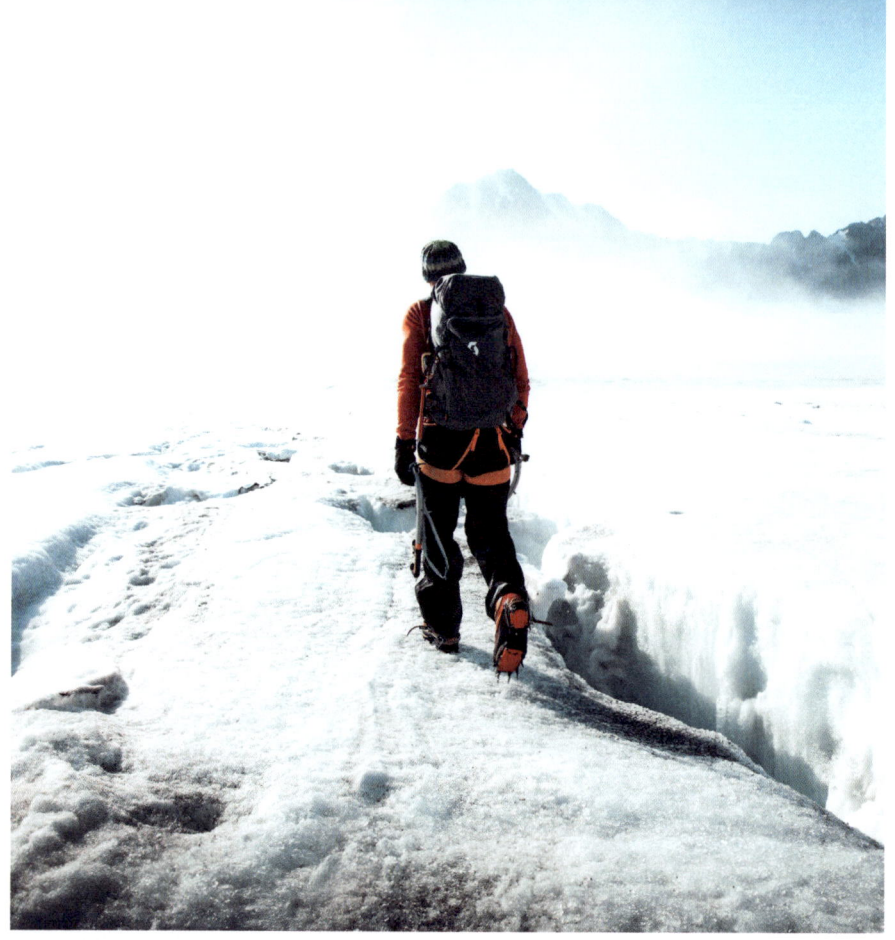

9 Wenn Sie am liebsten aufgeben würden ...

Wir alle werden uns eines Tages mit der einen oder anderen Widrigkeit auseinandersetzen müssen. Wenn Ihnen dieser Begriff weniger vertraut ist, könnte ich ihn als Zustand umschreiben, der uns mit einem Problem, einem Unheil oder Missgeschick konfrontiert. Die Widrigkeit taucht auf, wenn ein wichtiges, unkontrollierbares Ereignis eintritt und den Eindruck hervorruft, unter unseren Füßen breche die Welt zusammen. Das sind jene Augenblicke im Leben, in denen Sie das Gefühl haben, den Tiefpunkt zu erreichen oder bald zum Aufgeben gezwungen zu werden. Es gibt jedoch ein Mittel, um diese schreckliche Situation zu vermeiden. Der entsprechende Ausdruck ist noch relativ neu, wird aber nunmehr häufiger benutzt: Resilienz.

„Ich habe gelernt, niemals aufzugeben, immer wieder aufzustehen. Während meiner bisher letzten Expedition war ich nicht bereit, mein Todesurteil durch das brüchige Eis fällen zu lassen. Ein ums andere Mal habe ich wiederholt: »Nichts ist je wirklich zu Ende, bevor nicht alles tatsächlich zu Ende ist.« Ich war durchgefroren, ich zitterte, die feuchten Teile meines Körpers versteiften sich, weil die extreme Kälte ihr zerstörerisches Werk fortsetzte, aber ich war lebendig. Und ich würde es schaffen. Denn der eisige Atem des Todes hatte mich nicht nur gestreift, sondern mir auch eine Botschaft übermittelt.

BEWEISEN SIE IHRE RESILIENZ ⓘ

Ich möchte dieses schmerzhafte Thema mit Ihnen behandeln, um Ihnen aufzuzeigen, dass sich hinter jeder Notlage eine unglaubliche Kompetenz verbirgt, die es zu nutzen gilt. Man könnte sie als die Fähigkeit bezeichnen, sich selbst wieder aufzubauen und trotz traumatischer Umstände auf befriedigende Weise zu leben. Das gilt für das Leben, das ich führe, ebenso wie für jenes, das Sie anstreben.

Wenn es Ihnen nicht gelingt, sich einer bestimmten Herausforderung zu stellen, wenn Sie beschließen, umzukehren und sich geschlagen zu geben oder den Rettungsdienst zu rufen, besteht die Gefahr, dass Sie hinterher geschwächt oder gar völlig entmutigt sind. Den Kopf hängen zu lassen, erleichtert die Situation keineswegs, im Gegenteil: Ihr Leiden wird noch größer und die Überwindung der nächsten Hindernisse umso schwieriger. Doch indem Sie eine ausgeprägte Resilienz entwickeln, finden Sie die Kraft, sich nach einer heiklen Prüfung oder einem Misserfolg wieder aufzuraffen. Die Resilienz verstärkt sich also im Wesentlichen dadurch, dass Sie Krisen durchstehen – gemäß dem berühmten Diktum: »Was dich nicht umbringt, macht dich stärker.« Da Sie gezwungen sind, Ihre Komfortzone zu verlassen und Ihre Gewohnheiten zu ändern in der Erwartung, knifflige Aufgaben zu lösen, wird Ihre Widerstandsfähigkeit allmählich zunehmen, bis Sie imstande sind, sie zu festigen. Darin bekundet sich eine ganz bestimmte Geisteshaltung.

Ich habe schon viele Tiefschläge erlitten: einen Schlangenbiss, ein gebrochenes Knie, Materialschäden, eine Festnahme durch Regierungssoldaten, unverhohlene Drohungen von südamerikanischen Drogenhändlern oder der Übereifer russischer Bürokraten und sogar die Verurteilung zur Exekution durch ein Erschießungskommando. In solchen Situationen braucht man nicht mehr zu tun, als den Kopf zu heben und zum Himmel aufzublicken. Immer wird es einen Sonnenstrahl geben, der Ihnen Hoffnung bringt. Einzig das Licht kann die verlorene Zuversicht übersteigen, weil es stets größer ist als der Schatten, den es wirft.

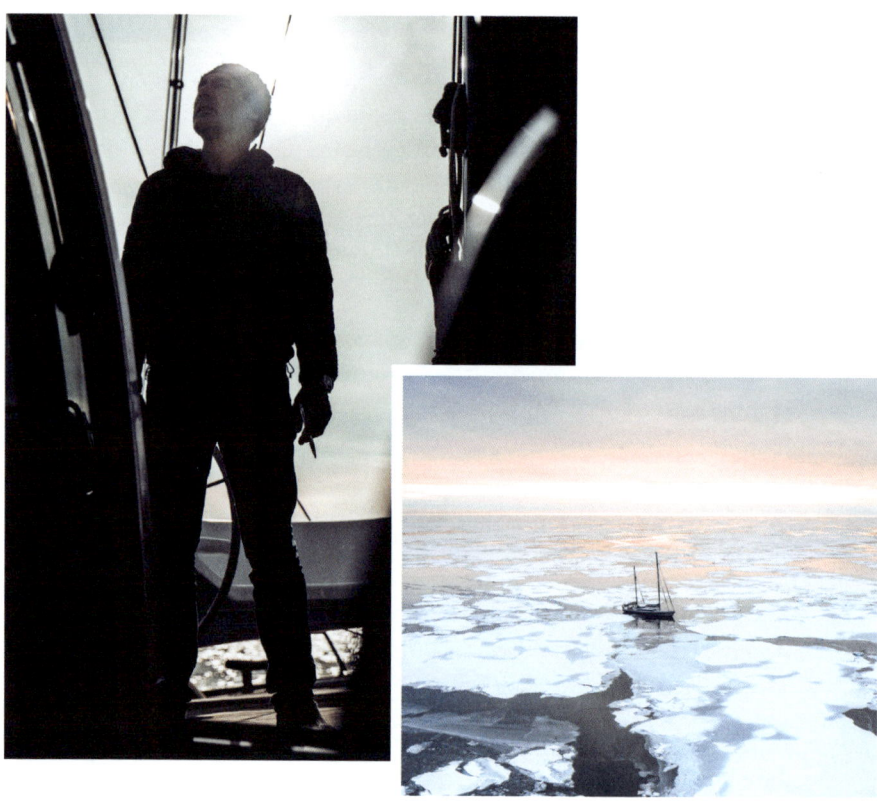

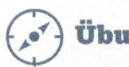 **Übung**

Lassen Sie sich nicht unterkriegen

Um für die Konfrontation mit Hindernissen, denen Sie zwangsläufig begegnen werden, besser gerüstet zu sein, empfehle ich Ihnen, wie üblich über die verschiedenen Fähigkeiten nachzudenken, die Sie während Ihrer Vorbereitung erwerben, erweitern oder entwickeln können, nicht zuletzt im Umgang mit der Angst:

➤➤ Was ist Ihre größte Angst?

➤➤ Haben Sie eine Phobie (vor tiefem Wasser, Spinnen, Reptilien; Raumangst, Höhenangst, Angst vor der Dunkelheit ...)?

➤➤ Was ist deren Ursache?

➤➤ Wie reagieren Sie auf diese Angst (mit Beklemmung, krampfartigem Zittern, abrupten Bewegungen, Atembeschwerden, Panik, Weinen ...)?

➤➤ Können Sie etwas tun, um sich mit dieser Phobie auseinanderzusetzen (Klettern in der Turnhalle, ein Einführungskurs im Tiefseetauchen, eine Exkursion in eine Höhle, eine »Taufe« im Bunjeespringen ...)?

➤➤ Woran können Sie ab sofort arbeiten, wenn Sie sich noch nicht bereit fühlen, Ihre größte Angst zu überwinden?

Indem Sie diese Fragen beantworten, werden Sie instinktiv eine Art persönliches Schutzschild aufbauen, das Ihnen ermöglicht, sich jeder Prüfung mit gestärktem Selbstvertrauen zu stellen.

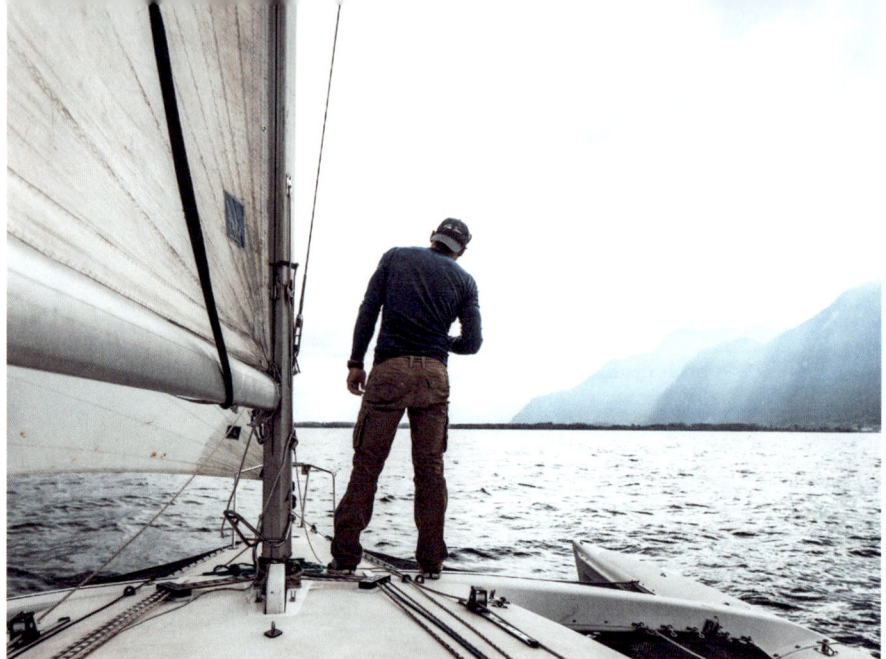

10 Die eigene Freiheit erobern

Die Leute sagen oft, ich sei ein Vorbild für ein freies Leben. Doch wäre Freiheit messbar, würden sie schnell merken, dass ich weder mehr noch weniger davon besitze als mein Nachbar, der sich eingesperrt fühlt. Gleichwohl unterscheidet uns die jeweilige Vorstellung von Freiheit sowie die Art und Weise, wie wir von ihr Gebrauch machen. Für mich heißt frei sein, grenzenlos träumen und die Reiseroute bestimmen zu können, um meine Ziele zu erreichen – ob ich einen Ozean überquere, eine Eiswüste, einen Urwald oder ein Land im Krieg durchwandere.

NUTZEN SIE IHRE ENTSCHEIDUNGSFREIHEIT MIT BEDACHT

Ich selbst habe den Preis für meine Freiheit festgelegt, möchte aber nicht, dass andere ihn zahlen. Daher kann mir während einer Expedition im Grunde niemand Befehle erteilen, vorschreiben, was ich tun oder wie ich leben soll. Niemand ist vor Ort, um mir die richtige Richtung zu zeigen oder für mich zu entscheiden, ob ich rechts oder links abbiegen soll. Mensch sein bedeutet auch, von den Regeln wenn möglich abzuweichen, um an die letzten Grenzen der eigenen Freiheit zu gelangen. Dass der Mensch von einem System beherrscht wird, ist normal, dass es Gesetze und Richtlinien gibt, um die soziale Ordnung aufrechtzuerhalten, klar doch, sonst bricht völliges Chaos aus ... Aber ich werde immer das ununterdrückbare Bedürfnis verspüren, mit jener seltsamen Demarkationslinie in Kontakt zu kommen, welche die Welt derer, die intensiv und bewusst atmen, von der Welt derer trennt, die damit aufgehört haben. Ich brauche Orte, an denen ich einfach frei sein kann – ohne geschriebenes Gesetz, nur *einer* Regel folgend, die mir zu verstehen gibt: Du bist dir selbst überlassen und musst dich durchschlagen. Möge kommen, was wolle.

Zugleich ist die Freiheit ein so kostbares Geschenk, dass man lernen muss, mit Abstand und Bedacht von ihr Gebrauch zu machen. Allzu oft tappen wir in die Falle, indem wir uns sagen: »Ich bin frei! Ich kann tun, was ich will und wann ich es will!« Das Problem mit dieser falschen Wahrnehmung besteht darin, dass wir leicht den gesunden Menschenverstand verlieren und anfangen, nach eigenem Gutdünken zu handeln. Tatsächlich wird die Freiheit häufig als ein Zustand ohne jede Einschränkung gedeutet, was keineswegs zutrifft. Sie ist zwar eine Wahl, die von einem selbst abhängt, vor allem aber von den anderen und der Welt, in der wir uns aufgrund der sozialen Regeln entwickeln, die uns miteinander verbinden.

Der Aufbruch zum Abenteuer oder zur Forschungsreise befreit Sie nicht von diesem Gesellschaftsvertrag, im Gegenteil: Sie müssen ihn kennen und respektieren. Auch wenn Sie unterwegs einmal die Freiheit, die wir glücklicherweise besitzen, nutzen möchten, ohne sie zu missbrauchen, ist es notwendig, Regeln festzulegen, die in Einklang stehen mit Ihren Zielen. Das heißt, es bedarf eines genauen Plans und eines schlüssigen Konzepts, um sinnvolle Entscheidungen zu treffen und nach diesen zu handeln. Vereinfacht ausgedrückt geht es darum, nicht bloß irgendetwas irgendwie zu machen.

Wahrscheinlich wird die Lebensweise, für die Sie sich entscheiden, Ihnen das Gefühl geben, frei zu sein. Aber um diesen Zustand zu erreichen, müssen Sie sich weiterhin an die Verpflichtungen halten, die Sie eingegangen sind, und insbesondere ein für alle akzeptables Sozialverhalten an den Tag legen. Dazu gehört auch, dass Sie sorgfältig darauf achten, die von Ihnen besuchten Orte nicht zu verunstalten. Das Prinzip ist einfach: Geben und Nehmen. Wenn Sie nicht bereit sind, ein solches Opfer zu bringen, werden Sie sich niemals vollkommen frei fühlen.

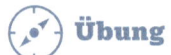 **Übung**

Denken Sie über den Sinn des Wortes »Freiheit« nach

Sind Sie zufrieden mit Ihrer Wahrnehmung von Freiheit und der Art und Weise, wie Sie sie nutzen? Versuchen Sie wie schon zuvor Beispiele aus Ihrem eigenen Leben zu finden:

> ➽ Bis wohin kann ich gehen?

> ➽ Ist Freisein nicht eine Form von Egoismus?

> ➽ Bin ich fähig, meine Vorstellung von Freiheit mit anderen zu teilen?

> ➽ Wann hatte ich wirklich den Eindruck, frei zu sein?

> ➽ Wie kann ich mich von Tag zu Tag freier fühlen, ohne meine Gewohnheiten und Routinen völlig durcheinanderzubringen?

Die Fragen mögen vielfältig sein, vor allem aber sollten sie dazu anregen, Ihre Beziehung zu sich selbst zu überdenken – und darüber hinaus jene, die Sie mit anderen Menschen unterhalten. Wenn Ihnen die Antworten befriedigend und insgesamt positiv erscheinen, dann machen Sie genau so weiter! Andernfalls folgen Sie meinem Rat und bauen nach und nach eine gesunde Beziehung zur Freiheit auf. Benutzen Sie diese nicht als Vorwand, um immer zu machen, was Sie wollen, sondern als echte Gelegenheit, Ihre Ziele ebenso zu wählen wie die Maßnahmen, die ergriffen werden müssen, um sie zu erreichen – und ohne dabei die Freiheit der Menschen in Ihrer Umgebung zu beschneiden.

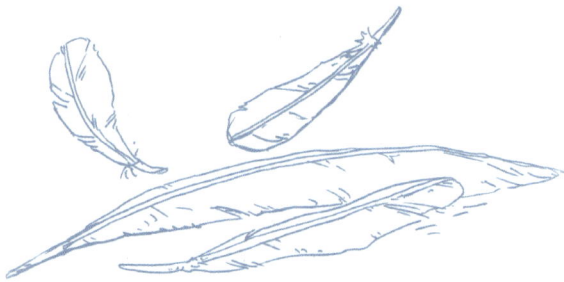

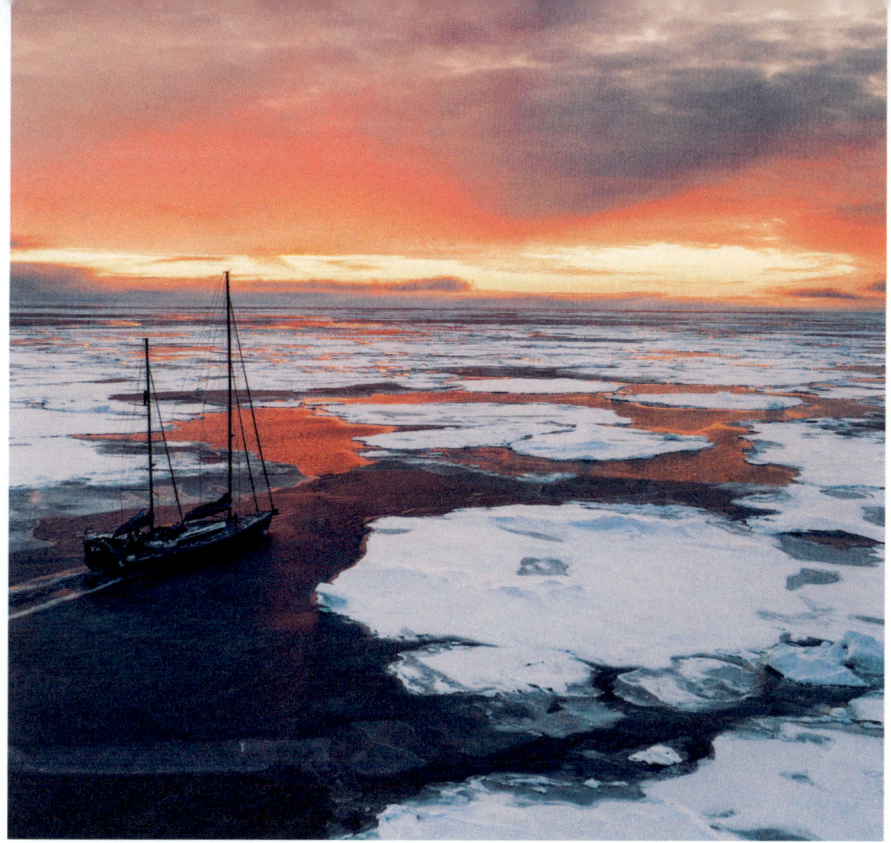

11 Nichts überstürzen!

In der Hoffnung, dass Sie der Mut nicht verlässt und dass Sie verstanden haben, welche Etappen zur Erfüllung Ihrer Sehnsüchte führen, empfehle ich Ihnen, sich regelmäßig einige Augenblicke der Reflexion zu gewähren. Am besten vor und nach jedem Handlungsschritt. Der Zweck besteht darin, Abstand zu gewinnen, den Kopf zu heben, die unternommenen Anstrengungen zu beurteilen und die erzielten Fortschritte zu untersuchen. Eine regelmäßige, ebenso aufrichtige wie kompromisslose Reflexion ermöglicht, die in Ihrem Vorgehen eventuell verborgenen oder durch Ihre geistige Arbeit offenbarten Schwachstellen zu erkennen und zu korrigieren. Obwohl dieser Teil des Handbuchs über die mentale Vorbereitung allmählich zum Abschluss kommt, sollten Sie im Gedächtnis behalten, dass jede einzelne Etappe wichtig ist und bereits eine Annäherung an Ihren Traum darstellt. Überstürzen Sie nichts!

FANGEN SIE KLEIN AN

Dies ist mein letzter Rat: Fangen Sie klein an, bevor Sie sich als Abenteurer oder Forscher bezeichnen. In dem Leben, das Sie führen werden, ist Demut von enormer Bedeutung. Die eigentliche Lehre besteht darin, das verwirklichen zu können, wozu Sie sich entschlossen haben, um innerlich zu wachsen oder Ihr Leben zu ändern und so zu einer besseren Version Ihrer selbst zu werden – bereit, neue Herausforderungen anzunehmen und zu Abenteuern aufzubrechen. Es geht nicht darum, sich Hals über Kopf in eine fremde Welt zu stürzen, sich abzukämpfen, sich zu verfluchen und schließlich umzukehren, ohne etwas gelernt zu haben, weil das gesteckte Ziel zu ehrgeizig war.

Machen Sie auf dem Weg dorthin einen Schritt nach dem anderen. Vergessen Sie vor dem Besteigen der höchsten Gipfel im Himalaya nicht, dass es zunächst andere Pässe zu überqueren, andere Berge zu bezwingen gibt – bevor es Ihnen dann eines Tages gelingen wird, über die Annapurna, den K2 oder den Mount Everest zu triumphieren. Unternehmen Sie eine längere Camping- oder Trekkingreise, bevor Sie eine Tour mitten im Urwald oder Gebirge antreten ... Sobald Sie Ihre ersten Ziele erreicht haben, können Sie sich neue, gewagtere setzen.

SORGEN SIE DAFÜR, DASS IHRE ZIELE MESSBAR SIND

Unterwegs muss man das Gefühl haben, konkrete Fortschritte zu erzielen. Daher sollten Sie einen Zeitplan erstellen, die einzelnen Etappen gedanklich vorwegnehmen und realistische Fristen setzen, um stets motiviert zu bleiben.

Und wenn Sie das gesteckte Ziel nicht erreichen können, so ändern Sie es, passen es den Umständen an, unterteilen es nötigenfalls in kleinere Ziele – oder finden ein anderes. Niemals führt nur ein einziger Weg zur Verwirklichung Ihrer Träume.

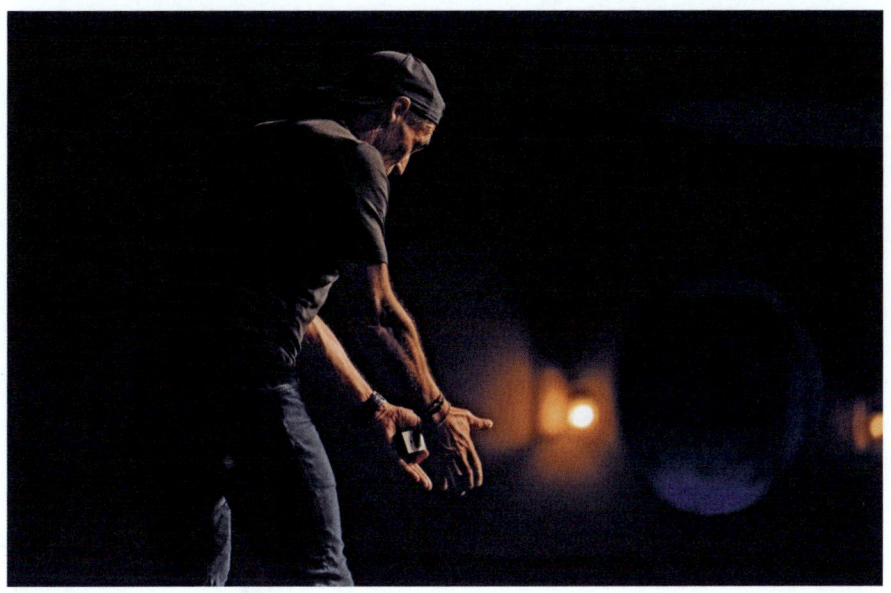

 Übung ───────────────────────────────

Ziehen Sie regelmäßig Bilanz

Erübrigen Sie jeden Tag ein paar Minuten, um die Vor- und Nachteile der von Ihnen eingeschlagenen Route herauszuarbeiten. Ich kenne kein besseres Mittel, um sich der aktuellen Situation und der erreichten Fortschritte bewusst zu werden: Der Geist übt sich, ebenso wie der Körper sich vorbereitet und anpasst.

Da Sie nun mental auf dem richtigen Weg sind, ist es an der Zeit, sich mit der physischen Vorbereitung zu befassen.

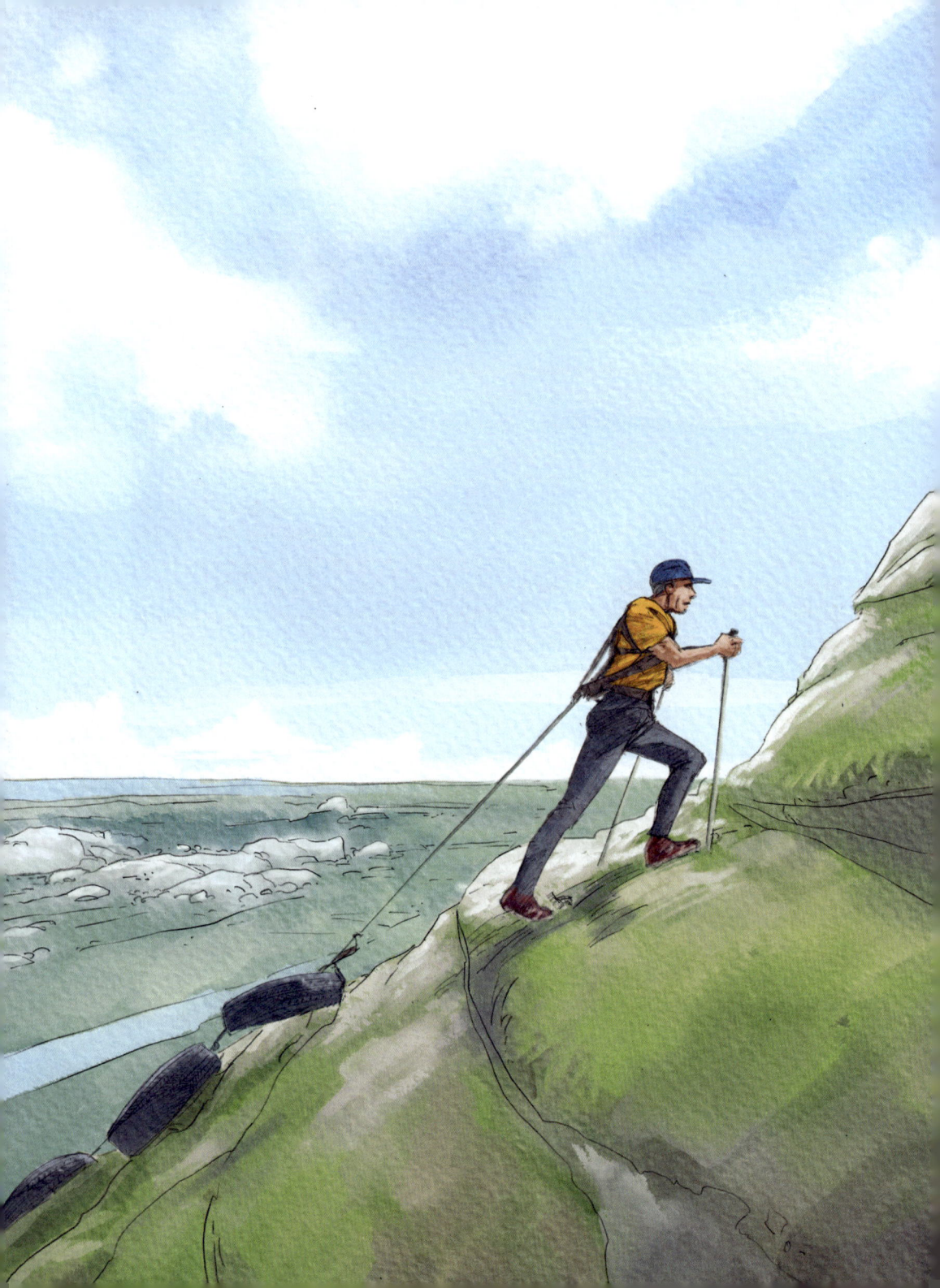

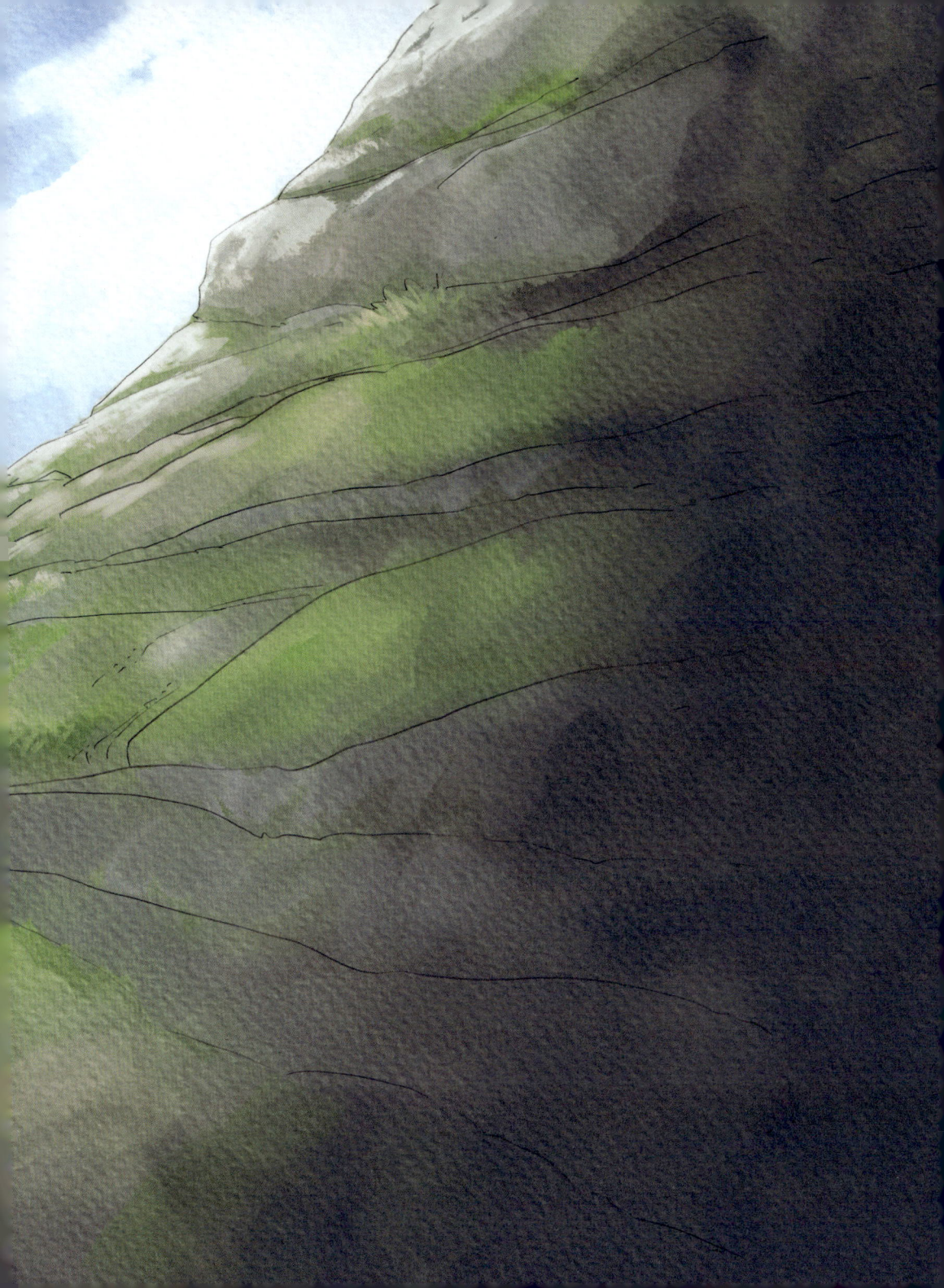

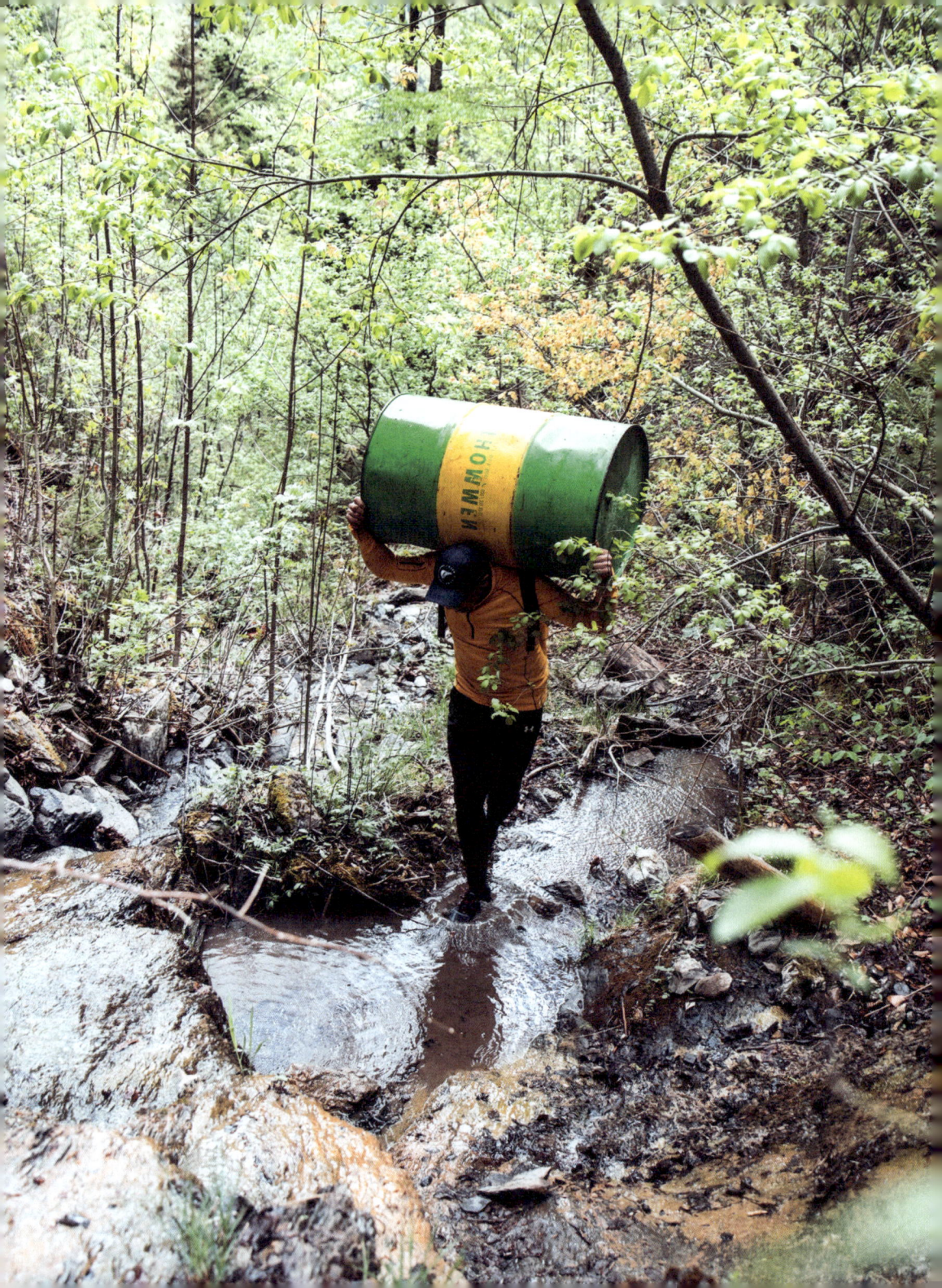

Die physische Vorbereitung

2

– FORMEN SIE IHREN KÖRPER –

Auf einer Expedition kann der eigene Körper zu Ihrem treuesten Verbündeten und Ihrer besten Lebensversicherung werden. Aber dieses Vertrauensverhältnis stellt sich nicht von allein her. Es braucht Zeit und Mühe. Denn beim geringsten Fehler, bei der ersten Unachtsamkeit kann sich Ihr Körper, wenn er schlecht vorbereitet ist, gegen Sie wenden und angesichts widriger Verhältnisse zusammenbrechen. Eine erfolgreiche physische Vorbereitung vermag Ihnen jene unglaubliche Kraft zu verleihen, die Sie benötigen werden, um weiter voranzukommen, jenen ultimativen Adrenalinstoß oder Energieschub versetzen, der Ihnen vielleicht das Leben rettet.

Um diese zusätzliche Kompetenz zu erlangen, besteht eine der von mir empfohlenen Methoden darin, die ausgetretenen Pfade zu verlassen. Denn auf diese Weise werden Sie auch unter Bedingungen leistungsfähig sein, die Sie im Fitnessstudio, im Stadion oder auf dem Tennisplatz niemals so vorfinden werden. Ihr Körper muss schließlich geformt werden, um Anstrengungen standzuhalten, die sich von denen im Alltag deutlich unterscheiden.

Tagelang einen Schlitten übers Eis ziehen, im nicht unbedingt klaren Wildwasser schwimmen, mehrere Hundert Kilometer durch die Savanne radeln, mit einem schweren Rucksack in große Höhen klettern – dafür müssen Sie hartnäckig, motiviert, dynamisch, ja unerbittlich sein, was die Zahl und den Umfang Ihrer Bemühungen angeht. Und zögern Sie auch nicht, eigene Übungen zu entwickeln, die zu Ihnen passen: Was man selbst entwirft und gestaltet, hat immer mehr Wert als das, was man einfach nur befolgt und nachahmt.

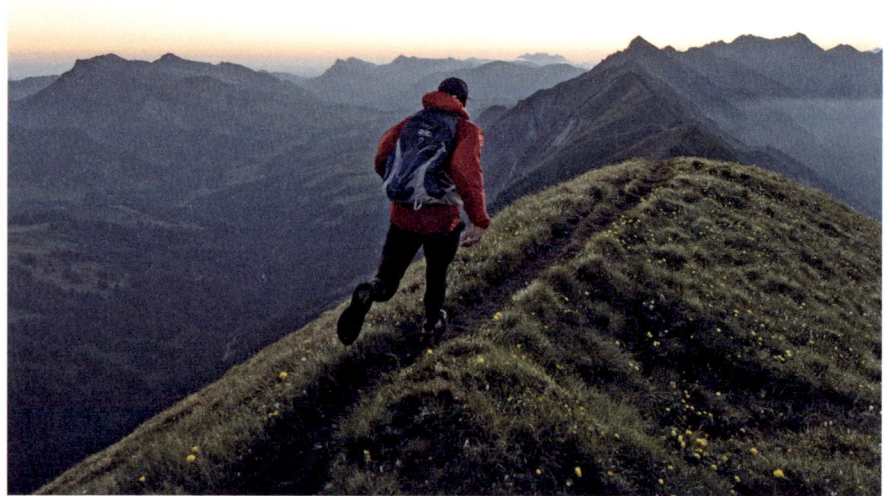

1 Den Körper (wieder) an die Anstrengung gewöhnen

Bevor Sie in Betracht ziehen, Ihren Körper weiter zu formen oder zu fordern, müssen Sie ihn genauer kennenlernen. Ihre bewussten oder unbewussten Gewohnheiten wirken sich täglich auf ihn aus. Jede Art von Training beginnt also zwangsläufig mit einer ersten Bilanz, die Ihre Lebensweise dokumentiert und aufzeigt, was Sie verbessern oder korrigieren sollten, angefangen bei alltäglichen Tätigkeiten.

DURCHSCHAUEN SIE ZUNÄCHST IHRE ROUTINE

Die Vorgehensweise ist einfach: Sobald Sie Ihrem Ziel einen Namen gegeben haben, machen Sie eine Bestandsaufnahme Ihres täglichen Lebens. Das ist nicht sonderlich aufwendig, es genügt, einige wesentliche Fragen zu beantworten.

▶▶ Bewegen Sie sich immer mit dem Auto fort?

Lautet die Antwort »in der Regel ja«, ist das schon ein guter Anfang. Sicherlich bin ich nicht der Erste, der Ihnen das sagt, aber: Anstatt für jede Erledigung Ihr Kraftfahrzeug zu benutzen, sollten Sie sich fragen, ob es manchmal nicht einfacher – und gesünder – wäre, sich zu Fuß oder auf dem Fahrrad fortzubewegen.

▶▶ Nehmen Sie häufig den Aufzug?

Falls Sie in der Stadt leben und auf einem höheren Stockwerk wohnen oder arbeiten, stellen Sie sich natürlich die Frage, wie Sie dorthin kommen. Neigen Sie dazu, unbekümmert den Aufzugsknopf zu drücken, sollten Sie sich zwingen, die Treppe zu benutzen, selbst um in den fünften Stock zu steigen.

Fragen Sie sich nun, was die kleinen Freuden des Lebens sind – ich spreche nicht von Süchten –, die Ihnen ein Wohlgefühl bereiten, ohne dass Sie es als Nachteil empfinden, eben weil es sich um eine angenehme Gewohnheit oder Routine handelt:

▶▶ ausgedehnte Mahlzeiten mit fetthaltigen Speisen?

▶▶ Wein oder Bier mittags oder abends?

▶▶ Kaffee?

▶▶ ein Aperitif?

▶▶ Tabak, ein bisschen, viel, zu viel?

Wenn einer oder mehrere Punkte davon auf Sie zutreffen, passen Sie Ihr Konsumverhalten entsprechend an: Verringern Sie allmählich Ihren Konsum von fetthaltigen Nahrungsmitteln, Alkohol, Kaffee, Zucker oder Limonaden, und mäßigen Sie Ihre Neigung, ständig eine Zigarette oder Zigarre anzuzünden. Ihre Lunge wird es Ihnen als Erstes danken, doch auch die anderen aus der Veränderung resultierenden Vorteile werden Sie schnell bemerken und schätzen lernen.

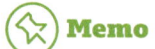

Legen Sie Ihre Prioritäten fest

Wenn Sie Ihre tägliche Routine kennen, können Sie sie allmählich auf Ihre Abenteuer- oder Forschungsreise ausrichten. In einem ersten Schritt müssen Sie eine genaue Liste Ihrer Bedürfnisse erstellen, denn jede Expedition erfordert eine bestimmte physische Vorbereitung. Behalten Sie dabei einen entscheidenden Faktor im Auge – die Zeit. Nicht hektisches Handeln ist gefragt, sondern ein strategisches Vorgehen und die sorgfältige Auswahl der Prioritäten. Manche Phasen in Ihrem Programm werden mehr Zeit beanspruchen als andere. Dessen sollten Sie sich bewusst sein, zumal wenn Sie nicht von einem Experten betreut werden. Dazu einige Beispiele:

- Gelenkig zu werden, dauert länger, als Muskelmasse aufzubauen.

- Die Verbesserung der Ausdauer ist eine der zeitintensivsten Etappen.

- Das Erlernen neuer Techniken hängt von den eigenen Fähigkeiten ab, kann also relativ viel Zeit erfordern.

- Gezielter Muskelaufbau und Fettabbau sind zwei zeitlich voneinander getrennte Prozesse, die über mehrere Wochen im Voraus geplant werden müssen.

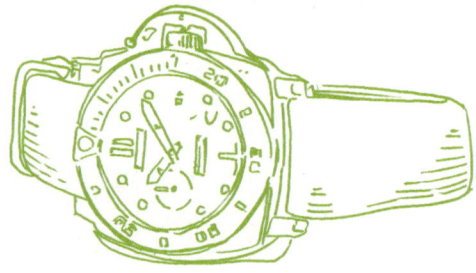

MACHEN SIE SICH DEN RHYTHMUS DER NATUR ZU EIGEN

Wenn Sie früh genug mit der Vorbereitung anfangen und schrittweise vorgehen, haben Sie keinen Grund zur Eile. Vor allem kommt es darauf an, niemals aufzugeben. Wir sprechen von einem langfristigen Kampf. Das Fitnesstraining verheißt eine stete Annäherung an das gesetzte Ziel. Um den Amazonas, den zweitlängsten Fluss der Erde, mit einem *Hydrospeed* zu durchschwimmen – mein erstes großes Abenteuer, 1000 Kilometer Stromschnellen, insgesamt eine Strecke von 6000 Kilometern, die ich während sechs Monaten zurücklegte –, bedurfte es einer zweijährigen Vorbereitungszeit. Ein Beweis dafür, dass man wirklich nichts überstürzen muss.

Wenn Sie bereit sind, den Sprung zu wagen, werden Sie Ihre ersten Fortschritte sehr schnell erkennen. Dann fühlen Sie sich ein wenig wohler in Ihrem Körper, zweifellos ein wenig rüstiger und schnappen weniger häufig nach Luft. Vielleicht verlieren Sie ein oder zwei überflüssige Kilo. Jedenfalls sind das die ersten Zeichen dafür, dass Sie den richtigen Weg eingeschlagen haben.

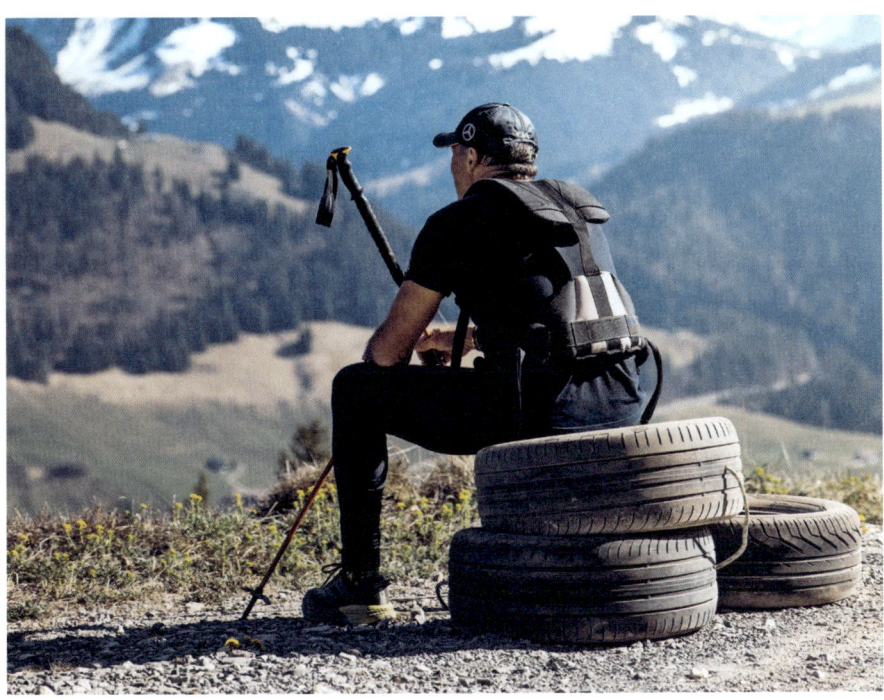

DIE DREI BASICS

Um im Bereich des Annehmbaren, Möglichen und Machbaren zu bleiben, brauchen Sie drei grundlegende Eigenschaften:

- ➽ *Ausdauer*: Sie müssen Ihr Herz trainieren, damit es bereit ist, während der Abenteuer- oder Forschungsreise all Ihren Anforderungen gerecht zu werden.

- ➽ *Energie*: Gegebenenfalls müssen Ihre Muskeln in der Lage sein, eine optimale Reaktionsfähigkeit zu gewährleisten und sämtliche Bedürfnisse zu erfüllen, selbst solche, die Sie am wenigsten erwartet haben.

- ➽ *Wendigkeit*: Indem Sie die Flexibilität der Gelenke ebenso fördern wie Ihre allgemeine Beweglichkeit, können Sie sogar aus schwierigsten Situationen einen Ausweg finden.

Durch die Arbeit an diesen drei wesentlichen Aspekten werden Sie rasche Fortschritte bemerken. Beharrlichkeit, Eifer und Eigensinn sind – solange Sie sich nicht verletzen – keine Fehler, geht es dabei doch um die Steigerung der körperlichen Fitness.

 Übung

Entwerfen Sie Ihr Trainingsprogramm

Um jede der drei Eigenschaften so gut wie möglich weiterzuentwickeln, müssen Sie ein dazu passendes Programm konzipieren. Für die Verbesserung der Ausdauer ist eine Stärkung des Herz-Kreislauf-Systems und der Lunge vonnöten. Das regelmäßige Training sollte in zwei abwechselnde Phasen unterteilt werden: erhöhte Anstrengung und aktive Erholung. Kombinieren Sie zum Beispiel Fahrradfahren mit Atemübungen wie beim Yoga. Was die Energie betrifft, wäre es ratsam, Übungen zur Stärkung der Muskeln mit einzubeziehen. Hinsichtlich der Wendigkeit wiederum empfehle ich Ihnen Mannschaftssportarten, bei denen Ihre Reaktionsfähigkeit sowohl durch gegnerische Aktionen als auch durch die Abstimmung mit Ihren Teamkollegen geschult wird.

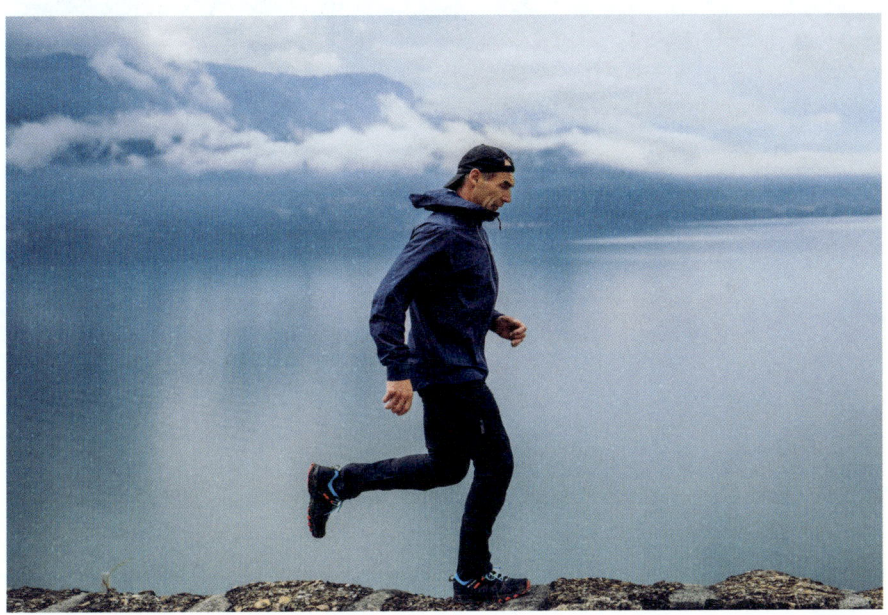

SCHREITEN SIE MIT ZUVERSICHT VORAN

Beginnen Sie damit, die folgenden Übungen je fünfmal auszuführen: Knie-beuge, Rumpfbeuge, Liegestütz oder Ausfallschritt. Am nächsten Tag ein zusätzliches Mal und immer so weiter. Sie werden sehen, dass dies nichts mit einer Strafe oder Tortur zu tun hat. Im Gegenteil, schon sehr bald wird Ihr Körper mehr davon wollen. Wenn Sie nach ein paar Wochen bei 50 Mal angekommen sind – das ist ebenfalls nur ein Beispiel –, versuchen Sie, zwei solcher Serien zu bewältigen, wobei Sie sich zwischen beiden einige Minuten Pause gönnen. Anschließend gehen Sie zu drei Serien über, dann zu vier …

Ich kann Ihnen hier zwar vorschlagen, in dieser Weise zu verfahren, aber weder die Position des Rückens oder der Hüften während der Liegestütze erklären noch den Bewegungsablauf, der zur Straffung Ihrer Bauchmusku-latur beiträgt. Nichtsdestotrotz möchte ich Sie daran erinnern, sich stets aufzuwärmen, zu dehnen und zu strecken. Alles Übrige bleibt Ihnen über-lassen. Behalten Sie dabei vor allem im Hinterkopf: Klein anfangen hindert einen nie daran, groß rauszukommen.

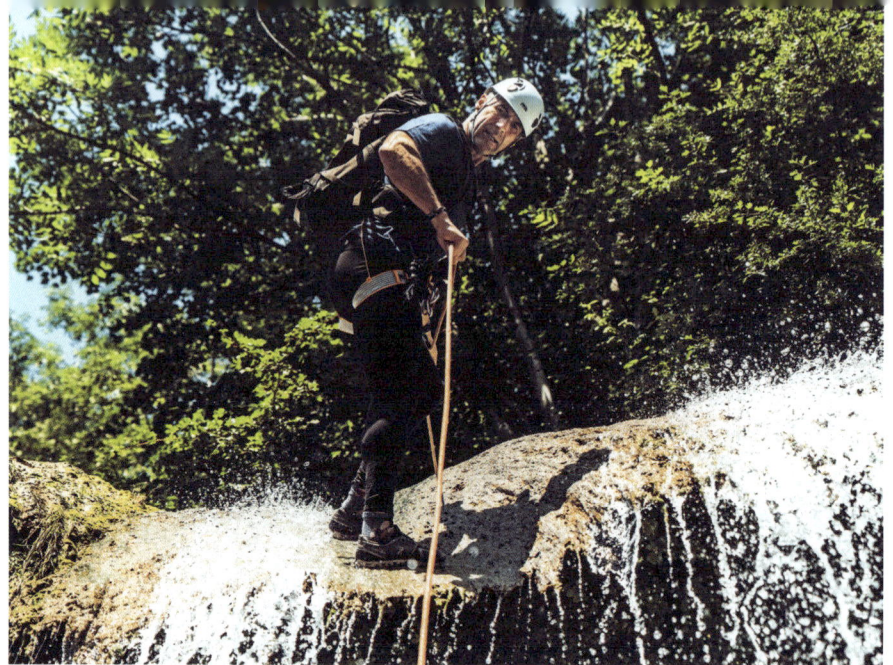

2 Verschiedene Aktivitäten ausüben

In den letzten Wochen (manchmal auch in den letzten Monaten) vor einer Expedition trainiere ich noch mehr, um meine Fitness weiter zu verbessern. Es geht natürlich nicht darum, olympisches Niveau zu erreichen, aber man muss in Form sein, wenn es losgeht. Jede Anstrengung, egal wie lang oder wie intensiv, ist gut, denn sie bringt Sie Ihrem Ziel näher. Aus dem gleichen Grund, aus dem ich Ihnen empfehle, den Geist zu öffnen und zu schärfen, rate ich Ihnen auch, Ihre sportlichen Aktivitäten zu variieren, um Ihren Körper zu trainieren, ohne den Spaß daran zu verlieren. Denn manchmal fällt die Anstrengung schwer, doch wenn sie abwechslungsreich ist, wird sie immer stimulierend und umso wirkungsvoller sein.

> *Der Erfolg hängt in erster Linie von der Willenskraft und der Entschlossenheit ab, doch mein Körper muss imstande sein, die Herausforderungen, vor die ich ihn stelle, anzunehmen und zu bestehen.*

VARIIEREN SIE IHRE AKTIVITÄTEN

Wenn ich mich auf eine Expedition vorbereite, übe ich täglich eine andere Aktivität aus. An einem Tag nehme ich mein Kajak, am nächsten steige ich aufs Mountainbike, am übernächsten gehe ich joggen. Ich muss alle Teile meines Körpers trainieren, und jede Disziplin gießt auf ihre einzigartige Weise Wasser auf meine Mühlen.

Sie können anfangen zu joggen, Fahrrad zu fahren, zu schwimmen oder zu paddeln. Tatsächlich erinnert die Vielfältigkeit der Aktivitäten an jene, die ich während meiner Abenteuerreisen unternahm. Als ich entlang des Äquators die Welt umrundete, bin ich marschiert, Rad gefahren, geklettert, gepaddelt, ja sogar gesegelt. Das war hart, aber mein Körper hielt stand, eben weil ich ihn auf all diese Anstrengungen vorbereitet hatte. So einfach ist das.

Einige weitere Übungen werden nötig sein, um Ihre Muskulatur gleichmäßig zu entwickeln und jene Körperbereiche zu beanspruchen, die zu trainieren Sie nicht gewohnt sind. Dafür erweisen sich Unterarmstütz, Kraft- und Schwimmsport als ausgesprochen effektiv.

Schließlich empfehle ich Ihnen, Mannschaftssportarten auszuüben, weil man an einer Aktivität leichter Gefallen findet, wenn man sie mit anderen teilt. Beim Basketball etwa arbeiten Sie daran, sich mit den Füßen gut abzustützen und schneller zu werden, während Tennis Ihnen hilft, Ihre Reflexe zu verbessern und die Atmung zu regulieren. Der Staffellauf wiederum motiviert Sie, für Ihre Teamkollegen über sich selbst hinauszuwachsen. Und Handball verbessert Ihre Motorik und Ihre Agilität.

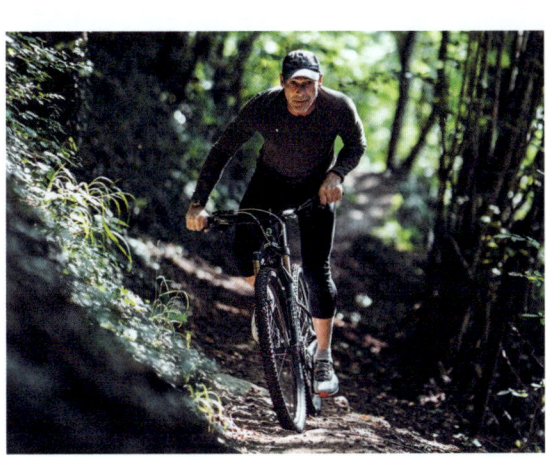
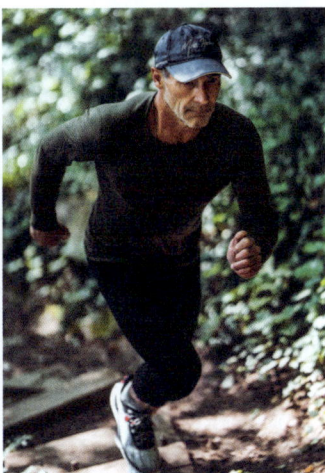

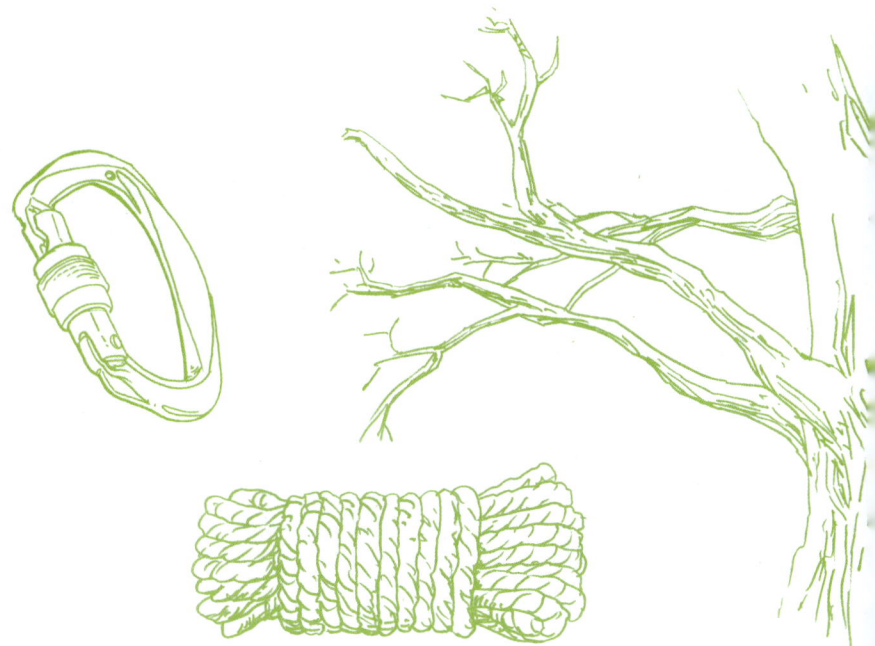

TRAINIEREN SIE IHRE WENDIGKEIT UND IHREN GLEICHGEWICHTSSINN

Obwohl Muskelmasse ein wesentlicher Faktor ist, darf man auch die Wendigkeit und Geschmeidigkeit nicht vernachlässigen. Ein zwar kräftiger, zugleich aber zu starrer Körper kann Ihnen auf der Expedition Probleme bereiten. Deshalb müssen Sie so agil wie möglich werden, indem Sie zum Beispiel bergsteigen gehen oder trainieren, auf einen Baum zu klettern. Fangen Sie behutsam damit an. Stets dreifach abgestützt – auf zwei Füßen und mit einer Hand oder mit zwei Händen und auf einem Fuß –, werden Sie nicht stürzen. Aber versuchen Sie nicht, die Sonne zu berühren, sondern erklimmen Sie nur ein paar Meter, und halten Sie inne, um sich umzuschauen, die Lage zu analysieren und schließlich wieder hinabzusteigen. Sobald Sie genügend Sicherheit gewonnen haben, können Sie sich am Baum herabhängen lassen, um Ihre Grifffestigkeit zu überprüfen und einen oberen oder schwerer zugänglichen Ast zu ergreifen, der Sie vielleicht zu einer Verrenkung zwingt. Achten Sie stets auf Ihren Halt sowie darauf, dass die Äste Ihr Körpergewicht tragen. Beim nächsten Mal bemühen Sie sich, ein wenig höher zu klettern. Sie werden sehen, dass Ihnen diese Übung eine große Hilfe sein kann. Das sage ich Ihnen, weil ich aus Erfahrung spreche.

Auch am Boden hindert Sie nichts daran, die Gelenke zu stärken. Informieren Sie sich über Methoden, Knie, Knöchel und Handgelenke mittels Dehn-, Streck- und Gleichgewichtsübungen in Form zu bringen.

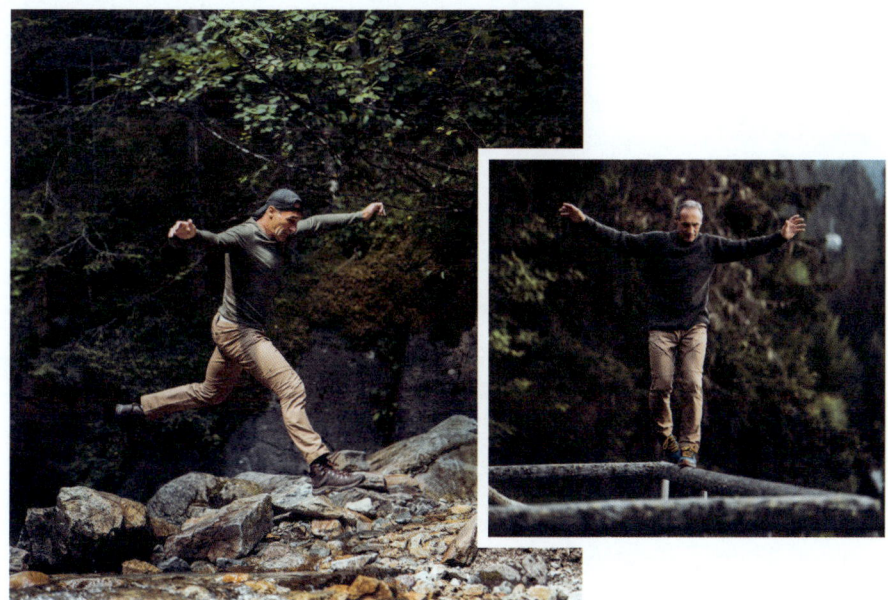

WÄHLEN SIE IHR ÜBUNGSPROGRAMM

Offen gestanden bin ich kein großer Fan von Fitnessstudios. Aber wenn sich eins in Ihrer Nähe befindet und Sie sich dort wohlfühlen, aufgrund der versierten Betreuer und der klugen Ratschläge, die sie Ihnen erteilen, so zögern Sie nicht, es zu besuchen.

Ich bevorzuge Einrichtungen, in denen *CrossFit* praktiziert wird, ein spezielles Kraft- und Konditionierungsprogramm, das in etwa die gleichen Grundsätze verfolgt, nach denen ich arbeite.

Ich selbst war und bin auf solche Studios nicht angewiesen, weil ich fast immer das Glück hatte, auf dem Land zu wohnen. Heute lebe ich in der Schweiz oberhalb des Genfer Sees, inmitten der Weinberge und gegenüber den Französischen Alpen. Also benutze ich, was die Natur mir für meine Vorbereitung zur Verfügung stellt.

Ich laufe und radle im Wald, schwimme in den Wasserläufen, kann vielerorts paddeln oder segeln gehen und im Winter Ski fahren oder mit Schneeschuhen laufen. Die Natur ist zugleich mein Spielplatz, mein Trainingsgelände und das Theater – oder vielmehr der Tempel der Träume –, in dem ich am liebsten voll und ganz aufgehe.

⭐ Memo

Was ist *CrossFit*?

CrossFit ist zunächst einmal der Name einer US-amerikanischen Firma, die das Konzept der »Cross-Fitness« entwickelt hat, ein Trainingsprogramm, bei dem bekannte körperliche und sportliche Aktivitäten miteinander kombiniert werden. Die Anhänger dieser Methode laufen, paddeln, klettern am Seil, springen, benutzen und bewegen schwere Gegenstände des täglichen Lebens, die man praktisch überall findet – Sandsäcke, lange Taue oder Reifen.

Das Ganze ähnelt jener Art von Turnvereinen, die man häufig in Südafrika findet und in denen Improvisation und Recycling aus Geldmangel oberste Priorität haben.

Autofelgen, Radachsen, Zementplatten – alles Mögliche ist geeignet, um daraus Utensilien zu machen, mit denen die Trainierenden ihre Ausdauer, Stärke, Geschmeidigkeit, Leistung, Schnelligkeit, Gelenkigkeit, die Psychomotorik und den Gleichgewichtssinn Ihres Körpers ebenso fördern können wie die gleichsam chirurgische Genauigkeit der Aktionen, die durch solch inspirierende Übungen gewährleistet wird.

So weit sind wir noch nicht, aber wenn es in Ihrer Nähe ein solches Fitnesscenter gibt, dann zögern Sie nicht, es zu besuchen. Sie werden verblüfft sein, was dort mit Ihnen geschieht – und wie viel Spaß Sie dabei haben werden.

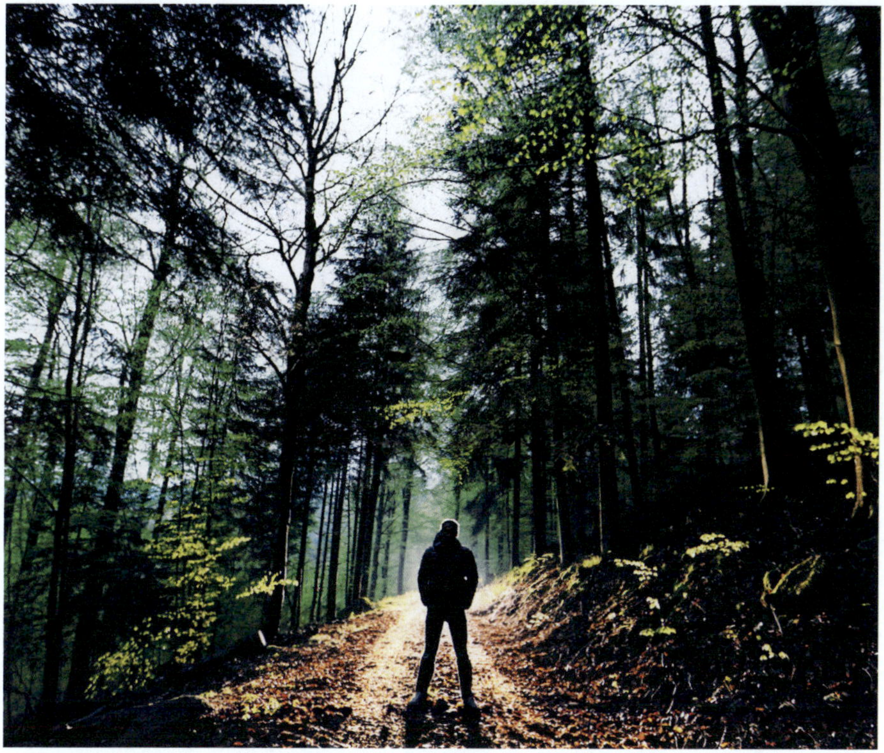

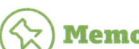 **Memo** ───────────────────────────────

Nutzen Sie Ihre Umgebung

Da es in erster Linie darum geht, alle Möglichkeiten zu nutzen, die uns das Leben bietet, sollten Sie nach Orten im Freien Ausschau halten, an denen Sie trainieren können, egal ob Sie – wie die meisten von uns – in der Stadt wohnen oder das Glück haben, auf dem Land zu leben, nahe einem Wald oder Fluss. In der Stadt sind die öffentlichen Parks oft mit Sportanlagen ausgestattet: Stufen- oder Parallelbarren, Klettergerüste, Hindernisparcours, Hürden und andere Turngeräte sind frei zugänglich. Steht Ihnen diese Art von Ausrüstung nicht zur Verfügung, dann erfüllt es vollkommen seinen Zweck, Treppen auf- und abzusteigen oder Liegestütze auf einer öffentlichen Bank zu machen.

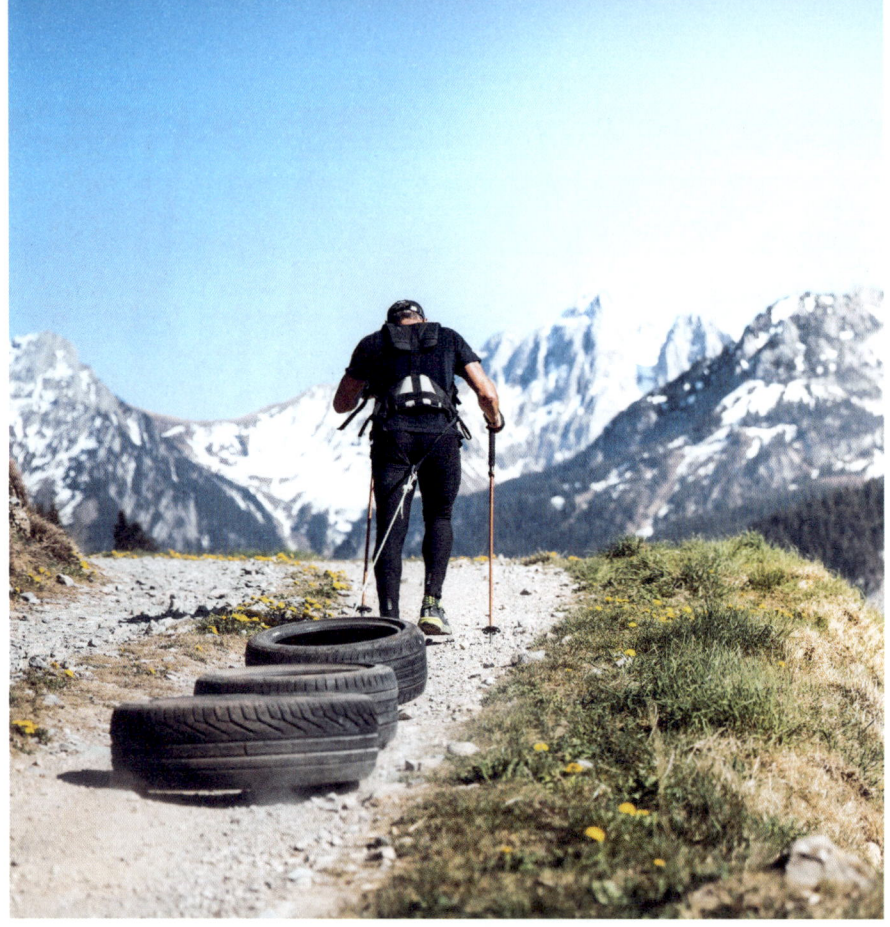

3 Benutzen Sie die Ausrüstung, die Sie zur Hand haben

Ich möchte noch einmal betonen, dass Sie keine gut geölten Geräte, hochwertigen Hanteln, schicken Laufbänder oder was weiß ich brauchen, um Fortschritte zu erzielen. Es genügt, darüber nachzudenken, was Sie bei sich zu Hause haben. Manchmal lässt man sich durch den Gedanken an die Anzahl oder Kosten der Apparaturen entmutigen, die man sich für das Körpertraining angeblich anschaffen muss. Ich hingegen bin der Auffassung, dass sich dafür – mit ein wenig Einfallsreichtum und Geschick – jeder beliebige Alltagsgegenstand (Wasserflaschen, Seile, Stühle …) eignet. Ihre Umgebung ist immer Ihr größter Trumpf. Dank ihrer Vielfalt und ihrer Möglichkeiten sollte die Natur das Fundament Ihrer *Workouts* bilden, damit sie später zum Schauplatz Ihrer Erfolge werden kann.

LASTEN ZIEHEN

Um meinen Körper auf die Überquerung der Pole vorzubereiten – wohl wissend, dass ich dort monatelang einen Schlitten über die holprige Eisfläche ziehen werde –, benutze ich ein Gurtzeug für Bergsteiger sowie ein Surfbrett. Wenn Sie dergleichen nicht haben, können Sie so verfahren, wie ich es anfangs tat. Man nehme zwei Riemen eines Rucksacks, bearbeite sie und passe sie der eigenen Statur an, um die Last nicht nur mit dem Becken, sondern zugleich mit Schultern und Rücken zu ziehen ... Anschließend hole ich aus meiner Werkstatt ein paar alte Autoreifen, binde zwei oder drei aneinander, befestige sie an meinem Gurtzeug und ziehe sie wie einen Schlitten ... Durch die Anstrengung, die ich unternehme, und den Widerstand dieses seltsamen Gespanns aus Reifen wird der Reibungswiderstand des Eises simuliert, den ich mit meinem Schlitten überwinden muss.

Somit kann ich auf dem Weg hinter meinem Haus trainieren, der aufwärts und abwärts führt, und versuchen, einem steinigeren Pfad zu folgen oder gar Treppen hochzusteigen. (Glauben Sie nicht, die Pole seien weitläufige, glatte Flächen, ganz im Gegenteil.) Ihr gesamter Körper wird arbeiten, Ihre Muskeln natürlich, aber auch Ihr Herz und Ihr Geist – je nachdem, wie lange Sie diese Übung fortsetzen, die Herzschlag und Puls beschleunigt.

Vielleicht fühlen Sie sich dann wie ein Nutztier, dessen Arbeit darin besteht, von morgens bis abends einen Pflug zu ziehen. Aber das ist der Sinn der Sache, denn das ist die Realität einer Expedition in der Arktis oder Antarktis ...

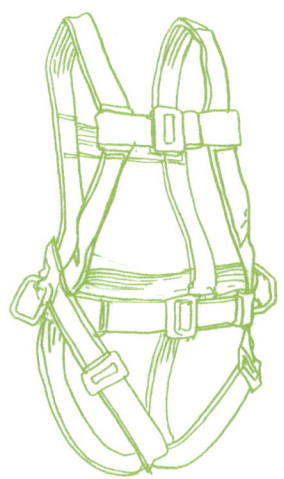

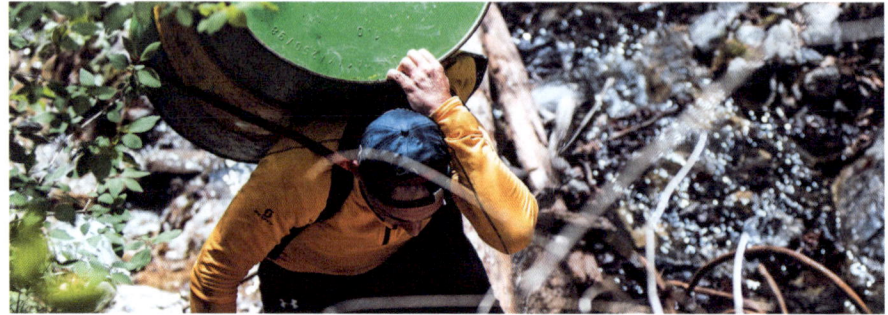

LAUFEN MIT GEWICHTEN

Sie können Ihren Rucksack auch mit Steinen oder vollen Wasserflaschen füllen. Ich selbst benutze vier Kanister mit jeweils zehn Litern, trage also ein Gewicht von gut 40 Kilogramm. Danach gehen Sie wahlweise ein wenig joggen, um an Atmung und Energie zu arbeiten, oder steigen Treppenstufen hoch, wobei Sie bei jedem Aufstieg das Tempo steigern. Nach Beendigung meines *Workouts* leere ich die Kanister und steige mit leerem Rucksack wieder nach unten. Solche Übungen zur Selbstüberwindung, wie mit 50 Kilogramm Gewicht in Form von Kanistern oder eines Zementsacks den ganzen Tag spazieren zu gehen, sind nur ein winziger Teil dessen, was Sie werden tun müssen – aber dank der Gewissheit, dass Sie es schaffen können, werden Sie garantiert schnell Fortschritte erzielen.

⭐ Memo

Schonen Sie Ihre Gesundheit

Ich bin mir bewusst, dass nicht jeder Mensch dazu imstande ist, diese Art von Übungen durchzuführen, daher sollten Sie im Voraus unbedingt Ihren Arzt konsultieren. Wir können zwar alle im Prinzip selbstständig trainieren, uns aber genauso schnell dabei verletzen. Verlieren Sie nie aus dem Auge, dass solche Trainingsformen stets an Ihre körperliche Verfassung und Ihren Gesundheitszustand angepasst werden müssen. Nehmen Sie darauf Rücksicht, wählen Sie Gewichte, die Ihnen entsprechen, und erhöhen Sie diese allmählich. Ist Ihr Rücken anfällig, so ziehen Sie beispielsweise das Schwimmen dem Tragen von Gewichten vor.

SCHWIMMEN IM KALTEN WASSER

Wenn Sie in der Nähe eines Flusses wohnen – und er, was noch besser ist, von einem Berg herabströmt –, so schwimmen Sie darin. Warum bade ich regelmäßig in kaltem Wasser? Weshalb setze ich mich im Winter mit Badehose unter eiskalte Wasserfälle, die nah meinem Haus den Bergspitzen entspringen, um sich dann in den Genfer See zu stürzen? Natürlich, um meinen Körper abzuhärten, aber wie immer auch, um meine Komfortzone zu verlassen.

In einem eiskalten Fluss zu schwimmen oder 20 bis 30 Minuten unter eisigen Kaskaden zu verharren, wie ich es häufig tue, sind ebenfalls Übungen, um »intensiver zu leben«, wie ich sie immer wieder empfehle. Öffnen Sie die Grenzen Ihres Innern, entdecken Sie tief in sich selbst jenen Seelenfunken, der Sie veranlassen wird, das Unmögliche zu verwirklichen. Das ist eine Methode, Ihren Körper vorzubereiten und ebenso Ihren Geist zu stimulieren.

Wenn ich mich am Nordpol befinde und das Packeis unter meinen Füßen bricht oder ich versehentlich in ein Wasserloch stürze, ist das für mich keine neue Empfindung, sondern eine, die ich kenne, weil ich mich dieser Erfahrung vorher bereits ausgesetzt habe. Ich bin nicht überrascht von der Wassertemperatur, denn sie ist mir vertraut, ich habe mich darauf vorbereitet. Indem Sie sich wissentlich in unangenehme Situationen begeben, trainieren Sie Ihren Verstand, nicht in Panik zu geraten, und gewöhnen Ihren Körper daran, nicht in Schockstarre zu verfallen.

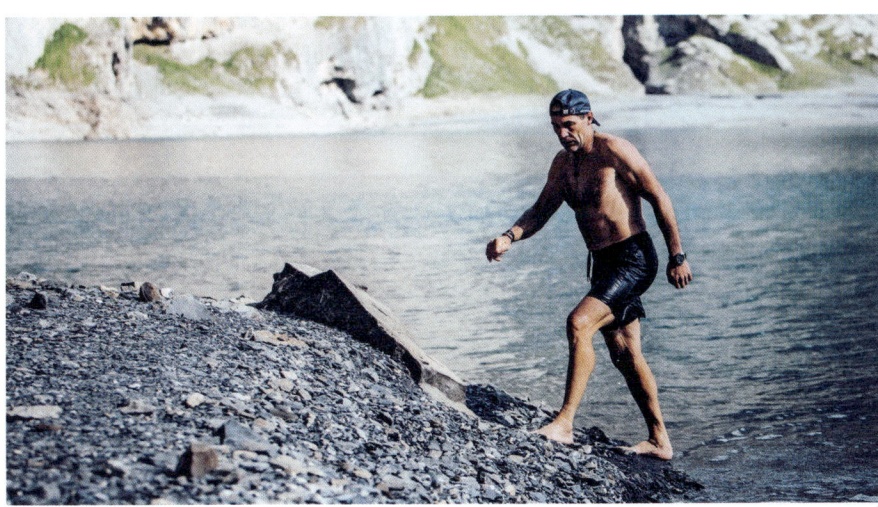

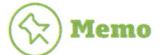

Fühlen Sie sich gut aufgehoben und betreut

Beginnen Sie vielleicht einfach damit, dass Sie im Winter jeden Morgen nach dem Aufwachen eiskalt duschen, um zu sehen, was das bringt. Sprechen Sie darüber mit Ihren Nächsten, und erzählen Sie ihnen auch, welche Trainingsschwerpunkte Sie gesetzt haben, um sich vorzubereiten. Das ist ein wichtiger Rat: Unternehmen Sie niemals etwas ganz allein. Seit über 30 Jahren bin ich als Abenteurer und Forscher ein Einzelgänger, damit aber wohl eher die Ausnahme. Vergessen Sie nie, dass ein Abenteuer oder die Vorbereitung darauf zu mehreren stattfinden kann – und idealerweise auch sollte. Die kollektive Stärke mag sich als großartiges Mittel erweisen, um mangelnde Kampfbereitschaft oder Niedergeschlagenheit zu vermeiden und dem Bedürfnis zu widerstehen, das gesamte Projekt abzubrechen.

Wie dem auch sei, sobald Sie anfangen, etwas schwierigere Übungen durchzuführen, und wenn Sie trotz allem beschlossen haben, allein aufzubrechen, so teilen Sie das den Menschen in Ihrer Nähe mit, informieren Sie sie darüber, was Sie zu tun gedenken. Das ist eine weitere entscheidende Voraussetzung – und zudem eine echte Sicherheit, falls Ihnen jemals etwas zustoßen sollte.

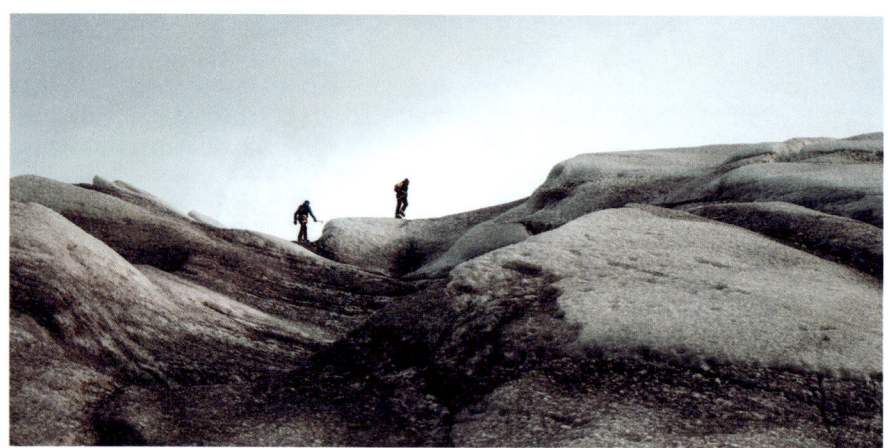

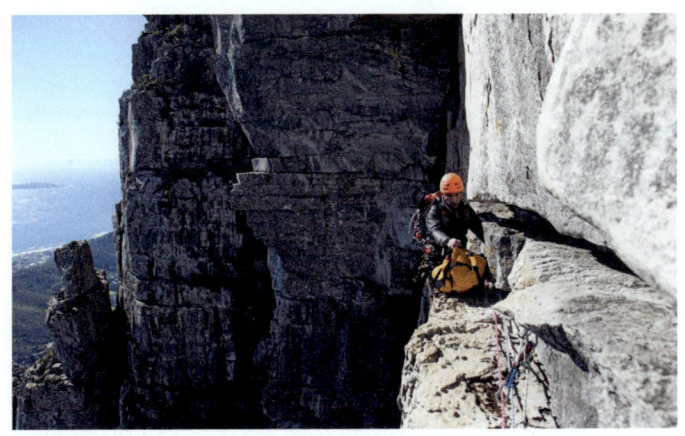

VERBINDEN SIE ANSTRENGUNG UND ÜBERLEBEN

Stellen Sie sich, je näher der Abreisetag rückt, immer anspruchsvolleren Herausforderungen, die Sie zwingen, noch weiter aus Ihrer Komfortzone herauszutreten. Außerdem gibt es noch viele andere Möglichkeiten, als Reifen hinter sich herzuziehen oder in eiskaltem Wasser zu baden. Testen Sie sich selbst, indem Sie einen Unterschlupf bauen und darin eine oder mehrere Nächte verbringen, ein ganzes Wochenende marschieren, ohne anzuhalten, und dann Ihr Zelt fern jeder Wohngegend errichten, stundenlang im herbstlich-kalten Dauerregen Fahrrad fahren, stets konzentriert, um die Schönheit der Landschaft wahrzunehmen oder eine geeignete Stelle für Ihr Lager zu entdecken.

Es geht darum, unter zunehmend größeren Einschränkungen jeweils andere Übungen auszuführen und hierbei zu lernen, die eigenen Grenzen weiter hinauszuschieben. *Learning by doing* sagt man im Englischen, eine Redensart, die in verkürzter Form die Sache auf den Punkt bringt: Man lernt etwas am besten, indem man es tut.

> *Wenn Sie wirklich zum Abenteurer werden möchten, so lernen Sie, über sich hinauszuwachsen. Stellen Sie sich Ihren Abneigungen, unternehmen Sie Dinge, die Sie nicht mögen oder lieber nicht tun würden.*

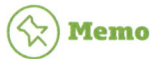 **Memo**

Strenge Disziplin muss nicht Entbehrung bedeuten

Zwischendurch – und nur, wenn Sie gut gearbeitet haben – können Sie den folgenden Abschnitt lesen; ein kleines Geheimnis, das unter uns bleiben muss …

Auch ich möchte das Leben genießen. Obwohl ich Ihnen zu Beginn dieses Kapitels nahegelegt habe, genau darauf zu achten, was Sie essen oder trinken, lebe ich nicht unter ständigen Entbehrungen und in dauernder Enthaltsamkeit. Selbst während der Vorbereitung auf eine Expedition kommt es vor, dass ich köstliche Mahlzeiten mit meiner Familie oder meinen Freunden teile, und nie würde ich Nein sagen zu einem guten Glas Wein, ob Jahrgangswein oder nicht, der mein Käsefondue oder mein blutiges Rindersteak begleitet. Trotz der damit verbundenen Einschränkungen muss das Training ein Vergnügen bleiben und darf nicht zu einer Strafe werden. All das wird sich eines Tages auszahlen!

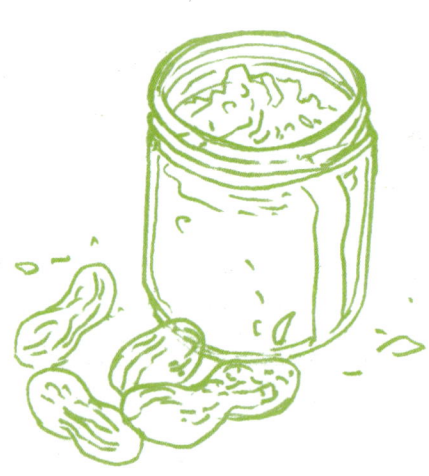

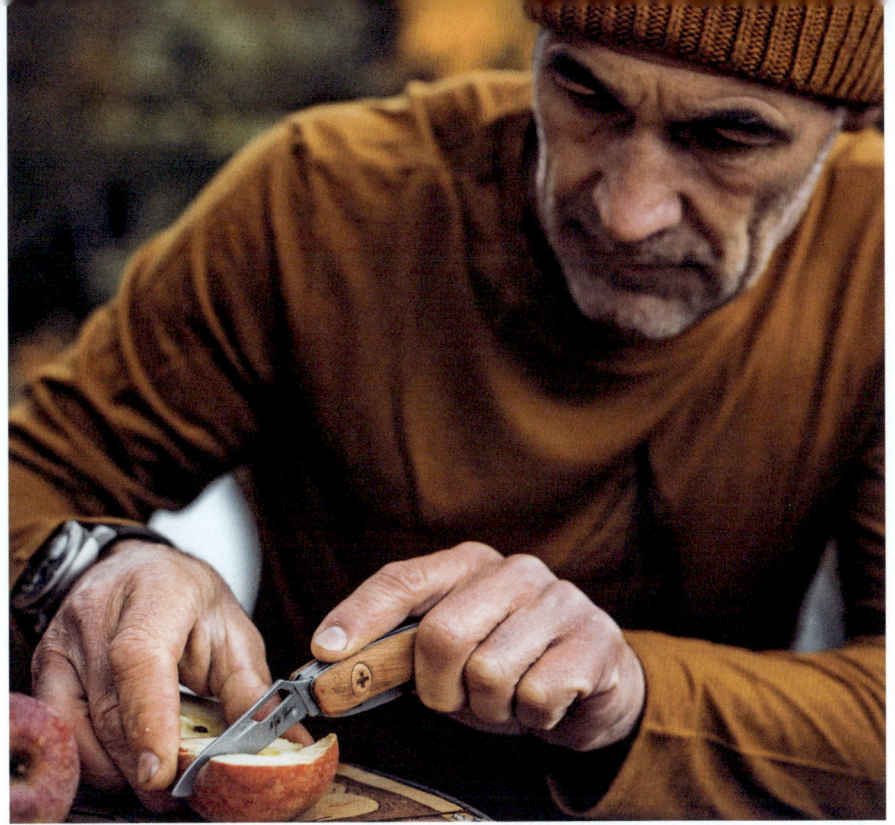

4 Die eigene Nährstoffzufuhr anpassen

Seinen Körper vorbereiten bedeutet nicht nur, gezielt Muskeln, Herz–Kreislauf-System und Beweglichkeit zu trainieren. Eine Abenteuerreise in die Ferne und von langer Dauer erfordert auch, den eigenen Stoffwechsel in Form zu bringen oder zu verändern, damit man unterwegs anders als gewohnt funktionieren kann, zumal während einer Expedition zu den Polen oder ins Hochgebirge, wo die Temperaturen weit unter null liegen. Bei einer solchen Unternehmung kann ich fünf Tage lang ohne Essen auskommen, zehn Tage sogar, wenn ich etwas zu trinken habe. Mir geht es großartig, denn ich weiß, dass mein Körper sich selbst ernährt. Die Leute denken, dass sie Hunger verspüren, wenn ihr Magen leer ist. In Wirklichkeit verhält es sich ganz anders. Ich kann Ihnen versichern: Ja, der Magen ist leer, weil er nicht seine tägliche Essensmenge erhalten hat, aber im Innern des Körpers sind noch genügend Nährstoffe vorhanden. Ebendeshalb braucht man sich keine Sorgen zu machen.

VERVIELFACHEN SIE IHRE KALORIENZUFUHR

Der Wissenschaft zufolge sollte ein Erwachsener in seinem Alltagsleben zwischen 2000 und 3000 Kalorien täglich zu sich nehmen. Das ist schon ziemlich viel, aber bekanntlich nicht genug, wenn Sie sich auf den Wegen, die Sie wählen werden, fast wie ein Verrückter ins Zeug legen.

Während ich auf Polarexpedition bin und mich beträchtlich verausgabe, brauche ich mindestens zwischen 6000 und 8000 Kalorien pro Tag, ja bis zu 12000 in extremer Kälte an den Grenzen der Welt. Auch deshalb muss man vor dem Aufbruch trainieren. Falls Sie sich von Anfang an nicht richtig vorbereiten und nicht genauso viele Kalorien einnehmen, wie Sie später täglich verbrennen, werden Sie es nicht schaffen. Nachdem Sie Ihre üblichen 2000 oder 3000 Kalorien verzehrt haben, können Sie nichts mehr essen. Daher muss der Magen ebenfalls in Form gebracht werden, um die großen, bei Ihrer Expedition notwendigen Nahrungsmengen zu absorbieren. Insbesondere muss er lernen, zwei- oder gar dreimal mehr Kalorien zu empfangen und zu verarbeiten, als Sie ihm im »normalen« Leben zugestehen – noch dazu in Form von Lebensmitteln, die er nicht immer gewohnt ist. Wenn ich etwa in eisigen Breitengraden unterwegs bin, trinke ich ungefähr einen halben Liter Olivenöl am Tag, weil es flüssig ist und reichlich Fett enthält. Davon kann ich große Mengen mitnehmen und sie mit dem übrigen Gepäck auf ein oder zwei Schlitten hinter mir herziehen.

 Memo

Holen Sie den Rat von Experten ein

Durch die oben beschriebene Vorgehensweise können Sie Ihre Grenzen noch weiter verschieben. Andernfalls wird es Ihnen schwerfallen, sie zu überwinden. Aber auch dies – ich werde nicht müde, es zu wiederholen – erfordert Übung, Training und Disziplin ... Zudem ist es überaus wichtig, im Voraus den Rat eines oder mehrerer Experten einzuholen, unter Aufsicht und nach Plan eine Diät zu machen oder Muskelmasse aufzubauen und damit jedes Risiko einer Mangelerscheinung oder Störung im Ernährungsverhalten zu vermeiden.

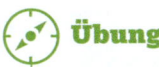

Übung

Bereiten Sie Ihren Magen vor

Eine Expedition geht oft mit extremen Situationen einher. Daher werden Sie mit hoher Wahrscheinlichkeit irgendwann entweder über zu wenig Nahrung verfügen oder, im Gegenteil, überdurchschnittliche Mengen davon zu sich nehmen müssen, um in der für Sie ungewohnten Umgebung zu überleben. Solche Grenzerfahrungen lassen sich nur bewältigen, wenn man vorbereitet ist und somit böse Überraschungen vermeidet. Es ist zwingend notwendig, die Fähigkeiten des eigenen Körpers zu kennen – also genau zu wissen, wie viel Nahrung Sie maximal verzehren und wie lange Sie ohne jede Nahrung durchhalten können. Natürlich geht es nicht darum, Hunger zu leiden, sondern darum, derartige Empfindungen näher zu untersuchen, sodass sie Ihnen zu gegebener Zeit vertraut sind. Probieren Sie aus, einige Tage zu fasten, um dieses neue Gefühl bewusst wahrzunehmen. Üben Sie außerdem, sich in der gleichen Weise zu ernähren, wie Sie es während der Expedition tun werden. Entscheidend ist, eine möglichst vielseitige und reichhaltige Ernährung beizubehalten. Gewöhnen Sie sich auch an, nach einer üppigen Mahlzeit intensive Anstrengungen zu unternehmen. Absolvieren Sie ein Lauftraining, legen Sie auf dem Fahrrad etwa 100 Kilometer zurück, oder paddeln Sie kraftvoll ein paar Stunden lang. Das mag einer Art Folter gleichen, doch Sie sollten einfach lernen, Tätigkeiten zu schätzen, die Sie in Ihrem Alltag vielleicht hassen würden. So bringen Sie das grenzenlose Potenzial ans Licht, das der menschliche Körper Ihnen bietet.

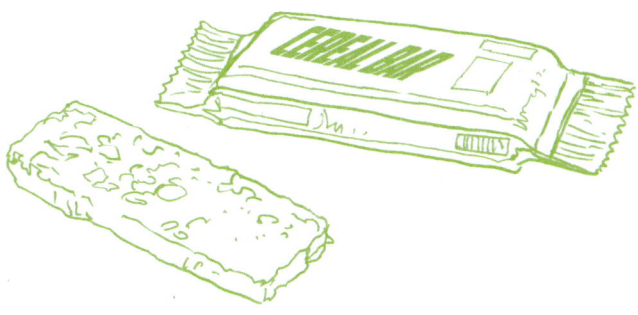

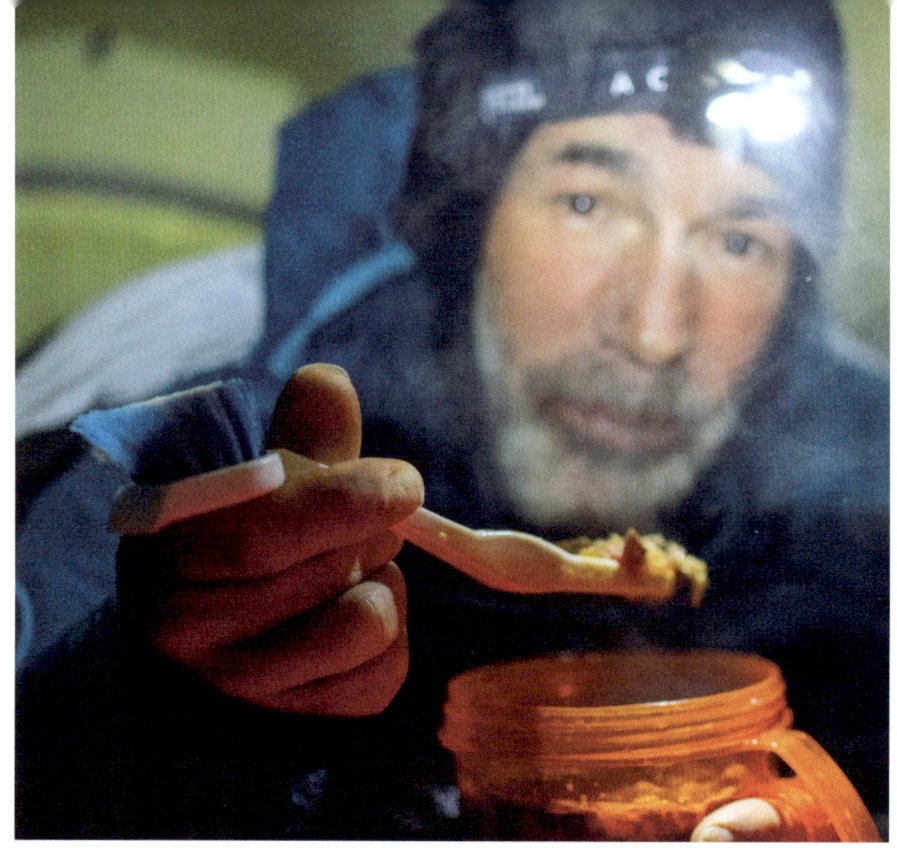

5 Über die eigene Ernährung nachdenken

Fett oder, falls Sie diesen Ausdruck nicht mögen, Masse zuzulegen und den Körper mit neuen Erfahrungen vertraut zu machen, ist Teil der Vorbereitungsphase. Aber angesichts eines bevorstehenden Abenteuers muss ich überdies meine Ernährung in der Fremde planen. Inzwischen habe ich mir bestimmte Gewohnheiten angeeignet, zumal wenn ich weiß, dass ich unter extremen Bedingungen leben werde. Zunächst berechne ich, was und wie viel ich mitnehmen muss, wobei für alle Fälle immer Vorräte für fünf bis sechs weitere Tage pro Monat hinzukommen ... Das habe ich nie bereut, obwohl – darin liegt das Paradox – die größere Nahrungsmenge das Gesamtgewicht der Ladung erhöht und damit auch meine Anstrengungen, sie zu befördern, weshalb ich wiederum mehr Kalorien verbrauche ... Ich würde hier allerdings nicht von einem Teufelskreis sprechen, denn in den Eiswüsten existiert nichts Böses!

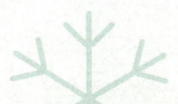

VERWALTEN SIE IHRE RESSOURCEN

Darüber hinaus werden Sie lernen müssen, wie Sie tagtäglich Ihre Nahrungszufuhr regeln. Ich bereite immer Rationen für jeweils 24 Stunden vor, egal ob ich allein aufbreche oder zu zweit wie mit Børge Ousland, als wir den Nordpol zu nächtlicher Stunde überquert haben. Aber manchmal hat uns das nicht gereicht – die Nahrung wurde ebenso knapp wie der Brennstoff. Was haben wir also getan? Wir haben erst einmal geteilt, was uns noch zur Verfügung stand. Darauf hatten wir uns vorbereitet, und selbst wenn dem nicht so gewesen wäre, wären wir schnell auf diese Lösung gekommen. Denn es war die einzige Möglichkeit, um uns eine kleine Hoffnung auf einen Ausweg aus dieser misslichen Lage zu bewahren.

Wir hatten fünf Rationen – die übliche Anzahl – für 24 Stunden vorgesehen: je zwei warme Mahlzeiten, eine morgens und eine abends, sowie Snacks – Körner, Nüsse, Schokolade und Kakaobutter – für den Rest des Tages. Doch während unseres Vormarsches aßen wir nur halb so viel, verzehrten demnach lediglich die Hälfte der Nährstoffe, die notwendig waren, um uns voranzubringen. Was ging da vor sich? Wir sparten zwar Nahrung ein, dafür machte sich aber die Erschöpfung umso schrecklicher bemerkbar, je weiter wir unseren Weg fortsetzten. Unsere Körper hatten großen Hunger, und wir zwangen uns, sie nur mit der Hälfte dessen zu versorgen, was sie benötigten! Würden wir in dieser Weise fortfahren, kämen wir um vor Erschöpfung – mit genügend Nahrung auf unseren Schlitten ... Mir schien, als wären wir verrückt geworden!

Als wir darüber diskutierten, konnte ich meinen Standpunkt durchsetzen. Ich sagte zu Børge, dass wir zwar in der Bredouille steckten, aber trotzdem doppelt so viel essen müssten, denn jetzt bräuchten wir vor allem Kraft, wenn wir unser Ziel erreichen wollten ... Mein Kamerad pflichtete mir bei, und so brachten wir die Sache zu Ende, wenn auch mehr schlecht als recht.

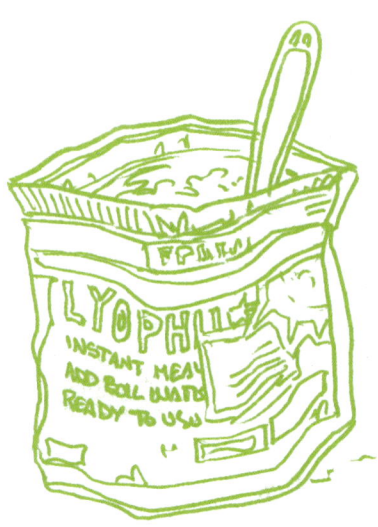

Rationieren Sie Ihre Mahlzeiten

Bevor Sie zu der geplanten Expedition aufbrechen, sollten Sie lernen, sich so zu ernähren, als wären Sie bereits unterwegs. Denn Ernährung kann schnell zu einer Obsession werden. Sie müssen sich dazu durchringen, Ihre Mahlzeiten ebenso abwechslungsreich wie ausgewogen zu gestalten, insbesondere aber Ihre täglichen Rationen zu kalkulieren. Damit haben Sie die Gewissheit, dass Ihnen während der gesamten voraussichtlichen Dauer des Unternehmens nichts fehlen wird. Zumindest im Normalfall. Also eine gute warme Mahlzeit morgens, eine weitere abends, Aktivität tagsüber, möglichst ohne länger stehen zu bleiben, nur kurze Pausen, in denen Sie Snacks zu sich nehmen – kalorienreiche Lebensmittel wie Macadamianüsse, Schokolade, Müsliriegel, Trockenfisch, kandierte Früchte ... Vergessen Sie Regeln wie: erst salzig, dann süß. Sie können abwechseln, zerkleinern und vermischen. Sobald Sie in der rauen Wirklichkeit angekommen sind, werden Sie merken, dass Ihnen nicht immer die Zeit bleibt, wählerisch zu sein. »Abenteuer« ist nicht der Name eines Restaurants, in dem Sie sich unbeschwert an einen Tisch setzen.

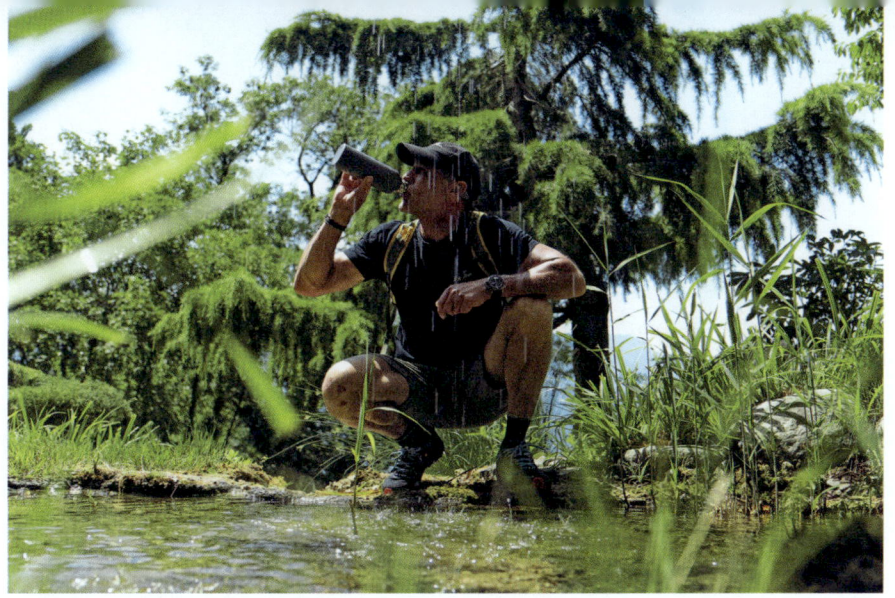

6 Die Flüssigkeitszufuhr, eine wesentliche Konstante

Unnötig, daran zu erinnern: Wir alle wissen, dass Wasser auf unserem guten, alten Planeten lebenswichtig ist. Vergessen Sie nicht, dass unser Körper zu über 65 Prozent aus dieser erstaunlichen Flüssigkeit besteht und dass wir an einem normalen Tag bis zu drei Liter davon verlieren können, in einem Regenwald oder einer Sandwüste aber weitaus mehr. Eine genauere Menge kann ich nicht angeben, weil es mir während all meiner Forschungsreisen immer ein Rätsel blieb, wie viele Liter Schweiß verdunstet sind ... Wenn man nichts Essbares findet, ist es wichtig, ständig zu trinken, damit man genügend Energie besitzt, um den ganzen Tag durchzuhalten. Angesichts von Temperaturen um 35 Grad Celsius und einer Luftfeuchtigkeit von 100 Prozent schwitzt der Körper sofort ... Dieses Wasser muss ersetzt werden. Das ist die erste Herausforderung. Außerdem sollte man sich darüber im Klaren sein, dass in unserem Körper permanent ein Kreislauf mit einem klar festgelegtem Rhythmus aktiv ist: Praktisch das gesamte dort zirkulierende Wasser erneuert sich etwa alle 50 Tage. Mangelt es uns an Flüssigkeit, um diese Funktionsfähigkeit zu gewährleisten, können sich die Auswirkungen schnell bemerkbar machen. Unsere Leistung lässt nach, ebenso unser Wohlgefühl, welches bei den Projekten, die wir verwirklichen wollen, jedoch ohnehin kaum eine Rolle spielt. Auch unsere Stimmung ist unvorhersehbaren Schwankungen unterworfen. All das nur, weil es uns an Wasser mangelt!

DEN EIGENEN FLÜSSIGKEITSHAUSHALT AUFRECHTERHALTEN

Um Sie auch in dieser Hinsicht vorzubereiten, könnten meine Ratschläge nicht einfacher sein, und vielleicht beherzigen Sie sie ja schon. Von morgens an gibt es nichts Gesünderes, als ein Glas Wasser zu trinken, um den Organismus von den während der Nacht angesammelten Giftstoffen zu reinigen. Gleichzeitig ist es eine Art Signal, um ihn langsam »in Gang zu bringen«.

Trinken, bevor man Durst hat, lautet die zweite Regel, an die sich vor allem Hochleistungssportler halten – etwa Radrennfahrer oder Tennisspieler –, die so die allgemein bekannte und oft verhängnisvolle »Dehydration« vermeiden, wenn das Ende einer Etappe naht oder ein Match in den fünften Satz geht. Idealerweise nimmt man täglich zwei bis drei Liter Wasser oder andere Flüssigkeit zu sich (Säfte, Bouillons, warme Getränke). Ebenfalls nicht zu vergessen: Während *jeder* körperlichen oder geistigen Anstrengung muss Flüssigkeit zugeführt werden, noch bevor sich das Durstgefühl einstellt. Man sollte sich also angewöhnen, seinen Durst regelmäßig den ganzen Tag über zu stillen.

Lernen Sie außerdem, die Flüssigkeitszufuhr an die von Ihnen unternommenen Aktivitäten anzupassen. Es ist allgemein bekannt, dass durch Schwitzen verdunstetes Wasser ersetzt werden muss, um dem Risiko der erwähnten Dehydration vorzubeugen. Damit ein Athlet, der 70 Kilogramm wiegt, Durst bekommt, muss er bereits 1,5 Liter Wasser verloren haben. Medizinern zufolge nehmen seine Leistungen unterdessen um bis zu 20 Prozent ab. Leider kommt dann ein weiterer Faktor hinzu, der wiederum die Rehydration begrenzt. Unser Darm kann pro Stunde nur etwa einen Liter absorbieren. Machen Sie sich also deutlich – denn das betrifft zwangsläufig auch Sie –, dass die sachgemäße Flüssigkeitszufuhr drei Stunden vor einer sportlichen Betätigung beginnen muss. Und sollten Sie zu einem Intensivtraining aufbrechen, denken Sie daran, in jeder Übungsstunde einen Liter Wasser zusätzlich zu trinken. Während der anschließenden Erholungsphase trinken Sie übrigens bevorzugt stark mineralisiertes Wasser und Kraftbrühen, am besten aus biologischem Anbau, selbst wenn es fraglich ist, ob Sie dergleichen auf einer Expedition finden.

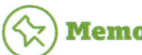 **Memo**

Ermitteln Sie Ihren Flüssigkeitsbedarf

Ein kleiner, aber wichtiger Rat: Seien Sie sich stets bewusst, *was* Sie trinken. Unterwegs werden Sie des Öfteren feststellen, dass Wasser nicht immer leicht zu finden ist. Und wenn doch, dann ist es nicht unbedingt von besonderer Reinheit, enthält vielleicht sogar Schadstoffe, die Sie durchaus lahmlegen können. Wenn Sie unter Bluthochdruck oder Niereninsuffizienz leiden, was ich Ihnen nicht wünsche, meiden Sie Mineralwasser mit einem hohen Prozentsatz an Mineralsalzen.

Nehmen Sie bei Hitze keine zu kühlen oder eiskalten Flüssigkeiten zu sich, denn diese können Verdauungsstörungen hervorrufen. Außerdem löschen sie den Durst nicht so wirksam wie warme Getränke. Überhaupt sollten Sie Letztere bevorzugen, da diese Ihre Körpertemperatur aufrechterhalten und Sie dadurch weniger zum Schwitzen bringen.

Schließlich sollten Sie, wenn es Ihnen möglich ist – ich selbst habe es mir inzwischen angewöhnt –, Farbe und Geruch Ihrer Harnausscheidungen zu differenzieren wissen. Sie können nämlich perfekte Indikatoren für eine richtige oder falsche Hydratation sein. Ein durchsichtig gelber Urin zeigt an, dass Sie Ihre Sache gut machen. Hat er eine leicht dunklere Tönung, ist das immer noch normal, deutet aber auf etwas zu viel Urobolin hin, jenes Pigment, das ihm seine Farbe verleiht. Ein großes Glas Wasser wäre ratsam. Weist Ihr gelber Urin wiederum eine mehr oder weniger starke Trübung auf, mag dies auf eine Harnwegsinfektion hinweisen. Seine völlige Durchsichtigkeit hingegen kann ein Zeichen dafür sein, dass Sie ein bisschen zu viel Wasser trinken.

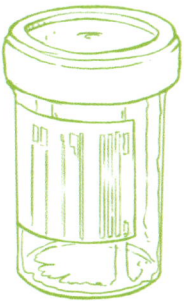

Übung

Trinken Sie strategisch

Lernen Sie, viel zu trinken, ja einige Liter Flüssigkeit am Tag. Dann werden Sie alle zwei Stunden den Drang verspüren, Wasser zu lassen. Für diejenigen, die noch weiter gehen möchten: Probieren Sie aus, das auch nachts zu tun. Gehen Sie zu Bett, und halten Sie eine leere Flasche griffbereit – oder eine Urinflasche, wenn Sie weiblichen Geschlechts sind. Sobald sich das Bedürfnis bemerkbar macht, entleeren Sie Ihre Harnblase. Sie können den Urin sogar noch eine Weile aufbewahren. Sobald die Flasche oder das Behältnis verschlossen ist, spüren Sie die davon ausstrahlende Wärme – und ahnen, wie nützlich sie in einem Zelt sein kann, in dem bis zu minus 40 Grad Celsius herrschen. Der Urin verlässt den Körper mit 37 Grad, während Sie versuchen, sich in einem Schlafsack aufzuwärmen, in dem die Temperatur minus 18 Grad beträgt. Der Wärmeeffekt ist außerordentlich, das kann ich Ihnen aus Erfahrung bestätigen …

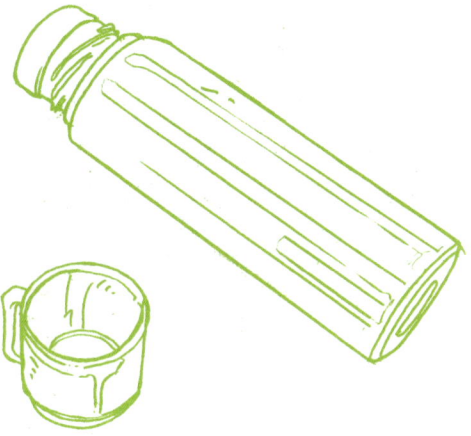

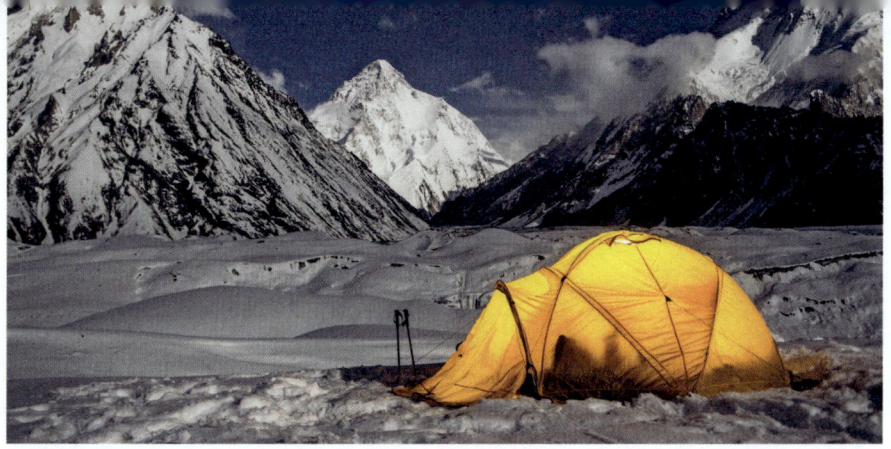

7 Den eigenen Schlaf beeinflussen

Diejenigen, die allein aufs Meer hinausfahren, um die Welt zu umrunden, sind zweifellos am besten in der Lage, Schlaf zu finden, wann immer sie wollen. Vor allem nutzen sie den Tiefschlaf aus, der dem Körper ermöglicht, sich zu regenerieren. An der Küste haben sie gelernt, kleine Nickerchen von etwa 20 Minuten auf dem Boot zu machen, während es übers Wasser gleitet. Der Skipper nimmt den Wellengang wahr, die Geräusche, die Schläge gegen die Bootswand und bedient sich ihrer, um seine inneren Batterien aufzuladen.

Schlafen heißt nicht nur, auf einem Bett zu liegen, die Augen zu schließen und darauf zu warten, dass Morpheus einen umfängt, ohne einen Augenblick daran zu denken, dass ringsum das Leben weitergeht. Also musste ich mir beibringen, mich mental und physisch auszuruhen, zugleich aber den Körper in Alarmbereitschaft halten, so als würde ich die Ruhezeit der realen Zeit stehlen.

Um sich an eine fremde, oft feindliche Umgebung zu gewöhnen, darf man, wie sonst auch, nichts überstürzen. Der Weg zum Erfolg beginnt am ersten Tag. Man muss sich immer wieder schonen. Der Schlaf ist entscheidend, wenn man – zumal als Anfänger – auf einer Expedition durchhalten will.

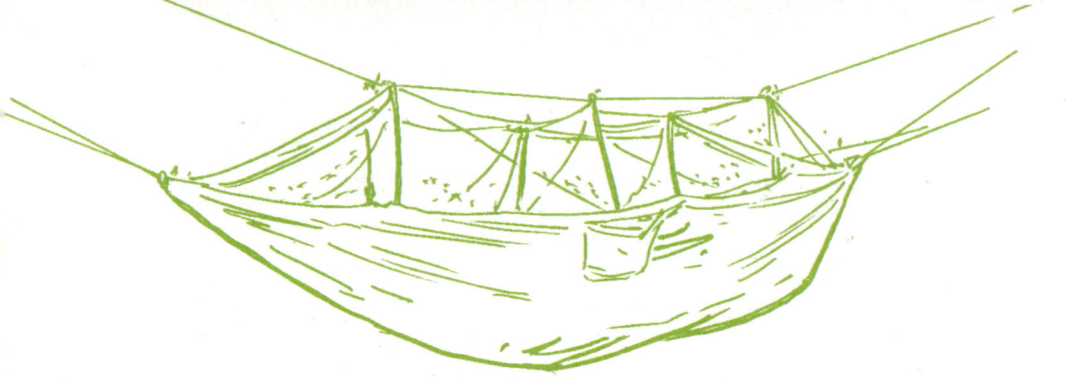

REGULIEREN SIE IHREN BIORHYTHMUS

Im Allgemeinen versuche ich täglich fünf Stunden zu schlafen. Das ist für jemanden wie mich die ideale Schlafdauer, aber wenig für Leute, die es nicht gewohnt sind, langfristig ein bestimmtes Projekt zu verfolgen. Wer sich in ein wie immer geartetes Abenteuer stürzt, braucht nachts mindestens sechs bis acht Stunden Schlaf. Nur so kann man seine Kräfte wiederherstellen. Man sollte also nicht weniger schlafen, nur weil man glaubt, die dadurch gewonnene Zeit nutzen zu können, um weiter voranzukommen. Mangelt es Ihnen an Schlaf, wird der ganze Körper es spüren und Sie langsamer voranbringen als gedacht. Dagegen macht eine zusätzliche Stunde Schlaf einen großen Unterschied aus.

Wenn ich normalerweise in ruhigem Tempo 20 Kilometer pro Tag schaffe, kann ich diese Strecke mit einer weiteren Stunde Schlaf verlängern. Selbst in eisiger Kälte bin ich dann fähig, bis zu 30 Kilometer zurückzulegen. Hinsichtlich solcher Extrembedingungen habe ich meine eigenen Regeln entsprechend der Außentemperatur festgelegt: Bei minus 40 Grad Celsius schlafe ich jeweils fünf Stunden, weil währenddessen 2000 Kalorien verbrannt werden. Herrschen minus 50 Grad, schlafe ich lediglich vier Stunden, um die gleiche Kalorienmenge zu verbrauchen.

Allerdings spreche ich hier als professioneller Abenteurer, der eng vertraut ist mit einem Leben, das ständig der Anpassung bedarf. Für einen Anfänger wiederum ist es am ratsamsten, erst einmal ungestört zu schlafen und eine ganze Weile aufmerksam den Botschaften zu lauschen, die der Körper einem übermittelt. Und auszunutzen, dass man im Zustand mentaler oder physischer Erschöpfung sowie bei Windstößen, Stürmen und heiklen Situationen im Zelt bleiben kann. Sie können dort wie gewohnt schlafen und neue Energie schöpfen. Seien Sie versichert: Ich weiß, wovon ich spreche.

Nutzen Sie die Momente der Ruhe

Wohlgemerkt: Wenn ich solche Wörter wie »Abenteuer« oder »Expedition« verwende, sollte man sich stets vergegenwärtigen, dass damit nicht ausschließlich die schwierigen Phasen oder verzwickten Situationen gemeint sind, von denen so häufig die Rede ist. Ich leide nicht unablässig, sondern erlebe oft sogar angenehmere Augenblicke als viele andere Menschen. Solche Momente, in denen einem das Leben fast leicht erscheint, muss man nutzen, um zur Ruhe zu kommen. Das ist einfach, es genügt sich hinzulegen, tief durchzuatmen, sich mit der ringsum schwebenden Energie aufzuladen, die Wolken zu betrachten, die dahinziehen und beinah lebendig wirken, sich ergreifen zu lassen vom Spiel der Schönheit und Erhabenheit der Natur.

Manchmal fragen mich die Leute, denen ich begegne, warum ich das alles mache, welches Vergnügen es mir bereite. Ich weiß nicht, ob meine Antwort ihre Erwartung erfüllt, aber ich sage ihnen schlichtweg, dass ich in der Ferne, in die ich aufgebrochen bin, die schönsten Orte der Welt gesehen habe – und dass mein Gemüt oder mein Geist eben darauf ausgerichtet ist, die Schönheit zu entdecken, wo immer sie sich finden lässt. Allein das lohnt die unternommenen Anstrengungen.

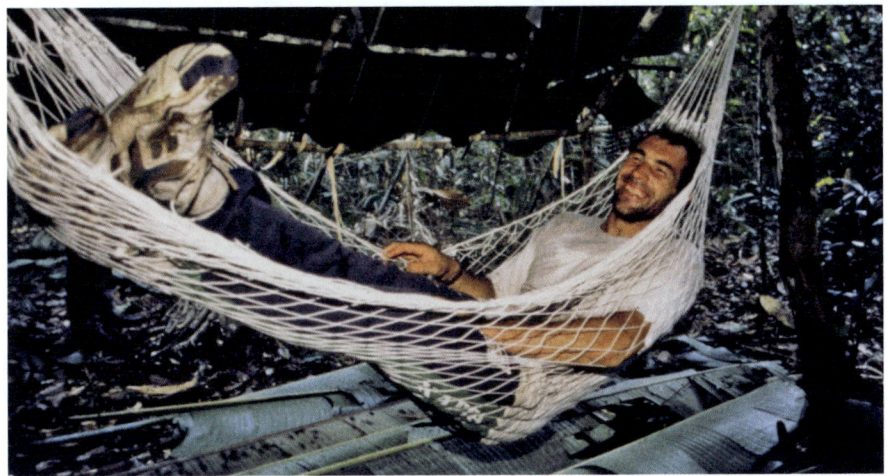

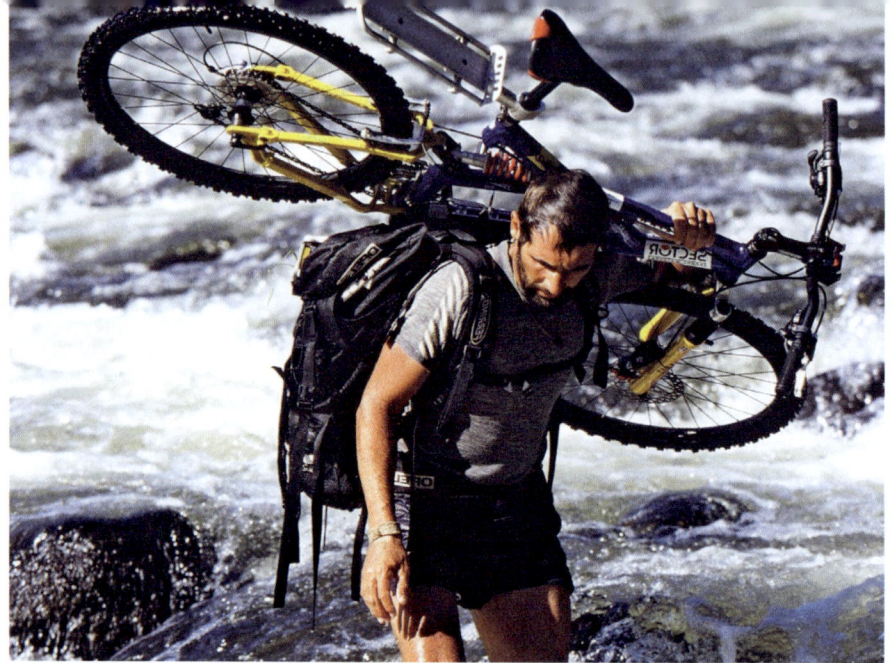

8 Mit Entschlossenheit die inneren Kraftquellen ausschöpfen

Die Kraft bildet eine entscheidende Quelle, und sie ist es, die immer wieder dazu antreibt, über sich selbst, ja sogar über die eigenen Träume hinauszuwachsen. Doch bisweilen überschattet die Erschöpfung jene Stärken, die allen Menschen innewohnen, verleitet uns dazu, die Zügel erst einmal schleifen zu lassen – und schließlich zu glauben, das Ende sei nah.

Gewiss, wir sind nicht unzerstörbar, vor allem ich bin es nicht. Daher versuche ich bei jeder Unternehmung das richtige Gleichgewicht zwischen physischer und mentaler Erschöpfung zu finden. Wenn ich leide, überzeuge ich mich davon, dass das Glas weder zur Hälfte leer noch voll ist, sondern so, wie ich es betrachte. Diese Einstellung kennzeichnet den Unterschied zwischen dem Pessimisten beziehungsweise Optimisten und mir, dem Realisten ... Jedenfalls halte ich mir vor Augen, dass jenes Glas solide genug ist, um nicht zu zerbrechen, dass also der Lebensatem, der mich vom Tod trennt, nicht erlöschen wird. Denn im Laufe meiner Abenteuer war ich schon mehrmals nahe daran, meinen letzten Atemzug zu tun – und zwar aus verschiedensten Gründen: Fast wurde ich von einem Erschießungskommando hingerichtet, das Packeis brach unter meinen Füßen, Lawinen haben mich gestreift, Schlangen mich gebissen, unter Wasser bin ich riesigen Krokodilen begegnet, Eisbären strichen um mein Zelt herum ...

„Ich musste nur die richtige Balance finden zwischen der aufgewandten Energie, die mich vorantrieb, und jenen Kräften, die ich mir bewahrte, damit das Abenteuer weitergehen konnte.

DIE BEDEUTUNG DER SELBSTERKENNTNIS

Wo auf der Welt ich auch bin – ich muss unbedingt bei Kräften bleiben. Das Abenteuer, die Forschungsreise oder die Expedition gestatten keinen Stillstand. Stehen bleiben heißt aufgeben, sich dem Sterben überlassen. Daher habe ich gelernt, die Erschöpfung, die zu große Kälte, die zu große Hitze gleichmütig zu ertragen. Ich behaupte nicht, ein Experte der Berge, der Polarregionen, der Wüsten oder der Tundren zu sein, aber ich kenne mich selbst und versuche, stets der Gleiche zu bleiben. Ich kenne auch meine Grenzen, und wenn ich aufbreche, dann mit ihnen. Ich weiß, wann ich müde bin, wann mir kalt ist, wann es schwierig wird. Es nutzt mir nichts, zu klagen oder zu jammern, denn ich habe beschlossen, das zu tun, was ich tue.

Selbst auf Expedition mit einem Weggefährten weiß ich, sobald ich müde und hungrig bin, dass es ihm genauso ergeht wie mir. Was also würde es bringen, ein Lamento anzustimmen?

Das Überleben lernt man zuallererst durch sich selbst sowie durch die Erfahrung von Situationen, die einen an die eigenen Grenzen bringen und offenbaren, wer man eigentlich ist. Ebendeshalb wird das jeweilige Terrain immer Ihr erster Lehrmeister sein. Das unmittelbare Erlebnis wird Ihnen zeigen, welche Fähigkeit Sie besitzen, mit dem Unerwarteten, Überraschenden, Gefährlichen fertigzuwerden. Folglich werden Sie über sich selbst viel mehr erfahren, als es in Ihrer Vorstellung möglich scheint. Und indem Sie unter solchen Umständen Ihre Reaktionen genau kennenlernen, können Sie sich innerlich vorbereiten und beim nächsten Mal umso besser zurechtkommen.

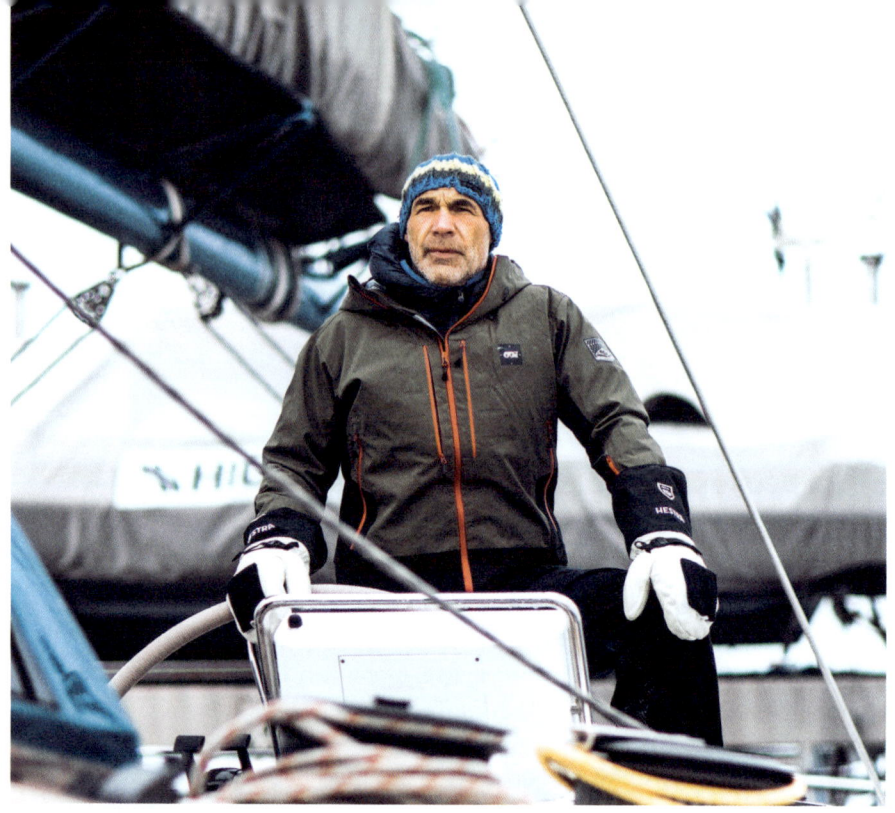

9 Sich auf die ersten Tage vorbereiten

Trotz der vielen Anstrengungen, die Sie seit Wochen oder gar Monaten unternommen haben, um Spitzenleistungen zu erzielen, können Sie zu Beginn der Expedition zweifellos noch nicht in Höchstform sein. Die Länge der geplanten Reise, der Stress vor der Abfahrt, unterwegs dann die ersten melancholisch verbrachten Nächte, im Kopf die Frage: Werde ich es schaffen oder nicht? – all das wird zwangsläufig Ihr seelisches und körperliches Gleichgewicht beeinträchtigen. Seien Sie also nicht überrascht, wenn Sie an einigen Tagen ein Gefühl von Erschöpfung oder Verdrossenheit empfinden. Keine Sorge, dieses Unwohlsein ist normal, einfach deshalb, weil die Umgebung, in der Sie sich fortbewegen werden, Ihnen nicht vertraut ist. Sich unversehens in einem Hochgebirge, einem tropischen Urwald, einer Eiswüste oder draußen auf dem Meer wiederzufinden, erscheint seltsam, ja befremdlich. Sie brauchen – ebenso wie ich, seien Sie versichert – eine Eingewöhnungszeit.

DIE AKKLIMATISIERUNG TRÄGT ZU IHRER VORBEREITUNG BEI

Oft habe ich mich gefragt, warum ich eine Expedition nicht im Vollbesitz meiner physischen Kräfte antreten kann. Dann wurde mir klar, dass dies zu meinem Besten ist. Denn wäre man vor dieser für einen längeren Zeitraum geplanten Unternehmung bereits auf der obersten Stufe seiner Leistungsfähigkeit angelangt, würde man vermutlich umso früher mit den eigenen Grenzen konfrontiert werden. Bei meiner Umrundung des arktischen Polarkreises, die zwei Jahre und drei Monate gedauert hat, wäre es nicht von Vorteil gewesen, gleich zu Beginn in Höchstform zu sein. Die ersten drei Monate der Expedition dienten ausschließlich dazu, meine Vorbereitung fortzusetzen. Tief im Innern war mir bewusst, dass ich meine Kräfte schonen musste, um jenes Maximum später erreichen und dann so lange wie möglich aufrechterhalten zu können. Wäre ich bestens trainiert, in optimaler Verfassung eingetroffen, hätte ich den Zenit zu früh erreicht und sicherlich nicht bis zum Ende durchgehalten.

Memo

Regulieren Sie Ihr Tempo

Während der ersten Tage eines Abenteuers muss man sich körperlich schonen, seinen Rhythmus entwickeln und die Anstrengungen dosieren, indem man in mittlerem Tempo marschiert, um so die Leistung allmählich zu steigern. Die erste goldene Regel lautet: Weder zu schnell noch zu eifrig beginnen. Es ist wie bei einem Marathonlauf. Wenn Sie, überwältigt von der Euphorie des Moments, mit zu hoher Geschwindigkeit starten, erleben Sie selbst mit bester Vorbereitung garantiert eine Schwächeperiode – oder müssen sogar aufgeben, bevor Sie überhaupt bei Kilometer 36 angekommen sind.

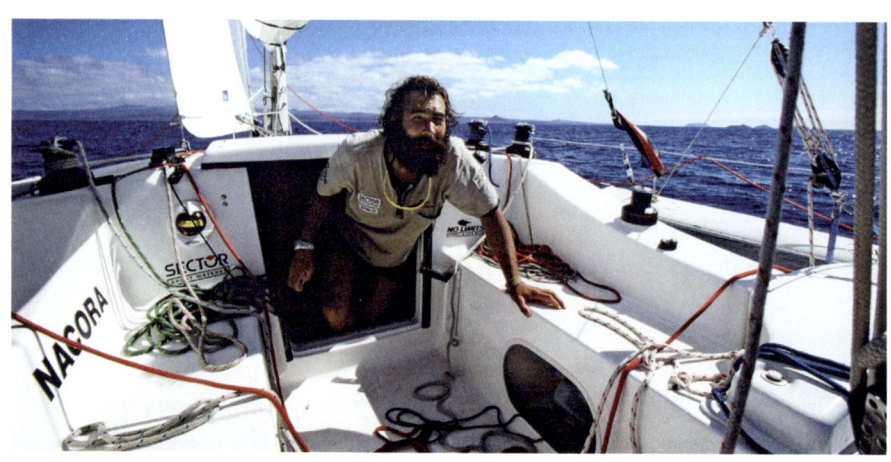

PASSEN SIE SICH IHRER UMGEBUNG AN

Wenn Sie für einen längeren Zeitraum auf Erkundungsreise gehen möchten, erfordert dies, anders als bei einem Langstreckenlauf auf Asphalt, natürlich eine Akklimatisierung an die jeweiligen Umgebung – Wüste, Urwald oder Meer. Man muss sich also an die Außenwelt anpassen. Kürzlich sprach ich mit einem jungen Mann, der darüber klagte, schnell seekrank zu werden. Eine relativ häufig auftretende Unannehmlichkeit, die sich als schrecklich erweisen mag, wenn auf offenem Meer schlechtes Wetter herrscht und das Syndrom etwas zu lange anhält … Nachdem wir das Thema besprochen hatten, riet ich ihm als Erstes, ganz bewusst innerlich zu akzeptieren, dass er sich nun einmal an genau diesem Ort aufhalte. Sobald Sie sich nämlich vor Augen führen, dass Sie sich freiwillig dorthin begeben haben, wo Sie gerade sind – ob das eine Wasseroberfläche ist, eine Eiswüste, ein Regenwald oder ein Höhencamp –, passen Sie sich leichter an. Anschließend habe ich meinem jungen Gesprächspartner erklärt, dass es keinesfalls darum gehe, gegen die Seekrankheit »anzukämpfen«, denn bestimmte Personen, die dafür anfällig zu sein glauben, hätten oft schon vor Beginn der Bootsfahrt beschlossen, an dem Übel leiden zu müssen. Was machen sie also? Sie nehmen ein Medikament zur Vorbeugung. Aber ich bin mir sicher, dass es nicht unbedingt das ist, was sie brauchen. Ich persönlich empfehle eher, Wasser zu trinken. Auf diese Weise füllt man nicht nur den Magen, sondern versorgt den Körper mit Flüssigkeit, damit er selbst eine Möglichkeit finden kann, die Malaise zu überwinden. Nach einigen Tagen, manchmal gar wenigen Stunden wird sich Ihr Körper aus eigener Kraft an die neue Umgebung gewöhnen.

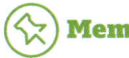

Vermeiden Sie Medikamente so weit wie möglich, damit diese als letztes Mittel wirksam bleiben

Gerade weil es in unserer Gesellschaft noch für das leichteste Symptom eine medikamentöse Behandlung gibt, rate ich zu einer gewissen Vorsicht beim fast reflexhaften Gebrauch von Arzneimitteln. Um sicherzustellen, dass sie wirksam bleiben, sollte die Gewöhnung aufs Äußerste beschränkt, also nicht ständig eine Tablette eingenommen werden. Ich habe nichts gegen pharmazeutische Laboratorien, ganz im Gegenteil. Ich glaube an die Vorzüge der Wissenschaft, doch um in meinem Alltag wie in meinem Abenteurerleben meine Fähigkeiten zu verbessern, versuche ich niemals Medikamente zu schlucken – selbst dann nicht, wenn ich Kopfschmerzen, eine etwas erhöhte Temperatur oder einen Kater habe. Ich behandle alle meine Krankheiten mit Wasser.

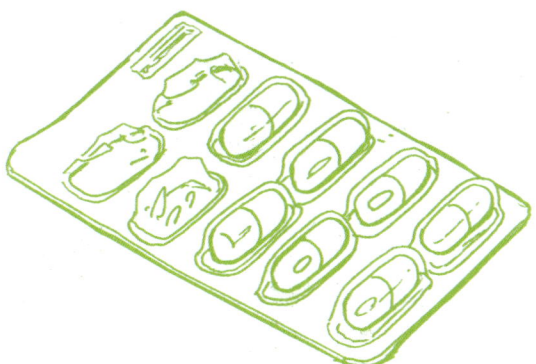

VERMEIDEN SIE RISIKEN

Arbeiten Sie, um Befürchtungen oder Unannehmlichkeiten vorzubeugen, an Ihrer mentalen Einstellung (ich werde nicht müde, es zu wiederholen) und malen Sie sich vor allem nicht im Vorhinein aus, in Schwierigkeiten zu kommen oder gar unter Schmerzen zu leiden. Doch in gewissen Situationen, etwa im Hochgebirge, reicht auch die intakte geistige Verfassung nicht immer aus. Einmal bin ich zu schnell auf 7000 Meter geklettert, was ich bis heute bereue. Dort wurde ich von der sogenannten »Höhenkrankheit« befallen, die mich fast das Leben gekostet hätte ... Dabei machen sich folgende Symptome bemerkbar: Übelkeit, Erbrechen, mittelstarke Ohrenschmerzen, Schlaflosigkeit, Bluthochdruck und Dehydration – in extremen Fällen Hirnödem, Mikrothrombose und eventuell tiefe Bewusstlosigkeit.

Vor dem Aufstieg zu den höchsten Gipfeln sind bestimmte Regeln zu beachten: Einige Tage oder gar Wochen in niedrigeren Lagen verweilen, auf jeder Höhenstufe innehalten, um dem Körper die notwendige Zeit zur Bildung roter Blutkörperchen zu geben, und insbesondere langsam klettern. Um jene Zonen zu erreichen, wo der Sauerstoff knapp wird, bedarf es der Geduld. Denn Sie können nicht anders vorankommen als schrittweise.

Beim Tiefseetauchen müssen Sie das gleiche Verfahren in umgekehrter Richtung anwenden – langsam absinken, um sich einzugewöhnen, gegebenenfalls zwischendurch wieder einen Meter nach oben steigen, dann den Vorgang wiederholen. Die Berücksichtigung dieser Dekompressionsstufen ist entscheidend, um jederlei Unfall zu verhindern. Indem Sie Ihre Geduld unter Beweis stellen, haben Sie die besten Chancen, die gewünschte Tiefe zu erreichen und lebendig wieder an die Wasseroberfläche zu gelangen; denn während des Aufstiegs werden Sie den gleichen Ablauf noch einmal einüben müssen.

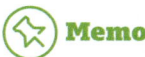 **Memo**

Erste-Hilfe-Maßnahmen, die Sie retten können

Ungeachtet des jeweiligen Notfalls muss man Ruhe bewahren, um die Situation verstehen und geeignete Maßnahmen ergreifen zu können. Die Regulierung des Herzrhythmus ist einer der wesentlichen Schlüssel zum Überleben. Vor allem weil Sie dadurch fähig sind, rationale Entscheidungen zu treffen und etwa im Falle einer Vergiftung deren Ausbreitung stark einzuschränken. Bei einem ernsten Zwischenfall sollte man idealerweise einen Erste-Hilfe-Kurs absolviert haben und in der Lage sein, die Notbehandlung sachgemäß durchzuführen. Bestimmte Ereignisse lassen keinen Platz für Improvisation. Zunächst ist es notwendig, den Unfallort abzusichern, damit keine zusätzliche Gefahr droht, und dann die betroffene Person so gut wie möglich in die stabile Seitenlage zu bringen. Beurteilen Sie den Zustand des Opfers, überprüfen Sie sein Bewusstseinsniveau, indem Sie ihm klare Fragen stellen, bevor Sie es beruhigen. Aufgrund dieser Informationen können Sie die Fragen der Einsatzkräfte stichhaltig beantworten. Tragen Sie außerdem eine Rettungspfeife bei sich, die Ihnen bei Bedarf dazu dient, sich bemerkbar zu machen und die eigene Position sowie die Art der benötigten Unterstützung zu signalisieren.

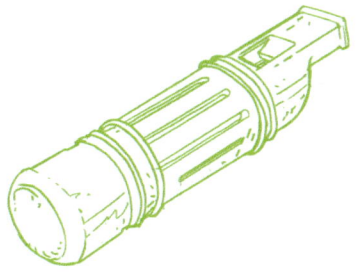

VERLIEREN SIE NIE DIE REALE GEFAHR AUS DEN AUGEN

Als ich im Himalaya zu klettern begann, um Gipfel oberhalb von 8000 Metern zu erreichen, hatte ich das Glück, von Jean Troillet, einem hervorragenden Bergsteiger, begleitet zu werden. Mit ihm konnte ich meinen ersten Achttausender erklimmen, nachdem er mir zuvor erklärt hatte, dass wir uns, oben auf dem Gipfel angekommen, keinesfalls setzen dürften. Wir wollten lediglich ein paar Fotos machen, um unser gelungenes Unternehmen zu dokumentieren, und dann umdrehen und zurückkehren ... Doch was tat Jean, als der Gipfel bezwungen war? Er setzte sich hin. Eingedenk seines Ratschlags fragte ich ihn sogleich nach dem Grund. »Weil ich erschöpft bin«, erwiderte er und schien bereits eingenickt zu sein. Das Problem in solchen Höhen besteht darin, dass man wegen des Sauerstoffmangels unweigerlich das Bedürfnis verspürt, nach der enormen Anstrengung zu schlafen, aber, wenn man tatsächlich einschläft, kaum die Chance hat, wieder aufzuwachen. Er war im Begriff, unter Halluzinationen zu leiden – in der Überzeugung, sich auf dem Parkplatz eines Supermarkts zu befinden, wo Leute ihre Einkaufswagen voller Spielzeuge vor sich herschoben. Er fing an zu fantasieren und fragte sich, weshalb sie von einem derartigen Konsumfieber erfasst worden seien. Ich schüttelte ihn, versuchte, ihn in die Gegenwart zurückzuholen, und sagte: »Wach auf, Jean, ich zieh Leine, wir müssen wieder runter.«

Als ich mit dem Abstieg vom Gipfelgrat begonnen hatte, sah ich plötzlich jemanden vor mir im Schnee und fragte mich: Jean? Aber wie konnte er das schaffen? War etwa ich derjenige, der infolge des Sauerstoffmangels am Ende durchdrehte? Es war mein erster Achttausender, alles erschien mir neu, und zweifellos fühlte ich mich ein wenig verloren. Es war mir unbegreiflich, wie er hierher gelangt war, denn hätte er mich auf dem Grat überholt, wäre mir das nicht entgangen ... Ich näherte mich ihm, umfasste seine Schultern, um ihn zu schütteln, aber er rührte sich nicht. Also drehte ich ihn um: Es war nicht Jean, sondern ein anderer Felskletterer, für den der Berg zum Grab geworden war. Während des Aufstiegs hatte ich ihn nicht gesehen, und so entdeckte ich seinen fast mumifizierten Leichnam erst jetzt beim Abstieg.

Ich war bestürzt, erschöpft, konnte keinen klaren Gedanken fassen, hatte mich kaum mehr im Griff. Dennoch stieg ich unter noch immer extremen Bedingungen weiter hinab. Ein wenig später hörte ich über mir eine Stimme rufen: »Mike, Mike!« Es war mein Freund Jean. Er war wieder aufgestanden und mir gefolgt. In diesem Moment fragte ich mich, wer von uns beiden eigentlich den Verstand verloren hatte – er oder ich?

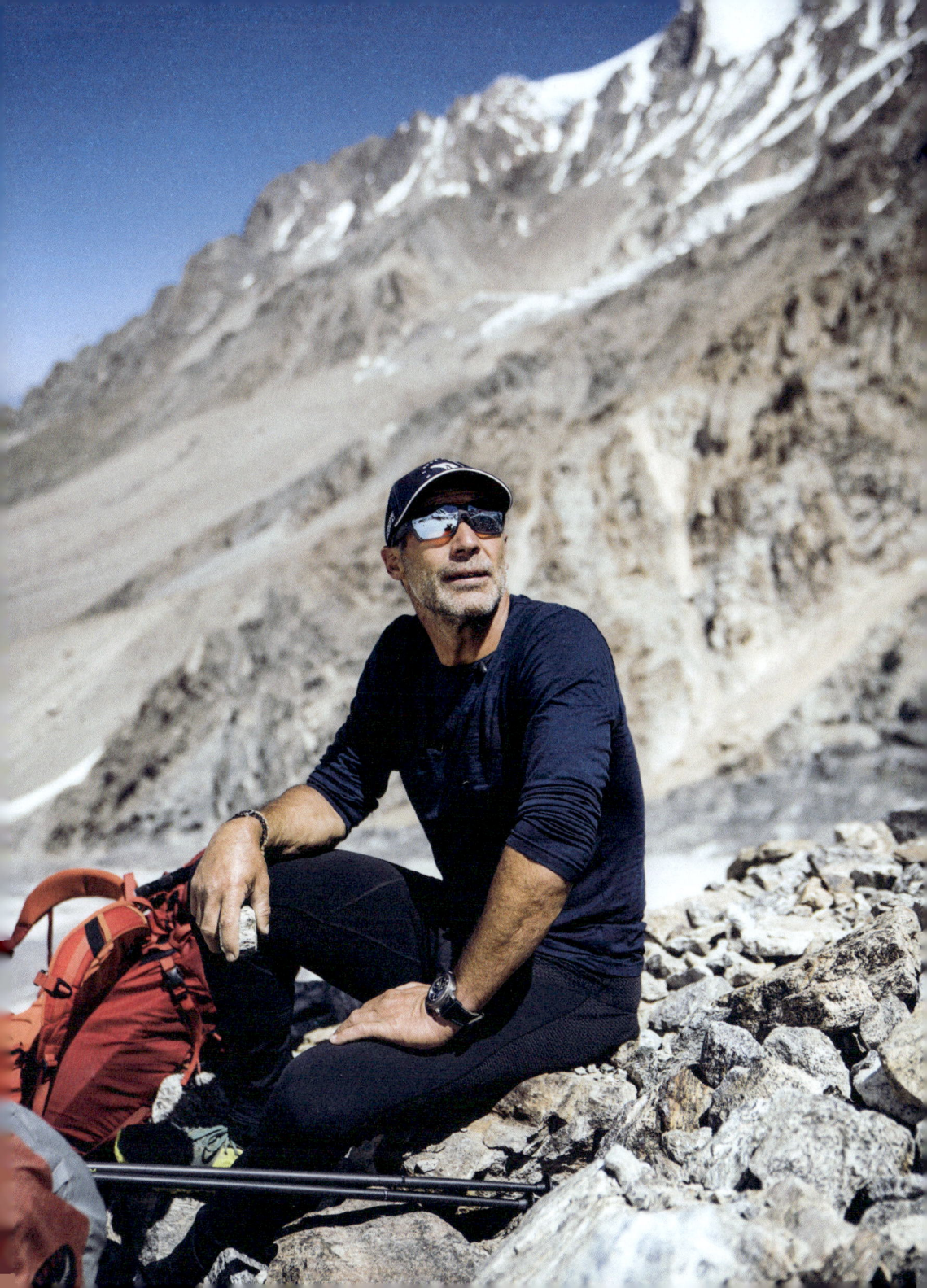

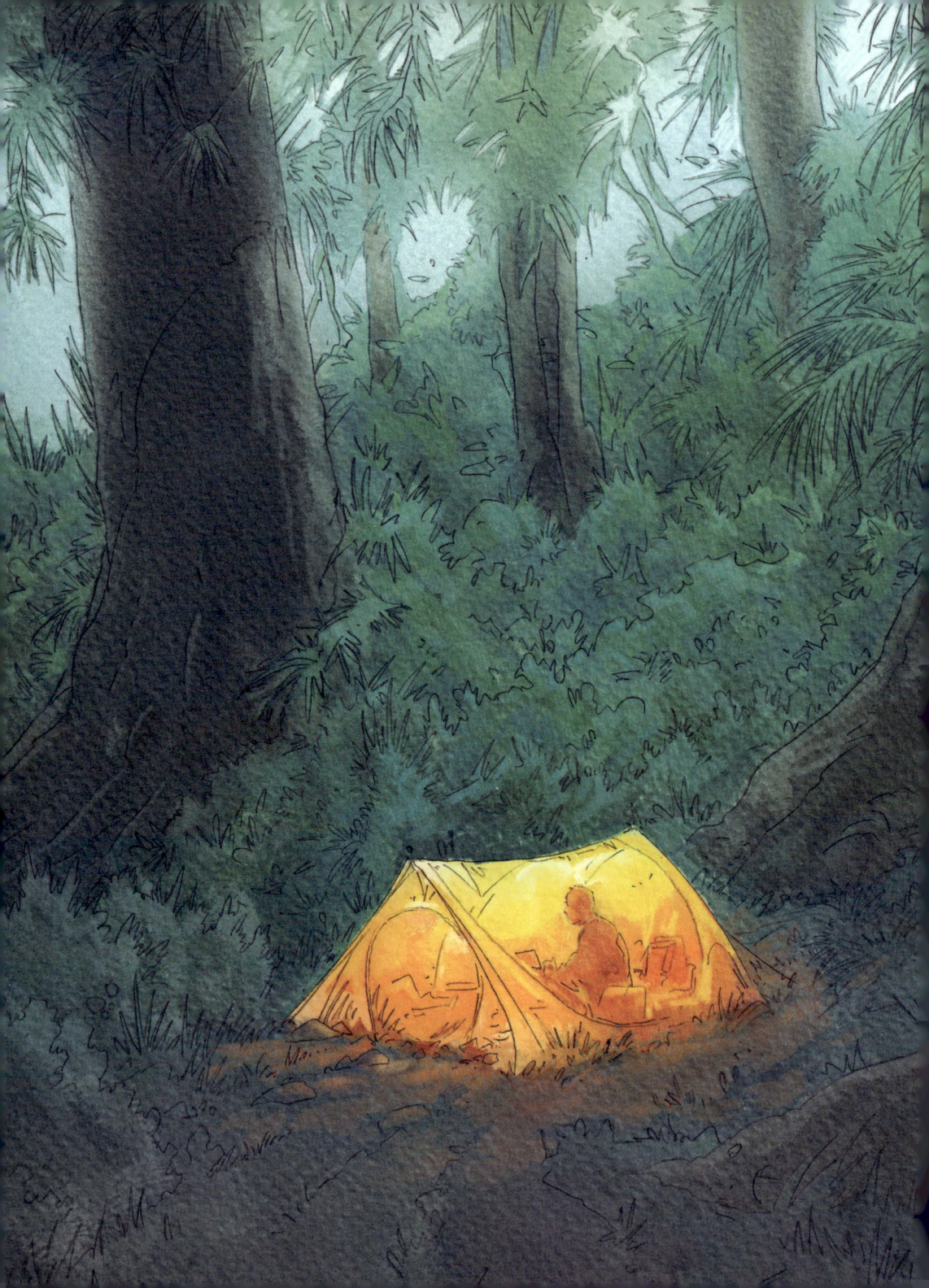

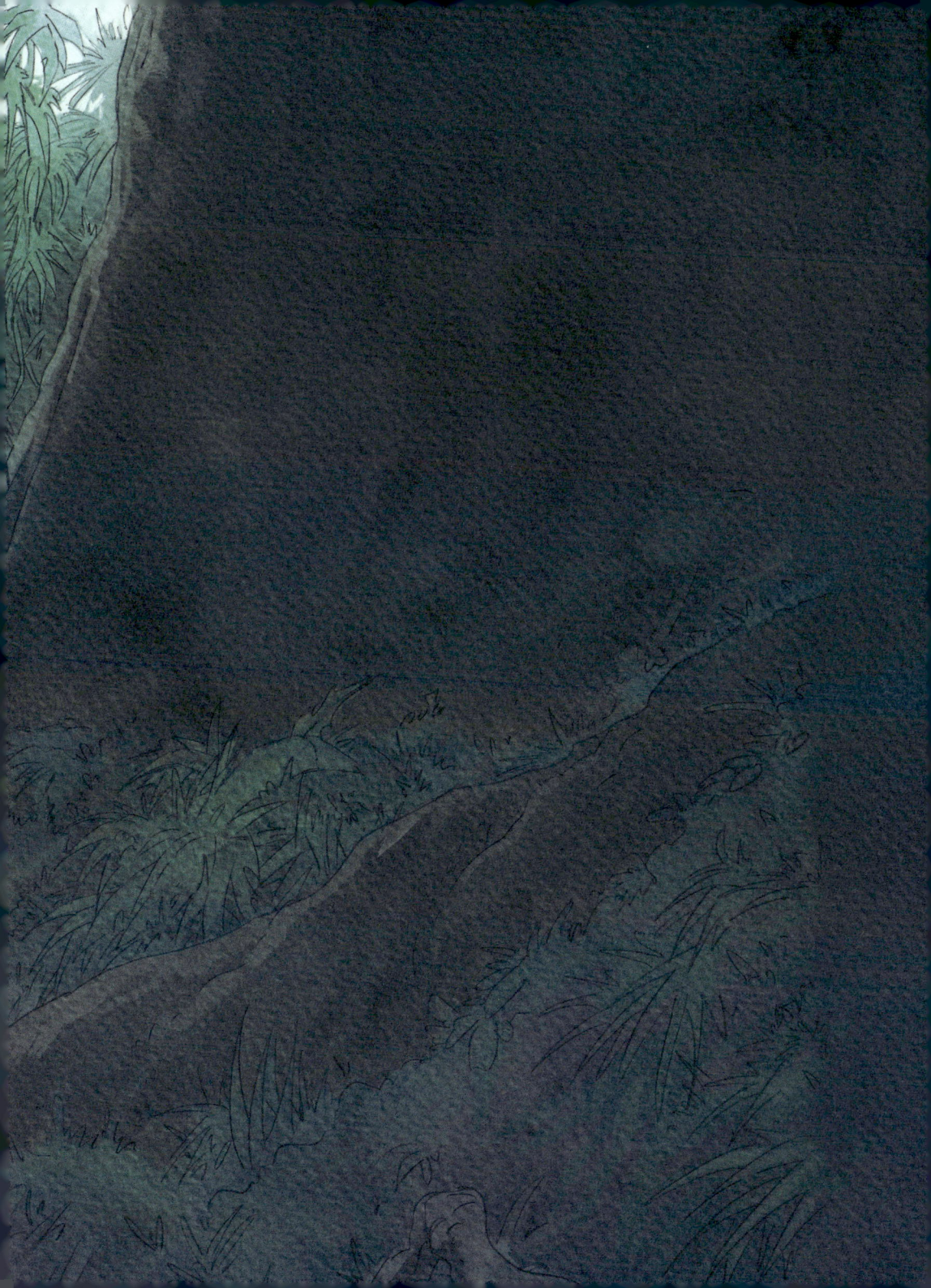

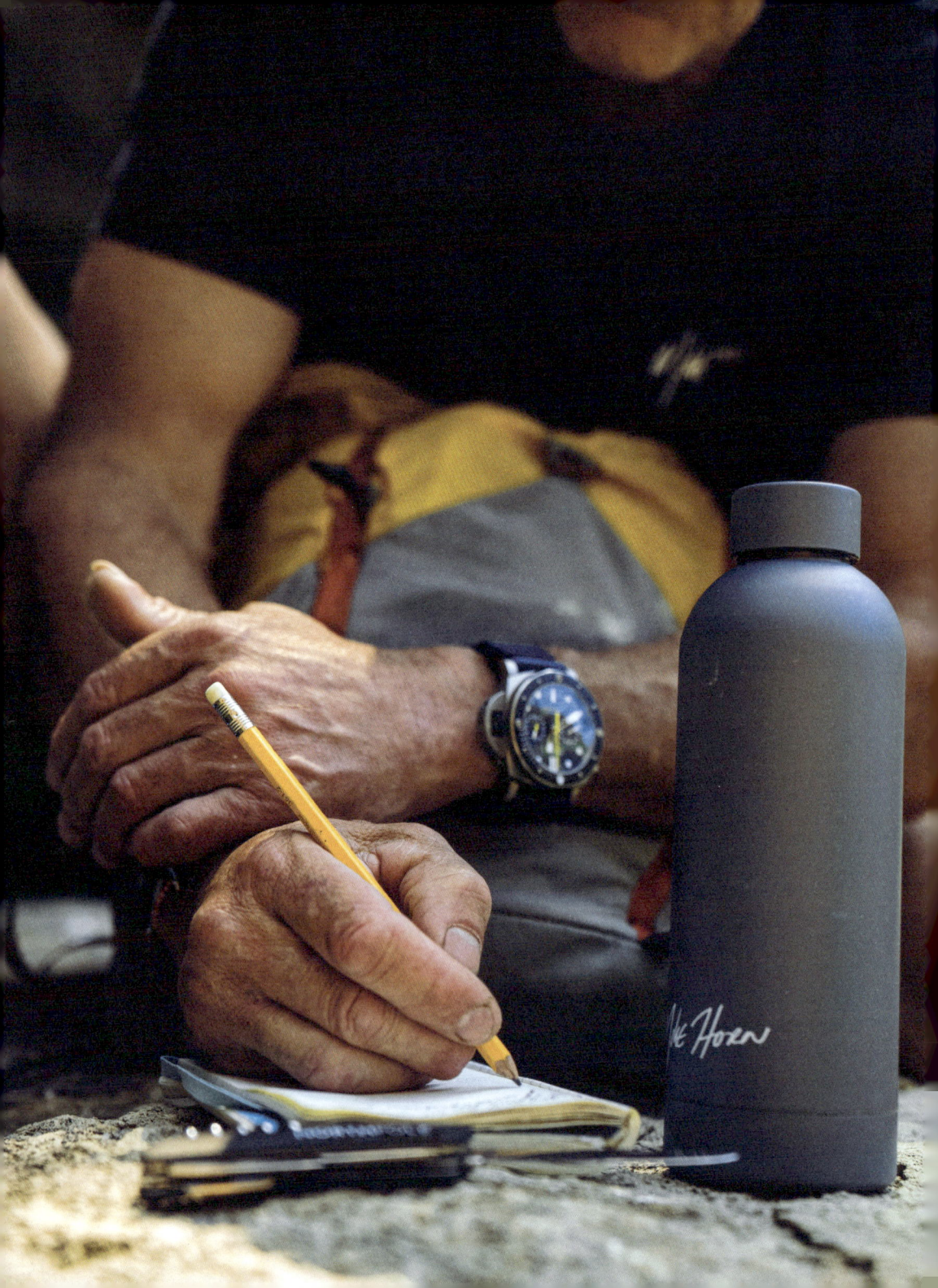

Die Vorbereitung der Ausrüstung

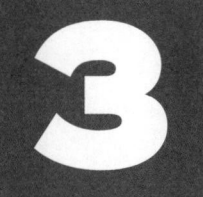

– STATTEN SIE SICH GUT AUS! –

In dem Leben, das ich führe und das eines Tages vielleicht auch Ihres sein wird, stellt die Zeit eine unumgängliche Größe dar. Daher ist die Uhr der erste notwendige Gegenstand, den ich mit mir führe, weil sie nicht nur die Zeit anzeigt, sondern zudem ermöglicht, einen Rhythmus festzulegen. Schnell etwas essen, ein wenig trinken – das dauert höchstens fünf Minuten, sodass mein Körper nicht auskühlt, und ich breche erneut auf. Die Uhr ist die Gewähr für jene wohlbekannte Disziplin, der ich mich füge und die mich ebendeshalb nie verlässt. Wenn ich sie nicht beachte und die Hinweise, die sie mir übermittelt, nicht befolge, weiß ich, dass ich am gesetzten Ziel nicht ankommen werde.

Doch neben der Uhr, von der ich mich auf Expeditionen keinesfalls trenne, gibt es weitere, nicht weniger unerlässliche Dinge, deren Verwendung sowohl von der Weltregion abhängt, die ich aufsuche, als auch davon, wie ich mich dort fortbewege. Ob ich ein Boot nutze, um den Ozeanen die Stirn zu bieten, einen Schlitten, um die Pole zu erkunden, ein Fahrrad, um die Savanne zu durchqueren, oder einfach nur meine beiden Beine, um in den Urwald einzudringen, ja sogar einen Gipfel über 8000 Metern zu erreichen – immer bestimmen die örtlichen Gegebenheiten, was ich mit mir herumtragen kann.

Außerdem versuche ich vor dem Zusammenstellen der Ausrüstung so viel wie möglich über mein Reiseziel zu erfahren. Sie werden schnell merken, dass dies sicherlich die beste Vorgehensweise ist. Seien Sie nicht wie jene Schüler in der letzten Reihe, die lieber neben der Heizung vor sich hin dösen, anstatt den Lektionen ihrer Lehrer zu lauschen. Wenn Sie vorhaben, sich an der Natur und ihren Herausforderungen zu messen, mit denen Sie zwangsläufig konfrontiert werden, dürfen Sie nicht in Sorglosigkeit und Unwissenheit verharren.

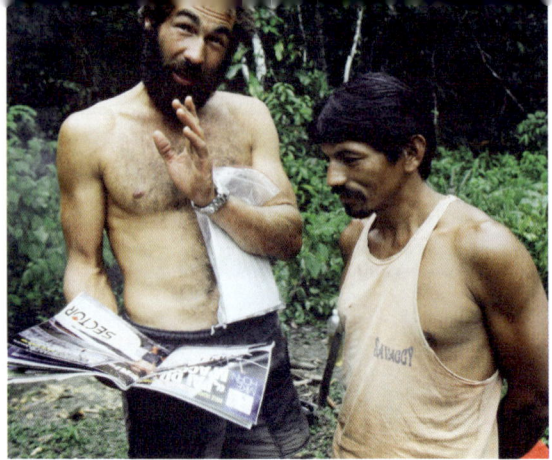

1 Informieren Sie sich vor der Abreise

Die Digitalisierung ist insofern revolutionär, als sie es ermöglicht, vieles über die Welt herauszufinden, die uns umgibt und in der wir uns weiterentwickeln. Erfahrungsberichte, Videos, Lernprogramme, Podcasts oder Blogs, Landkarten und Ortsgeschichten – ich würde zwar nicht behaupten, dass man sich alles Wissen über die Welt aneignen kann – aber fast. Auch dies ist von entscheidender Bedeutung, geht es doch sehr wohl darum, ein Maximum an Informationen über das Gebiet zu sammeln, das Sie erforschen möchten. Dank dem Internet und den sozialen Netzwerken sind die Möglichkeiten nunmehr unbegrenzt.

SEIEN SIE NEUGIERIG

Seit meiner Kindheit habe ich mir kontinuierlich eine Art mentale und ideale Bibliothek zusammengestellt, die im Laufe meiner Lektüren geduldig erweitert wurde, wobei ich manche Werke so oft wiedergelesen habe, bis die Buchseiten völlig abgegriffen waren. Weniger wichtig erschienen mir die von den Autoren dargestellten geschichtlichen Zusammenhänge, die Schilderungen vergangener Epochen – über das 19. Jahrhundert und die ersten Forschungsreisen auf dem afrikanischen Kontinent, den Beginn des 20. Jahrhunderts und die Entdeckung der Pole, dann die legendären Gipfelbesteigungen seit den 1930er-Jahren. Vielmehr saugte ich mich voll mit Worten und Sätzen, die um Heldentaten kreisen. Selbst wenn sich seither fast alles geändert hat und obwohl die Materialien der Ausrüstung weiterentwickelt wurden, bilden doch die hinterlassenen Zeugnisse derer, die uns vorangingen, noch immer die Grundlage meiner Projekte. Sie waren für mich – und sind es bis zum heutigen Tag – gleichsam die Auslöser meiner Leidenschaften.

Die Erzählungen der lebendig von ihren Abenteuern zurückgekehrten Forscher stellten in meinen Augen stets einen unermesslichen Wert dar. Nach meinem Entschluss, die höchsten Gipfel der Welt in Angriff zu nehmen, habe ich zahlreiche beeindruckende Bücher verschlungen. Die der Alpinisten wie des Italieners Reinhold Messner, der Schweizer Ikonen Jean Troillet oder Erhard Loretan, des großartigen Polen Jerzy Kukuczka. Sie waren meine ersten Bibeln, und ich werde nicht aufhören, ihren Autoren zu danken, auch wenn einige inzwischen leider verstorben sind. Was die Polargebiete betrifft, sind es die Bücher von Børge Ousland, Erster am Nordpol und Erster im Alleingang am Südpol, die mir den Weg ebneten. Indem ich ihre Erlebnisse im Detail untersuchte, habe ich diese bewundernswerten Männer zu meinen Vorbildern, aber auch zu meinen Freunden gemacht.

FINDEN SIE SICH DAMIT AB, NICHT ALLES ZU WISSEN

Um von der Überfülle der Informationen nicht erdrückt und entmutigt zu werden, müssen Sie selektiv vorgehen. Trotz Ihres guten Willens können Sie nicht alles lesen und anschauen. Unter den mannigfachen Zeugnissen, die einem zur Verfügung stehen, muss man eine Auswahl treffen. So erinnere ich mich, dass ich bei der Vorbereitung meiner ersten Expedition zum Amazonasgebiet, wo ich den Strom von seiner Quelle bis zur Mündung durchschwommen habe, mehr erfahren wollte über die Pflanzen und gefährlichen Tiere, denen ich während meines Abenteuers begegnen konnte. Natürlich fand ich eine lange Reihe von Werken vor, in denen die lokale Fauna und Flora behandelt wurde. Statt sie allesamt durchzuarbeiten, wählte ich zunächst jenes Buch aus, das mir am umfassendsten erschien, und konzentrierte mich dann ausschließlich auf die gefährlichen Spezies. Ich riss sämtliche Seiten mit Darstellungen über die harmlosen Arten heraus und lernte die Namen derer auswendig, die mir vielleicht Ärger bereiten würden. Außerdem prägte ich mir ein, wie sie aussahen: Fische, Schlangen, fleischfressende Pflanzen ... Wenn ich unterwegs auf ein Lebewesen stieß, das nicht in meinem persönlichen Bestiarium verzeichnet war, hieß das: Es bestand keine Gefahr, und ich musste mir keine Sorgen machen.

HOLEN SIE INFORMATIONEN VOR ORT EIN

Abenteuerberichte sind eine wichtige Quelle, aber sie ersetzen nicht die Informationen der Personen, denen Sie vor Ort begegnen werden. Ich bin ein bisschen voreilig, denn hier geht es ja hauptsächlich um die Vorbereitungen, aber es ist immer gut, Tourguides, Reisende, Jäger, Fischer oder andere Ortsansässige zu befragen, denen Sie über den Weg laufen. Ihre Schilderungen sind oft Gold wert, egal ob sie das Gelände betreffen, das Sie erkunden möchten, die lokale Fauna und Flora, die Fallen, die man meiden sollte oder die von Gebiet zu Gebiet wechselnden Wetterbedingungen ... Diese Menschen vervollständigen aus eigener Erfahrung die Informationen, die Sie hier und da gesammelt haben.

Sobald ich mich in einer mir noch unbekannten Gegend befinde, gehe ich gezielt auf Leute zu, die dort wohnen. Man sollte keine Angst haben, ihnen Fragen zu stellen, normalerweise helfen sie einem gern weiter. Ebenso wichtig ist es, im Voraus alle Formalien zu klären, die für eine Expedition bekanntermaßen erforderlich sind:

- [ ] Das administrative Prozedere für die Einreise in ein fremdes Staatsgebiet kann Monate dauern. Vergessen Sie nicht, die notwendigen Schritte bei den Botschaften Ihrer Reiseländer zu unternehmen, um alle Dokumente ordnungsgemäß zur Hand zu haben.

- [ ] Die detaillierte Ausarbeitung der richtigen Reiseroute erfordert eine wochenlange Planung.

- [ ] Eventuelle Impfungen können mehrere Tage beanspruchen.

- [ ] Die Kenntnis der geopolitischen Lage in dem Land, das Sie besuchen werden, ist unabdingbar für Ihre Sicherheit. Es liegt in Ihrer Verantwortung, sich zu informieren und damit zu vermeiden, dass Sie – wie es mir in Südamerika widerfahren ist – in eine gefährliche Situation hineingeraten.

- [ ] Des Weiteren sind Informationen zu sammeln über die Landeswährung, nationale Feiertage, das Klima, die Verkehrsmittel, landesübliche Sitten und Gebräuche ...

Hier handelt es sich nur um eine kurze Übersicht darüber, was während der Vorbereitung Ihres ersten Abenteuers organisiert werden muss. Es kommt darauf an, sich so viele Kenntnisse wie möglich anzueignen – ob vor der Abreise oder dann vor Ort mit den Einheimischen.

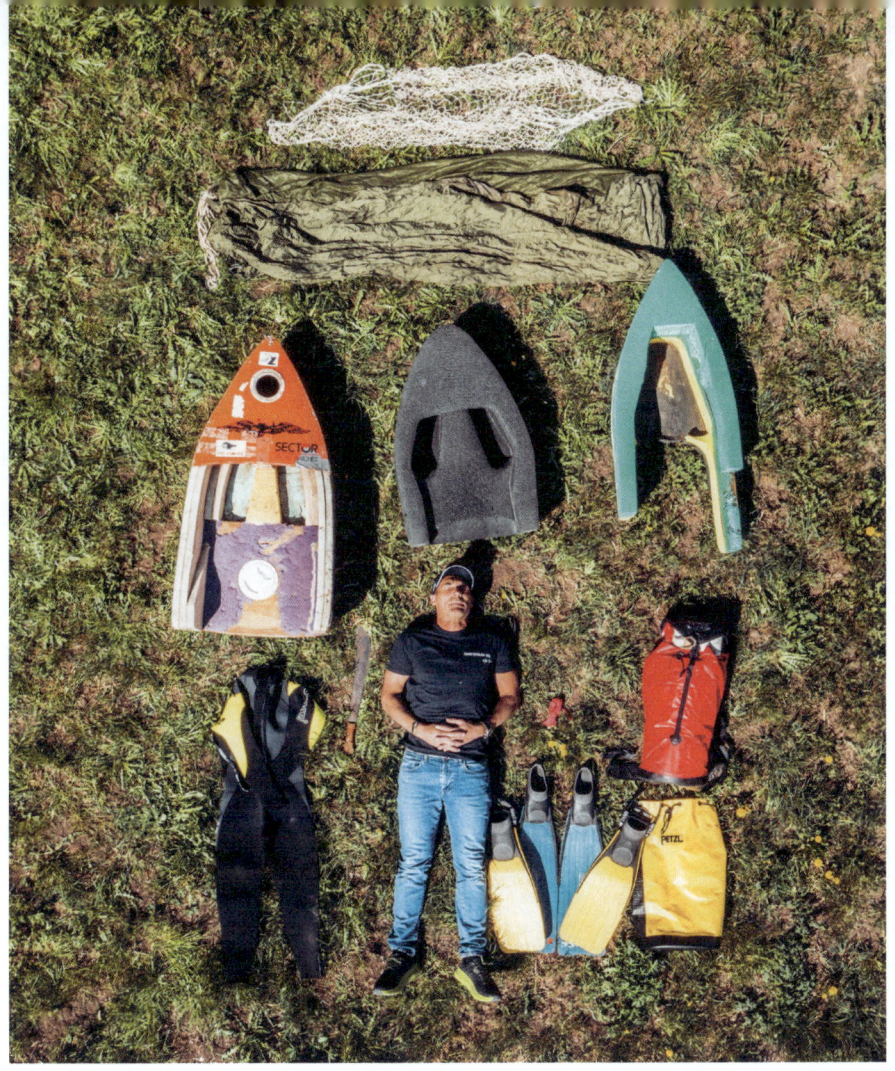

2 Stellen Sie Ihre Ausrüstung zusammen

Wenn ich zu einer Expedition aufbreche, bin ich nicht mehr der gleiche Mensch wie vorher. Die Reise verlangt, sich von all dem freizumachen, was den Marsch behindert. Die Beschränkung auf das Nötigste ist die Voraussetzung für das Überleben: Je mehr man mitnimmt und sich auflastet, desto größere Mühe bereitet die Fortbewegung. Ich brauche keinen hochpräzisen Kompass mit Laservisier ... Ich lasse den Gaskocher zurück, dessen Flamme sämtlichen Wirbelstürmen standhält ... Ich kann nichts anfangen mit einem GPS, dessen Batterien bei der ersten großen Kälte den Geist aufgeben.

Wenn ich im Urwald oder auf dem Packeis 15 Stunden am Stück gehen muss, tage-, wochen- oder gar monatelang, muss ich leicht sein – körperlich, geistig und was die Ausrüstung betrifft.

Ehe ich deren richtige Vorbereitung genauer behandle, sei Ihnen zunächst eine Liste präsentiert, die ich im Laufe meiner Expeditionen und Abenteuer erstellt habe und die wohl jedem von Nutzen sein wird. Selbst in häuslicher Umgebung oder im Urlaub erscheinen mir etwa 15 Gegenstände unverzichtbar, wenn man mit den plötzlich auftretenden Widrigkeiten zurechtkommen will, die das Leben gerade auch im Alltag für uns bereithält. Zusammen bilden sie eine Art »Erste-Hilfe-Set«, das sich als sehr nützlich erweisen mag.

Zwar geht es hier noch nicht ausdrücklich um die Frage des Überlebens in Extremsituationen, die im letzten Kapitel des Buches erörtert wird, doch diese verschiedenen Gegenstände könnten Ihnen eines Tages tatsächlich das Leben retten – oder das eines Menschen, dem Sie auf Ihren Streifzügen begegnen. Beschwernisse, Unfälle oder Notlagen ereignen sich nicht nur weit weg. Schon eine Stunde von Ihrem Zuhause entfernt, an einem Flussufer, tief im Wald, auf einem Wander- oder Radweg werden Sie vielleicht auf bestimmte Hilfsmittel angewiesen sein.

 Memo

Schützen Sie Ihr Material

Es handelt sich hier keineswegs um beliebige Dinge: Jeder dieser Gegenstände hat seinen eigenen Wert und besonderen Nutzen. Der eine oder andere davon kann, wenn er nass oder auch nur feucht wird, nicht mehr wie gewohnt verwendet werden. Noch vor der Zusammenstellung des Sets ist es also am besten, sich einen leichten, wasserdichten und einfach zu handhabenden Rucksack zu besorgen. Um Sie weder zu behindern noch zu beschweren, genügt ein Volumen von drei Litern, vorausgesetzt, er lässt sich gut verschließen. Nehmen Sie daher ein Modell, das man falten und zusammenrollen kann, und machen Sie den Clip- oder Reißverschluss zu.

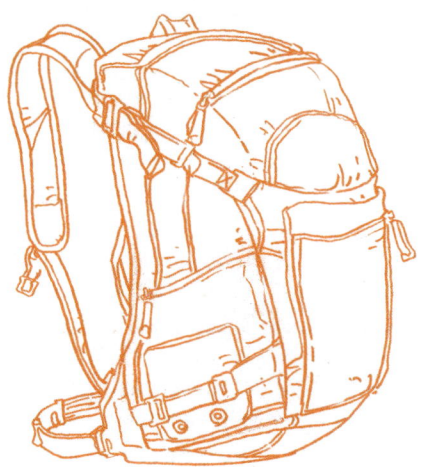

OHNE UMSCHWEIFE: EIN GUTER RUCKSACK

Bei einem Abenteuer oder einer Forschungsreise können Sie keinen Rucksack brauchen, der ohne Inhalt bereits drei Kilogramm wiegt. Wählen Sie also ein schlichtes Modell, denn es ist nur dazu da, Ihre Sachen zusammenzuhalten. Die Träger sollten nicht zu breit und wärmeisolierend sein, weil Sie beim Marschieren viel schwitzen werden. Achten Sie deshalb darauf, dass Ihr Rucksack über seitliche Öffnungen verfügt, um Luft durchzulassen, und über einen Gürtel um die Taille zur Stabilisierung, der ebenfalls eher schmal sein sollte. Das ist alles!

Wenn ich in unwirtliche, tropische Gebiete vorstoße, benutze ich einen Rucksack, der völlig konventionell aussieht. Doch bei näherer Betrachtung merkt man, dass dies nicht ganz der Fall ist. Zum einen wegen seiner Öffnung und der Möglichkeit, seinen Umfang zu verringern, zum anderen gerade deshalb, weil er nicht wasserabweisend ist, was meine Gesprächspartner immer wieder verwundert.

Natürlich befinden sich darin ausschließlich wasserdichte Behälter. Entscheidend jedoch ist, dass sich im Innern des Rucksacks niemals Flüssigkeit sammelt. Ein Liter Wasser entspricht einem Kilogramm. Das scheint kaum etwas auszumachen, aber es fällt ins Gewicht. Im Urwald, wo hohe Luftfeuchtigkeit und manchmal eine Hitze wie im Backofen herrscht, ist ein zusätzliches Kilogramm im Rucksack, der bereits 40 Kilogramm wiegt, keine Kleinigkeit.

DIE ÜBERLEBENSDECKE

Auf meiner ersten Polarexpedition namens »Arktos«, bei Temperaturen zwischen minus 20 und minus 50 Grad Celsius, kam es häufig vor, dass mein Körper nach einem etwa zwanzigstündigen Marsch keine Kalorien mehr zu verbrennen hatte ... Er war völlig geschwächt. Daher hüllte ich mich unterm Zeltdach sofort in meine Überlebensdecke.

Zweifellos erscheint Ihnen das nicht wahnsinnig originell, aber es ist wichtig, um sich gegen die Kälte zu schützen und die sogenannte *Hypothermie* (Untertemperatur) zu vermeiden – eine Gefahr für alle, die sich in solche oder weniger extreme Regionen vorwagen und ihr Leben nicht als Eiswürfel beenden möchten ... Diese auch von Wanderern verwendete Decke ist ein unverzichtbarer Gegenstand. Sie besteht aus einer mit Polyester beschichteten Aluminiumfolie und ist zugleich metallisiert, isolierend, fäulnisbeständig, wasserdicht, zugfest und dabei trotzdem sehr fein (1/10 Millimeter auf circa 60 Gramm). Sie müssen wissen, dass dieses heute ziemlich verbreitete und quasi überall verfügbare Material, das ungefähr 90 Prozent der Infrarotstrahlung reflektiert, zuerst von der US-amerikanischen Weltraumbehörde NASA in den 1960er-Jahren eingesetzt wurde, um Satelliten und andere Flugobjekte zur Erforschung des Mondes vor dem Sonnenlicht zu schützen. Bald darauf, in den 1970er-Jahren, hatten die Veranstalter des berühmten Marathons in New York die Idee, ebendieses Material in Gestalt von Decken an die Läufer zu verteilen, die im Ziel eintrafen, damit sie sich nach der enormen Anstrengung nicht verkühlten. Seither gehört die Decke zur Ausrüstung von Soldaten, Rettungshelfern und Forschern.

> *Sobald ich in die Decke gewickelt war, die mich wie ein Kokon umschloss, zündete ich eine Kerze an, um meinen Organismus aufzuwärmen. Die von ihr ausgestrahlte Wärme »prallte« gegen die metallisierte Schutzhülle und ließ dann meine Körpertemperatur rasch ansteigen. Dieser Prozess dauerte nicht länger als vier oder fünf Minuten.*

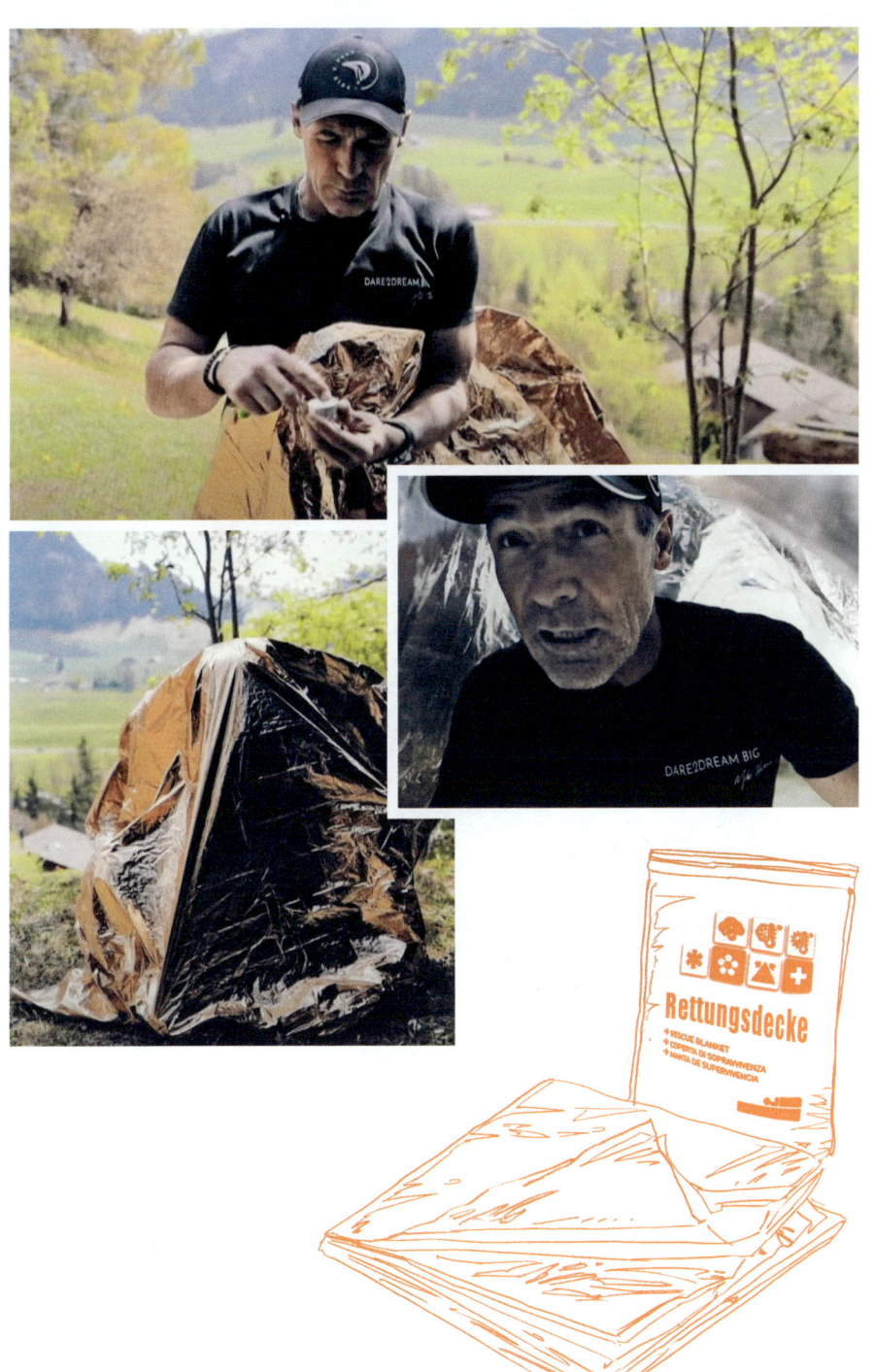

Rettungsdecke

→ RESCUE BLANKET
→ COPERTA DI SOPRAVVIVENZA
→ MANTA DE SUPERVIVENCIA

TEELICHTER

Dieser unscheinbare Gegenstand, rund und fast flach, lediglich aus Wachs und Docht bestehend, ist von enormem Nutzen, sobald Sie Ihren anstrengenden Tag beendet haben und sich an einem sicheren Ort befinden. Liegt die Außentemperatur weit unter O Grad, droht die Hypothermie, eine der schlimmsten direkten Auswirkungen der großen Kälte auf unsere Gesundheit. Wenn der Körper ihr zu lange ausgesetzt ist, kann er die für seine normale Funktionsfähigkeit angemessene Temperatur nicht mehr aufrechterhalten. Daher schwöre ich auf mein so einfaches Duo »Überlebensdecke/Kerze«.

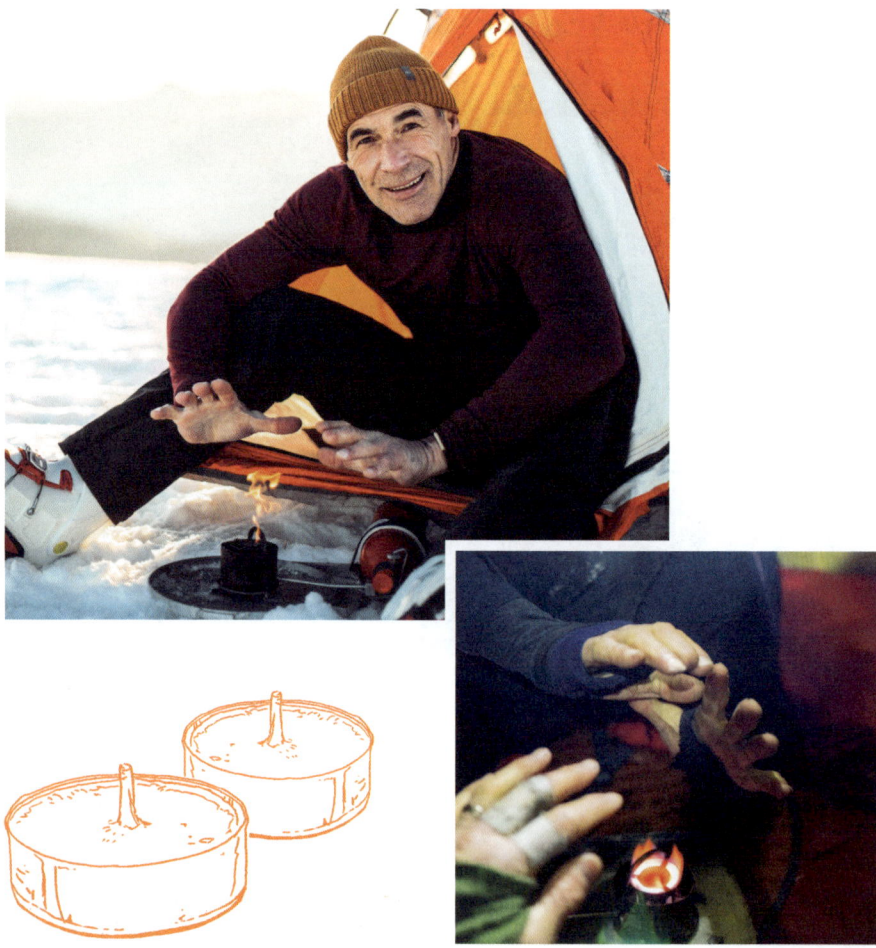

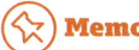 **Memo**

So erkennen Sie schnell die Symptome der Hypothermie

Wenn Ihre Körpertemperatur auf etwa 35 Grad absinkt, sind Sie in der Phase der Prähypothermie. Bevor sie schlimmer wird, verspüren Sie zunächst eine Art Unwohlsein, das schwer zu beschreiben ist, weil es sich bei jedem Menschen anders bemerkbar macht. Vielleicht fühlt es sich bei Ihnen so an, als bekämen Sie Fieber oder eine Angina ...

Diese Hypothermie kann zunächst »mild« verlaufen: Ihre Temperatur bewegt sich zwischen 32,5 und 35 Grad. Die Symptome verstärken sich, es kommt zu ersten Anfällen von Schüttelfrost, einzelne Körperteile – Ohren, Nase, Wangen, Finger und Zehen – sind plötzlich kalt, Hände und Füße gar taub, Sie fühlen sich immer schwerfälliger ...

Falls Ihre Temperatur weiter sinkt, ungefähr zwischen 28 und 32 Grad, macht sich die mangelnde Koordinierung im Körper bemerkbar. Sie haben Mühe, sich auszudrücken, sind sogar etwas verwirrt, zeigen möglicherweise ein anormales Verhalten, das Ihre Begleiter beunruhigen wird (auch diese Notsituation ist ein Beleg dafür, dass man nie allein aufbrechen sollte!), Ihr Urteilsvermögen ist eingeschränkt, Puls und Atmung beschleunigen sich. Trotzdem handelt es sich hierbei noch um eine gemäßigte Form der Hypothermie.

Diese verschlimmert sich, wenn Ihre Körpertemperatur unter 28 Grad fällt. Zweifellos haben Sie dann heftigeren Schüttelfrost, Ihr Blick scheint leer, Sie verlieren das Bewusstsein, die Atmung verlangsamt sich bis zum Atem- und Herzstillstand. Im Nu sind Sie tot ... Das wünsche ich niemandem.

EIN GEEIGNETER SCHLAFSACK

Die Wahl der Ausrüstung zum Übernachten bedarf höchster Sorgfalt. Ganz gleich, ob Sie in kalte oder in tropische Zonen reisen – Sie selbst beurteilen, was Ihnen am hilfreichsten sein könnte, um die klimatischen Bedingungen vor Ort zu bewältigen. Würde ich meinen Schlafsack präsentieren, fiele Ihnen auf, dass er keinen Reißverschluss hat. Wenn man einen solchen 808 Tage hintereinander öffnet und schließt, geht er sicher irgendwann kaputt. Ohne Reißverschluss muss ich nicht dabei zusehen, wie er immer schlechter funktioniert. Zur Anfälligkeit kommt das Gewicht hinzu, denn auch das Verschlusssystem wiegt etwas. Vor allem aber entstehen ohne Reißverschluss im Schlafsack kleine Zwischenräume, in denen sich die Körperwärme ausbreiten und mich gegen die durchdringende Kälte besser schützen kann.

Sämtliche Gegenstände, die mir auf einer Expedition dienen können, bewahre ich in einer Art Schuppen auf. Vielleicht mache ich daraus einmal ein Museum. Dort würde ich insbesondere jenen Schlafsack ausstellen, den ich während meiner Expedition »Arktos« – der Umrundung des nördlichen Polarkreises – benutzt habe: 20 000 Kilometer, zwei Jahre und drei Monate Anstrengung in bitterer Kälte. Aber das war ein lohnendes Ziel für mich, den kleinen Südafrikaner, angelockt von den extremsten Gebieten der Erde – Arktis und Antarktis –, die ich einfach bezwingen musste. Obwohl nur wenige meiner Landsleute die gleichen Bedürfnisse hatten wie ich, verspürte ich als Mann der Tropen eine immense Lust, den Schnee und das Eis zu entdecken … Daher war besagter Schlafsack wie mein zweites Zuhause.

Diese Geschichte ist nur ein Beispiel, um Ihnen zu verdeutlichen, dass man nichts dem Zufall überlassen, das Material ohne Zögern seinen Bedürfnissen anpassen, gegebenenfalls herumbasteln und erfinderisch sein soll. Sie werden mir nun erwidern, das sei ein Rat für erprobte Abenteurer, und mich fragen: Wie aber müssen Anfänger vorgehen?

Wenn Sie beschlossen haben, hohe Berge zu besteigen oder in extrem kalte Gebiete vorzudringen – der Jura könnte eine lohnende erste Erfahrung sein, nicht von ungefähr wird er »das kleine Sibirien« genannt –, wäre ein Daunenschlafsack zu empfehlen. Wollen Sie hingegen tropische Gegenden aufsuchen, so wählen Sie einen Schlafsack aus Kunstfasern, der trotz der hohen Luftfeuchtigkeit vor Ort nicht schwerer wird.

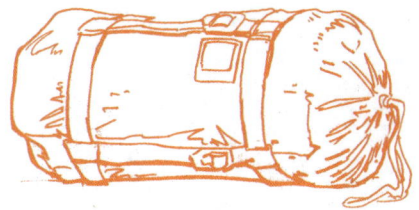

Legen Sie mehrere Schichten übereinander

Durch einen Blick in meinen Schlafsack würden Sie feststellen, dass sich darin ein zweiter befindet, ja sogar eine dritte »Hülle« nur für die Füße, damit sie mir nicht einfrieren. Bei minus 40 oder 50 Grad Celsius kann man im Schlafsack sterben, weil einem die umschließende und betörende Kälte paradoxerweise derart angenehm vorkommt, dass man wohlig einschläft und nie wieder aufwacht!

In einer solchen Umgebung müssen Sie wissen, dass die Feuchtigkeit ebenfalls verhängnisvoll sein kann. Um diesem Problem entgegenzuwirken, schmiege ich mich in einen Plastiksack im Innern des Schlafsacks, denn während des Schlafens schwitzt man und verliert mitunter bis zu einem Liter Flüssigkeit. Außerdem verwende ich eine Art Latz unterm Kinn, weil die ausgeatmete Luft gefriert und eine Eisschicht bildet. Der Latz verhindert, dass sie in die Daunen eindringt. Es genügt, das Eis morgens nach dem Aufwachen mit einer Bürste zu entfernen.

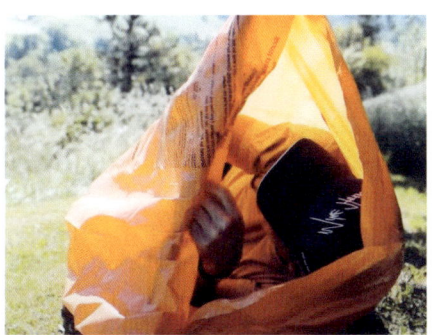

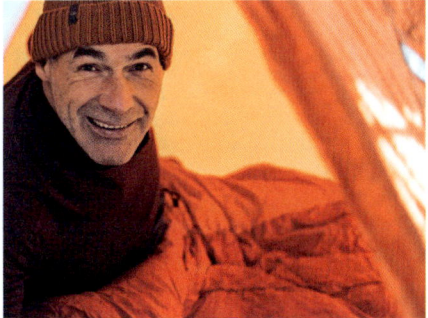

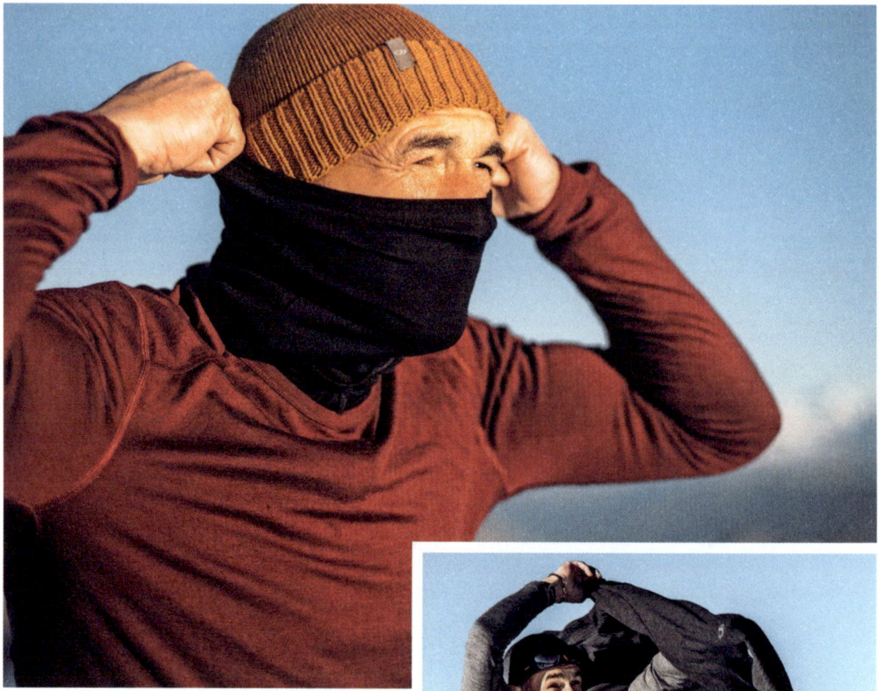

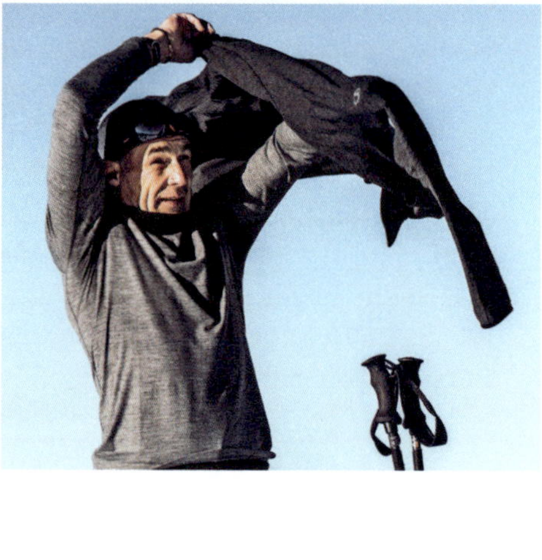

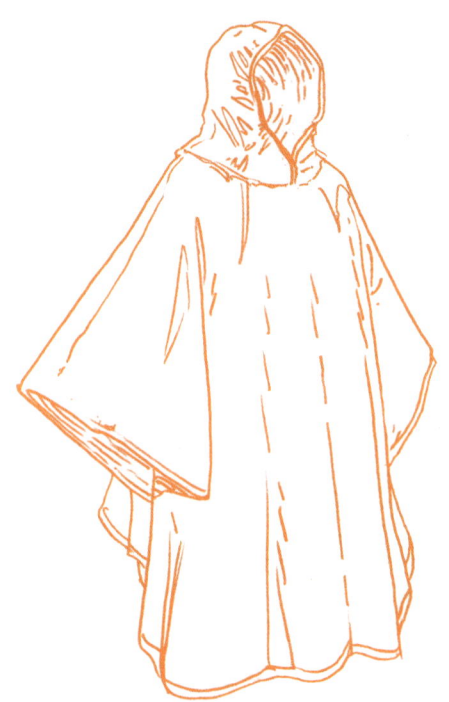

THERMOUNTERWÄSCHE

ⓘ

Ich benutze immer Unterhemden und -hosen aus Wolle; sie sind gesünder, natürlicher und riechen selbst nach mehreren Wochen unterwegs nicht unangenehm. Am besten erscheint mir die Unterwäsche aus neuseeländischer Merinowolle. Sie ist nicht nur wohltuend auf der Haut, sondern auch sehr bequem – warm, wenn es kalt ist, kühl, wenn es wärmer wird. Ob es um Sie geht, am Ende eines anstrengenden Tages, oder um eine andere Person, die Hilfe braucht gegen die Hypothermie – immer besteht das Ziel darin, sich schnellstmöglich aufzuwärmen. Falls Sie sich dennoch verkühlt haben, dann sicherlich deshalb, weil sich in Ihrer unwirtlichen Umgebung Eis, Schnee, Wind oder Regen miteinander vermischt haben ... Sich zu schützen ist gar nicht so einfach, zumal gegen den Regen, der die Kleidung nicht nur befeuchtet, sondern durchdringt, schwer macht und insbesondere die Organe abkühlt. Es heißt, Wind und Regen besäßen eine schreckliche Macht, denn sie lassen die Körpertemperatur weitaus schneller sinken als andere meteorologische Bedingungen – 14-mal schneller, behaupten einige Spezialisten, die deshalb dringend empfehlen, ein Maximum an Kalorien zu verbrennen, um sich dagegen zu wappnen.

Im Zelt angelangt, muss man umgehend trocken werden. Zu diesem Zweck habe ich stets eine äußerst elastische Unterwäsche bei mir, die sich sämtlichen Körperformen anschmiegt. Zunächst ist also der Körper abzutrocknen, Ihr eigener oder der des Menschen, dem Sie zu Hilfe kommen. Die feuchten Kleidungsstücke müssen rasch entfernt und durch trockene ersetzt werden. Sobald die spezielle Unterwäsche übergezogen ist, die den Beinamen »Thermo« trägt, weil sie vor großer Kälte schützt und angenehmerweise sowohl schweiß- als auch geruchshemmend wirkt, fühlt man sich in kürzester Zeit wohler.

EIN KLEINER PONCHO

ⓘ

Ein weiteres, ebenso leichtes wie schlichtes Kleidungsstück. Vielleicht haben Sie es schon einmal auf Sportveranstaltungen oder Musikfestivals gesehen. Auf den Rängen oder am Straßenrand entfalten Zuschauer bei starkem Regen diesen Poncho aus Kunststoff, der Kopf und Körper bedeckt. Für alle Fälle nehme ich immer einen mit. Über Ihrer trockenen Kleidung und dem Rucksack getragen, sind seine Vorteile als Wind- und Kälteschutz unbestreitbar.

EIN SPEZIELLES FEUERSET

Während der bereits erwähnten Expedition »Arktos« um den Polarkreis ist eines Tages mein Zelt abgebrannt. Da mir kein zweites zur Verfügung stand, musste ich in der Eile ein Iglu bauen. Das war ein zeitaufwendiges und mühsames Unterfangen, aber nach der Fertigstellung schlüpfte ich ins Innere. Zum Glück hatte ich meine Überlebensdecke und meine Kerze, die nur noch angezündet werden musste. Aus diesem Grund nehme ich neben anderen, absolut unverzichtbaren Gegenständen stets ein Feuerzeug, einen Feueranzünder sowie Streichhölzer mit.

Feuerstein

Dieser altertümlichen, wenn nicht prähistorischen Methode bediente ich mich auf meinen großen Expeditionen, insbesondere als ich mit dem *Hydrospeed* den Amazonas stromabwärts durchschwamm oder entlang des Äquators die Erde umrundete. Selbst wenn der Feuerstein feucht ist, kann man damit immer etwas Brennbares anzünden. Unter der Bezeichnung »Feueranzünder« finden Sie ihn in Fachgeschäften.

Ein solches Werkzeug ist nicht leicht zu handhaben, vor allem, wenn man keine Erfahrung damit hat. Um das gewünschte Resultat zu erzielen, muss die Reibfläche in einem Winkel zwischen 30 und 45 Grad über dem Feuerstein platziert werden. Dann reibt man und übt dabei ein wenig Druck aus. Auf diese Weise sollte es Ihnen gelingen, schöne, große Funken zu erzeugen und in wenigen Minuten ein Feuer zu entzünden.

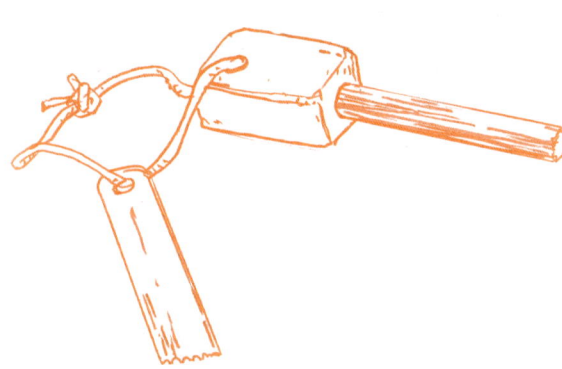

Wasserfeste Streichhölzer

Diese Streichhölzer gehören zu Plan B. In einem wasserdichten Behälter verwahre ich sie zusammen mit meinen Feueranzündern. Die besonderen Holzstäbchen können selbst in feuchtem Zustand angezündet werden. Zweifellos ein großer Vorteil, allerdings sollten Sie sie vor Reiseantritt ausprobieren. Einige brennen nämlich sehr schnell ab.

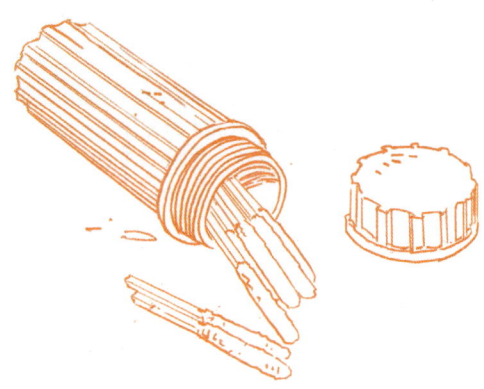

Sturmfeuerzeug

Das Sturmfeuerzeug gilt als das am einfachsten zu handhabende und wahrscheinlich zuverlässigste Hilfsmittel. Insbesondere, weil es wasserfester ist als ein normales Feuerzeug, vor allem aber, weil es auch bei heftigem Wind seine Flamme aufrechterhält. Ebendeshalb nehme ich immer eins mit. Am besten sind jene mit elektrischem Lichtbogen, die bei jeder Witterung benutzt und teilweise mit einem USB-Stecker neu aufgeladen werden können. Daher sind sie Gas- oder Benzinfeuerzeugen vorzuziehen, die man nachfüllen muss – wie etwa das gute alte Zippo der amerikanischen Soldaten.

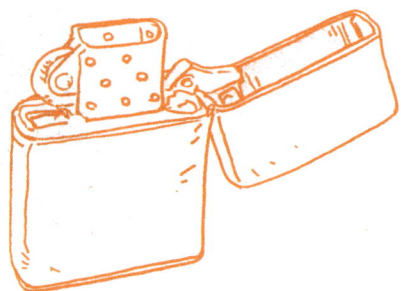

EIN GUTES MESSER

In meinem Rucksack – ja sogar in meinem Alltag – trage ich stets ein gutes Messer bei mir. Aufgrund seiner vielseitigen Verwendungsmöglichkeiten ist es ein Werkzeug im beinah ursprünglichen Sinne. Leicht, mit fein geschliffener Klinge, sind seiner Nützlichkeit keine Grenzen gesetzt. Um Nahrung oder Gegenstände zurechtzuschneiden oder Kleidungsstücke zu zerteilen im Falle einer Verletzung – etwa bei einem Bein- oder Armbruch –, wenn man schnell und sachgemäß handeln muss, ist das Messer am besten geeignet. Anstatt ein T-Shirt oder eine Hose mühsam auszuziehen, zerschneidet man sie lieber, was übrigens die Rettungskräfte tun, sobald sie einem Opfer zu Hilfe kommen. Ebenso verhält es sich bei einem verstauchten oder gebrochenen Knöchel, der vielleicht in einem nassen Schuh steckt und stabilisiert werden muss. Auch dann ist es ratsamer, die Schnürsenkel rasch zu durchtrennen, um den Fuß befreien zu können.

Klappmesser mit mehreren Klingen

Unterwegs habe ich immer mehrere sogenannte »Schweizer Taschenmesser« bei mir, einfach zu bedienen und ausgestattet mit einem griffigen Schaft. Sie sind robust, rutschen nicht aus der Hand, und ihre verschiedenartigen Klingen ermöglichen die Ausführung zahlreicher Arbeitsvorgänge. Am meisten schätze ich jene, die sogar über einen Korkenzieher verfügen! Nützlich ist er jedoch nur, wenn Sie den Erfolg Ihres Unternehmens feiern möchten – oder Ihre Stimmung heben an einem Tag, da sie den Tiefpunkt erreicht hat.

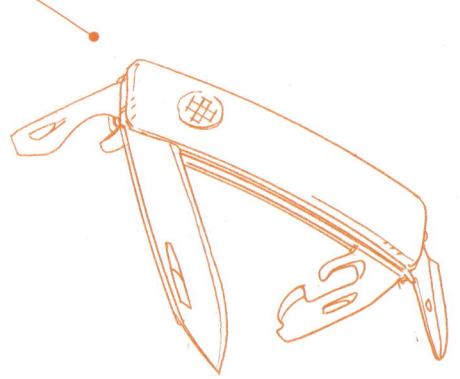

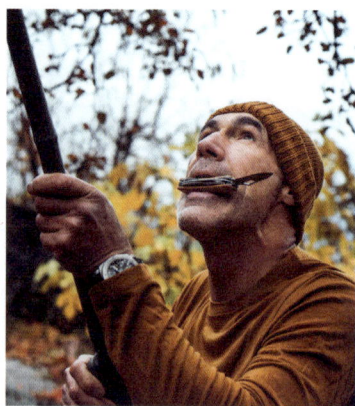

Machete

Um beispielsweise einen Urwald zu durchqueren, brauchen Sie unbedingt eine Machete. Sie ist Ihre Waffe, Ihre Krücke, Ihre Freundin. Aber in der Wildnis kann sie, bestehend aus Metall (Klinge) und Holz (Griff), irgendwann zerbrechen. Ohne Machete ist man jedoch hilflos. Daher nehme ich immer eine zweite mit, obwohl ich fast zwanghaft darauf achte, mein Gepäck nicht zu überladen.

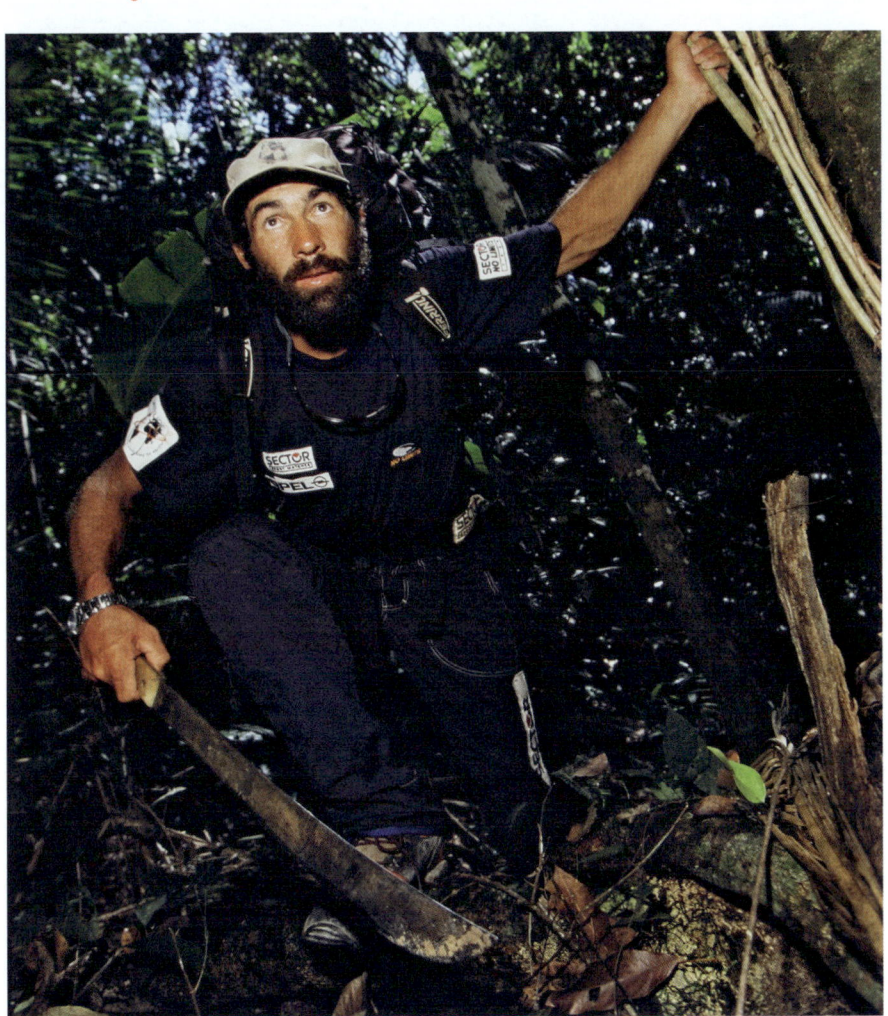

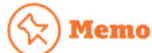

Memo

Seien Sie wählerisch bei Ihrer Auswahl

Für extreme Expeditionen ohne Beistand empfehle ich Ihnen also – obwohl man sich niemals überladen darf –, bestimmte, besonders wichtige Hilfsmittel sogar in zweifacher Ausführung mitzunehmen. Allerdings habe ich keine zusätzliche Unterwäsche dabei, weil sie das Gewicht erhöhen und mir nichts bringen würde. Während der gesamten Expedition trage ich die gleiche Unterbekleidung – Unterhose und T-Shirt –, welche ich regelmäßig wasche. Außerdem packe ich nur ein Fischernetz ein, dafür aber mehrere Angelhaken, die, falls das Netz zerreißt, seinen Zweck erfüllen. Darüber hinaus kann ich meine eigenen Waffen anfertigen, etwa eine Harpune, um damit nach Nahrung zu jagen. Ich suche mir einen geraden Zweig aus hartem Holz, stutze und spitze ihn. Nach Benutzung der selbstgemachten Harpune lasse ich sie an Ort und Stelle zurück, wohl wissend, dass ich bei Bedarf eine andere herstellen werde. Derlei Hinweise betreffen den Aufenthalt im Urwald …

Wenn ich zu einem der Pole aufbreche, verhält es sich ganz ähnlich, und obwohl ich viel Gepäck auf meinen Schlitten laden kann, bin ich in meiner Auswahl sehr streng. So nehme ich nie ein Ersatzzelt mit, was womöglich riskant ist. Ich vertraue den mitgeführten Gegenständen. Bisher war das völlig ausreichend. Nichtsdestotrotz verfüge ich über ein Reparaturset, um das Zelt wieder instand zu setzen. Falls eine Stange bricht oder der Stoff reißt, muss ich in der Lage sein, das Problem zu lösen, davon hängt mein Überleben ab. Gibt hingegen der Campingkocher plötzlich den Geist auf, nachdem ich 20 Stunden lang bei einer Außentemperatur von minus 40 Grad marschiert bin, besteht die Gefahr zu verdursten, weil ich Schnee oder Eis nicht schmelzen und in Wasser umwandeln kann. Also transportiere ich auch einen zweiten Kocher, wiewohl der Schlitten dadurch schwerer wird. Dasselbe gilt für die Batterien. Sollten sie versagen, wäre ich von jeglicher Kommunikation abgeschnitten. Deswegen habe ich mehrere davon in Reserve.

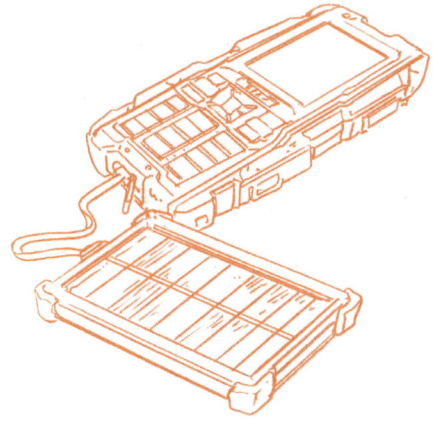

ALL-TERRAIN-TELEFON

Ein normales Mobiltelefon wird den unterschiedlichen Witterungseinflüssen und Extremsituationen während einer Expedition nicht lange standhalten. Zum Glück gibt es Telefone, die für solche Bedingungen entwickelt wurden. An externe Akkus mit langer Laufzeit angeschlossen, funktionieren sie auch, wenn Hände und Display feucht sind.

Unterwegs ist es Pflicht, die anderen auf dem Laufenden zu halten. Wenn ich im Falle eines Problems nach zehn Tagen keine Nachricht gegeben habe, wenn niemand weiß, wo ich mich befinde, sinkt die Wahrscheinlichkeit rapide, dass jemand nach mir sucht oder zu meiner Rettung herbeieilt. Wer einen Ozean überquert, eine Wüste oder einen Urwald durchwandert, löst bei denen, die ihn gedanklich oder logistisch begleiten, zwangsläufig tiefe Besorgnis aus. Es hat daher oberste Priorität, ihnen regelmäßig Nachrichten zukommen zu lassen. Sie über Route, Fortgang und Zielort ebenso zu unterrichten wie über das Datum der Rückkehr, ist die erste Gewähr für ein gelungenes Abenteuer. Allerdings kann die Kommunikation eingeschränkt sein. Es besteht kaum die Möglichkeit, lange Gespräche zu führen und den Nächsten detailliert seinen Tagesablauf mitzuteilen. Deshalb rate ich Ihnen dringend, vor der Abreise bestimmte Tastenkürzel auf Ihrem Telefon zu speichern. So sparen Sie im Notfall kostbare Zeit. Außerdem können Sie, so wie ich, mit Ihren Nächsten ein Codesystem vereinbaren. Legen Sie fest, welche Nachricht welcher Zahl entspricht, um schnell Ihre Lage zu signalisieren. Beispielsweise 1 für »Alles in Ordnung«, 2 für »Ich mache eine Pause«, 3 für »Ich habe mich verirrt«, 4 für »Ich bin in Gefahr« und so weiter.

ÜBERLEBENSAUSRÜSTUNG

Stets trage ich das Nötige bei mir, um gegen Verletzungen und andere Übel, die mir widerfahren könnten, gewappnet zu sein. Das ist eine weitere, extrem wichtige Maßnahme. Daher würde ich Ihnen, auch wenn Sie kein Arzt sind, dasselbe empfehlen, selbst bei einem Ausflug von nur zwei Tagen.

Reiseapotheke

Legen Sie folgende Artikel in die Arzneitasche: ein wenig Sonnencreme, besonders wenn Sie eine sehr weiße Haut haben, sowie eine besonders feuchtigkeitsspendende Creme, um dem Wind zu trotzen, der die Haut schnell austrocknet und kleine, schmerzhafte Risse verursacht. Fügen Sie außerdem eine klappbare Zahnbürste im Etui bei, eine Minitube Zahnpasta, eine entzündungshemmende Creme, einige Mullkompressen, ein Hautschutzgel gegen Blasen und ein wirksames Desinfektionsmittel.

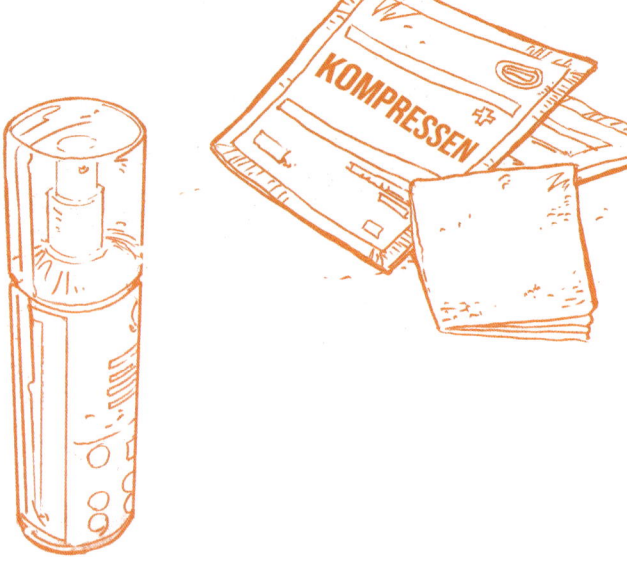

Handtuch

Nehmen Sie ein Handtuch aus Mikrofaser mit, um sich abzutrocknen, nachdem Sie ein Gewässer durchquert, sich gewaschen oder in einer feuchten Gegend aufgehalten haben. Die Mikrofaser besitzt die außergewöhnliche Eigenschaft, Feuchtigkeit schnell zu absorbieren, wodurch Ihnen deren unangenehme Gerüche erspart bleiben. Darüber hinaus ist dieser Stoff besonders dicht und leicht.

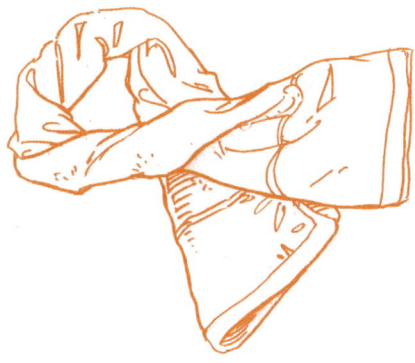

Bio-Toilettenpapier

Ich habe es aus zwei Gründen bei mir: wegen seines üblichen Gebrauchs, um nach dem Verrichten der Notdurft nicht allzu viele Spuren zu hinterlassen, aber auch, weil es im Falle einer Verletzung, zumal einer Schnittverletzung, von großer Hilfe ist. Ungeachtet der gewählten Strecke und des anvisierten Ziels passiert es häufig, dass man sich die Haut aufschlitzt, manchmal sogar sehr tief. Gerade vor wichtigen Unternehmungen muss die Wunde unbedingt gereinigt werden.

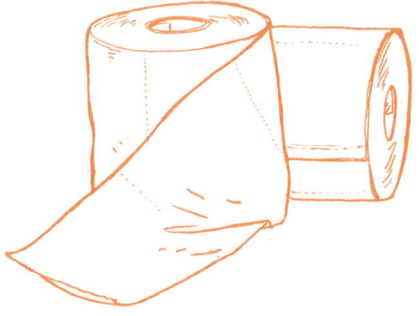

Armband aus Fallschirmschnur

Straff geflochten ist dieses Armband, das ich ziemlich elegant finde, ein Segen. Wenn Sie es entflechten, verfügen Sie über eine gut 7 Meter lange Schnur, die insbesondere dafür benutzt wird, nötigenfalls eine Schiene an einem gebrochenen Körperglied zu befestigen. Dadurch sind die Bewegungen viel weniger schmerzhaft, eben weil Knochen und Gelenk nicht direkt aneinanderreiben.

Einige werden mir vielleicht entgegenhalten, es genüge, ein paar Zweige abzuschneiden und daraus eine viel natürlichere Schiene zu fertigen. Aber vergessen Sie nicht, dass Sie sich in einem Gebiet ohne Bäume wiederfinden könnten, zumal in höheren Lagen. Erwägen Sie bei der Wahl des Armbands genau die einzelnen Optionen. Manche Modelle verfügen über einen integrierten Kompass, andere über eine Trillerpfeife oder einen Karabinerhaken, wieder andere bieten all diese Zubehörteile.

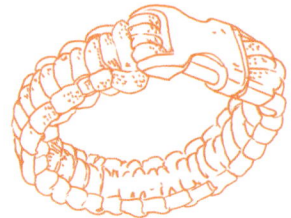

Kabelbinder

Normalerweise ist das ein Hilfsmittel, um Gegenstände zusammenzubinden, aber es kann auch dazu dienen, einen gerissenen Taschenriemen zu reparieren, einen abgenutzten Schnürsenkel zu ersetzen oder sogar eine Befestigungsschlaufe am Gurtzeug zu improvisieren. Auf Expeditionen habe ich immer drei oder vier dieser kleinen Plastikbänder bei mir, die, sobald ihre Enden zusammengefügt sind, den gewünschten Umfang annehmen und sich, einmal festgezurrt, nicht mehr bewegen. Außerdem dienten sie mir in einigen verzweifelten Situationen als Druckverband, um starke Blutungen zu stoppen, wenngleich ich dieses Verfahren nicht weiterempfehle.

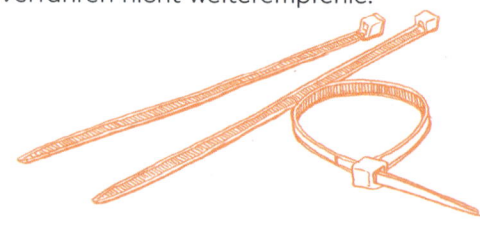

Superkleber

Zwar befürworte ich den Superkleber nicht als Pflegeprodukt, doch bestimmte Notfälle lassen einem manchmal keine andere Wahl. Daher nehme ich ihn routinemäßig mit, denn er wirkt sehr schnell, selbst bei Verletzungen. So lasse ich auf eine offene, große Wunde ein wenig Klebstoff aus der Tube tröpfeln. Indem man die Wunde dann fest zusammenpresst und den Druck einige Sekunden oder gar Minuten beibehält, schließt sie sich wieder. In solch kritischen Situationen kann der Superkleber eher aushelfen als das Nähen der Wunde, was an sich schon nicht einfach ist (besonders wenn man es am eigenen Körper vornimmt). Darüber hinaus mag er nützlich sein, um eine undichte Stelle im Fahrradschlauch oder in der Zeltwand mit einem Flicken zu verkleben.

Ich erinnere mich an den französischen Berufssegler Bertrand de Broc, der sich während der Vendée Globe – jener Regatta rund um die Welt für Einhandsegler ohne Zwischenstopp und ohne Unterstützung – aufgrund eines falschen Manövers die Zunge aufgeschlitzt hatte. Es gelang ihm, sie selbst wieder zusammenzunähen – ausgestattet mit einer Nadel, einem Faden und einem Spiegel, um zu sehen, was er da gerade tat, und indem er die Ratschläge eines Arztes aus der Ferne Wort für Wort befolgte. So konnte er seine Ziele erreichen und die Regatta bis zum Ende durchführen ...

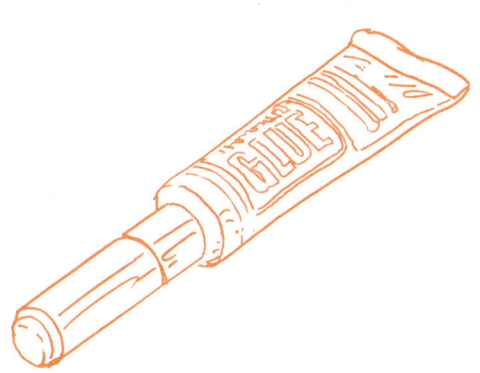

Eine Schiene für Notfälle

Ob Sie allein unterwegs sind oder mit einer kleinen Gruppe – in der freien Natur können sich schwere Unfälle ereignen. Sie haben gesehen: Das Messer ermöglicht, Zeit zu gewinnen und reinen Tisch zu machen, das Toilettenpapier dient dazu, erste Maßnahmen zur Desinfektion von Wunden zu ergreifen, aber wenn Sie mit einer größeren Verletzung konfrontiert sind – etwa einem gebrochenen Hand- oder Fußgelenk –, braucht es eine Schiene, um den Bruch zu stabilisieren. Jene, die ich dabeihabe, ist flexibel und kann beispielsweise um den Arm herum angelegt werden, wodurch sie genau die Stelle stützt, an welcher der Schmerz am stärksten ist. Auch bei einer Verletzung am Hals oder Nacken mag sie sich als besonders nützlich erweisen. In diesem Fall formt man sie dank ihrer Elastizität zu einer Kinnstütze, um dem oberen Teil der Wirbelsäule Halt zu geben.

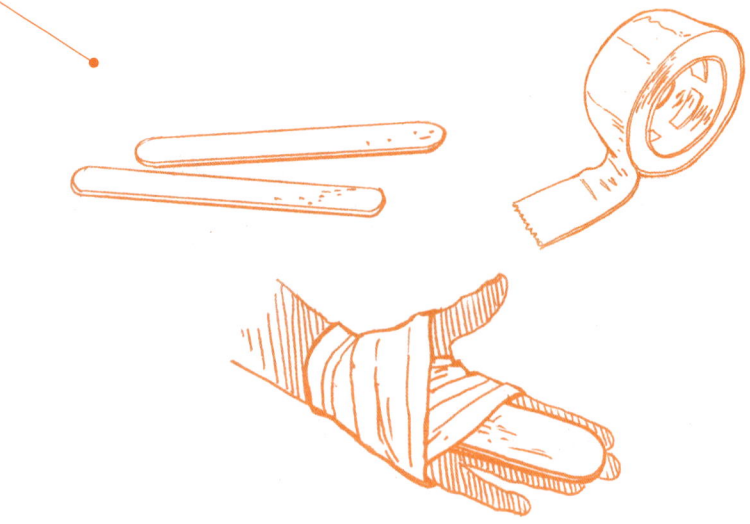

So einfach ist das also. Wenn Sie sich richtig informieren, recherchieren und das beste Material aussuchen, haben Sie optimale Chancen, das gesetzte Ziel zu erreichen. Sobald all diese Bestandteile zusammengestellt, untersucht und überprüft worden sind und man sie zu handhaben weiß, kann das Abenteuer beginnen.

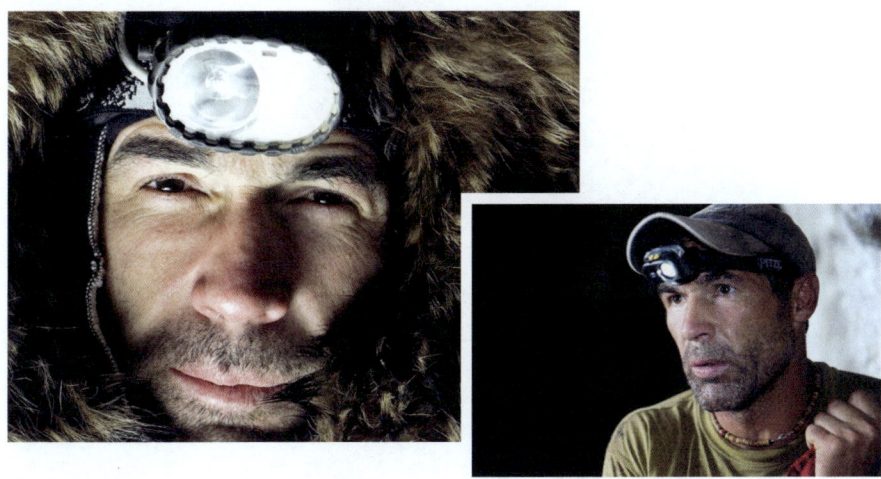

STIRNLAMPE

ⓘ

Sie ist vielleicht eines der wichtigsten Utensilien auf der Expedition. Die Nacht wird mindestens die Hälfte Ihrer unterwegs verbrachten Zeit ausmachen, ja fast die ganze, sollten Sie im Winter zum Nord- oder Südpol aufbrechen. Und wenn Sie nichts sehen, sind Sie übel dran. Daher nehme ich immer eine Stirnlampe sowie eine zweite Lithiumbatterie mit, die ich regelmäßig auflade, um sie sofort zur Hand zu haben, wenn die erste allmählich schwächer wird ... Jedenfalls geht dieser Prozess langsamer vonstatten als bei einer normalen Batterie, die rasch ihre Kapazität verliert, was Laufzeit und Leistung betrifft – vor allem in Gegenden, in denen große Kälte herrscht, aber das ist unvermeidlich. Sorgen Sie also vor.

Außerdem trage ich eine gewöhnliche Taschenlampe bei mir, die man überall im Handel findet und die sich als durchaus nützlich erweisen könnte – zur eigenen Beruhigung oder um denjenigen, die nach einem suchen, Lichtsignale zu senden. Denn auch daran muss man denken.

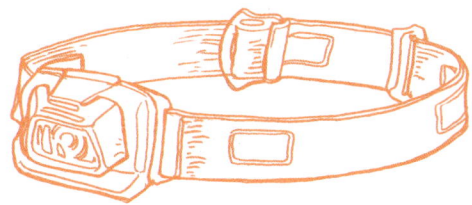

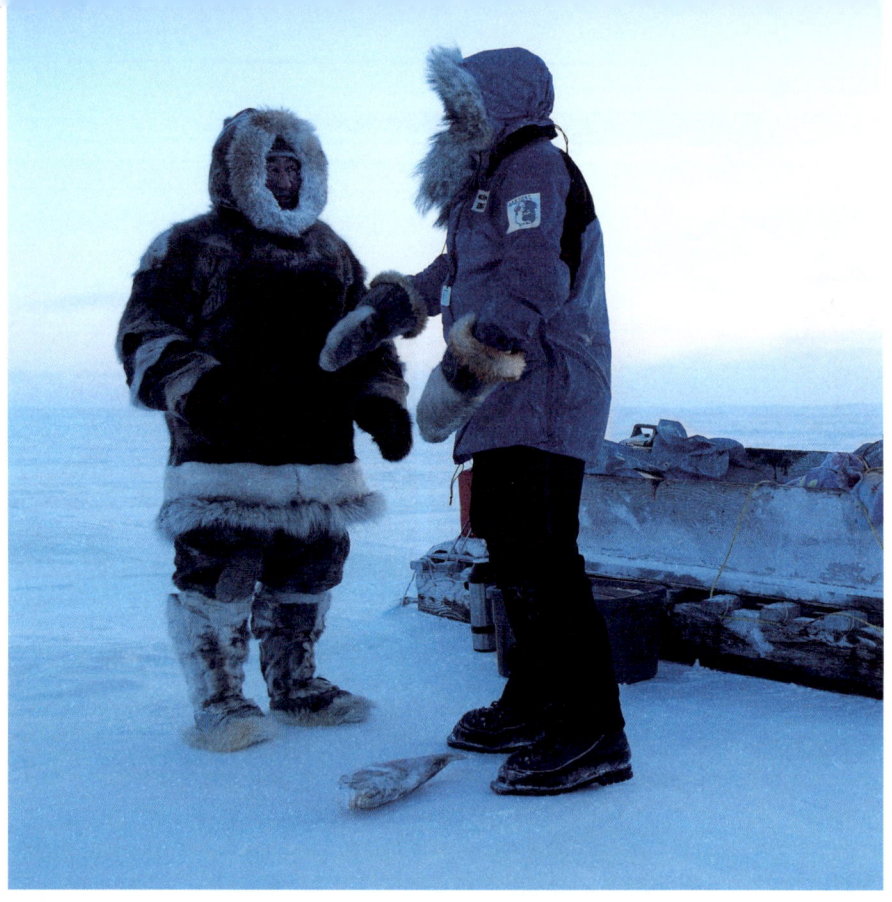

3 Zum Umgang mit den eigenen Ressourcen

Nach dem Aufbruch zu Ihrer Expedition, egal wie lange diese dauert, müssen Sie die Fähigkeit besitzen, mit Unwägbarkeiten zurechtzukommen – wechselnden Wetterbedingungen, unterschiedlichen Hindernissen, beschädigten oder zerstörten Ausrüstungsgegenständen, mehr oder weniger schweren Verletzungen –, und daher sowohl reaktionsschnell als auch effizient sein. Vor allem aber müssen Sie Ihren Alltag unterwegs ebenso bewältigen wie die lebenswichtigen Funktionen, die er beinhaltet.

Damit meine ich die natürlichen Bedürfnisse des Menschen. Diese sind in der Wildnis die gleichen wie im täglichen Leben, jedoch mit größeren Risiken und Gefahren verbunden. Kurzum, wir müssen essen, trinken, ausruhen und schlafen. Wir sind keine Roboter, die tagelang marschieren können, ohne anzuhalten, sich zu ernähren, mit Wasser zu versorgen oder eine Pause einzulegen. Niemand würde das durchstehen, nicht einmal diejenigen, die am besten trainiert sind.

Um es noch einmal zu wiederholen: Das Schlüsselwort lautet »Disziplin«. Man muss sich Fristen und Beschränkungen setzen: Was werden Sie frühstücken? Wann und wie lange werden Sie weitermarschieren? Ich selbst bewege mich zwei Stunden fort, halte dann inne, lade mit einfachen, kalorienreichen und leicht verdaulichen Nahrungsmitteln meine innere Batterie auf und ziehe erneut los ... Am Ende des Tages – die Anstrengung nicht übertreiben! – wählen Sie die richtige Stelle aus, um zu kampieren, schlagen mit geübten Handgriffen das Zelt auf – gerade in Polarregionen muss man sehr versiert sein und blitzschnell handeln, um nicht zu erfrieren –, suchen Trinkwasser, um die Mahlzeit vorzubereiten, essen etwas Warmes, um die Kräfte wiederherzustellen, schlafen mindestens fünf Stunden und so weiter. Auch das ist nur ein Beispiel. Entsprechend dem Ort, an dem Sie sich gerade befinden, dem herrschenden Klima und Ihrer körperlich-seelischen Verfassung können diese Abläufe den eigenen Bedürfnissen angepasst werden. Darauf sollten Sie genau achten. Denn aufgeben zu müssen, weil Sie nicht einhalten können, was Sie sich vorgenommen haben, ist nie die angenehmste Wahl, wenn auch manchmal die einzige, die einem bleibt.

Hinsichtlich der materiellen Ressourcen fällt es ebenfalls schwer, eine allgemeingültige Vorgehensweise zu formulieren ... Wie alles andere hängt natürlich auch dieser Aspekt von dem Projekt ab, das Sie ins Auge gefasst haben, und dem Gebiet, in das Sie sich begeben möchten.

FÜR EINE EXPEDITION AUF DEM MEER

Während meiner maritimen Expedition »Breitengrad O« musste ich beim Essen auf nichts verzichten. Ich besaß alles, was ich brauchte. Meine inzwischen verstorbene Frau hatte sich um meine Ernährung gekümmert, mir einen Vorrat an Konservendosen für mehrere Personen angelegt, außerdem köstliche Speisen zubereitet, um damit liebevoll Dutzende Plastikbehälter zu füllen, die dann luftdicht verschlossen werden konnten: Rösti, Couscous, getrocknetes Fleisch, Reis, Nudeln, Gewürze, Sardinen, getrocknete Pilze, Fruchtsalate, Müsli, Popcorn – nichts war mir verboten, ich fühlte mich wie ein Prinz auf Reisen ...

Wenn ich diese Erinnerung mit Ihnen teile, dann deshalb, weil ein Boot gleich welcher Art trotz allem über weitaus mehr Platz verfügt als jedes andere Transportmittel, das ich während meiner Expeditionen benutzt habe. Bei meiner Weltumrundung entlang dem Äquator bin ich dreimal allein gesegelt. Es ging mir darum, nacheinander die drei Ozeane zu überqueren, die unsere Kontinente umgeben, obwohl ich bis dahin kaum Erfahrungen auf dem Meer gesammelt hatte. Zuerst den Atlantik von Gabun bis Brasilien, anschließend den Pazifik zwischen dem Äquator und Indonesien; von dort bis Kenia nahm ich es dann mit dem Indischen Ozean auf.

Mein Segelboot, ein kleines Mehrrumpfboot mit einer Länge von acht Metern, war von bescheidenen Ausmaßen, doch völlig ausreichend für eine Person. Ich hatte nur wenig bei mir: Ersatzteile, falls etwas zu Bruch ging, Seile, einige Geräte in zwei- oder gar dreifacher Ausfertigung, etwa das Autopilotsystem, daneben Solarmodule und ein kleines Windrad für die Erzeugung der nötigen Energie, insbesondere um die Nachrichtenübermittlung zu gewährleisten und mich so bei meiner Familie melden oder gegebenenfalls die Teamkollegen informieren zu können – und natürlich den Proviant.

FÜR EINEN MARSCH DURCH DEN URWALD

In Südamerika, Asien oder Afrika musste ich mehrere Savannen durchqueren, in denen es nur so wimmelte vor Tieren, die wilder waren als der Wildeste unter den Menschen. Ich habe Ihnen bereits erzählt, dass ich mir sämtliche Pflanzen und Tiere gemerkt hatte, die mir gefährlich werden konnten. Ständig schaute ich ins Innere meiner Schuhe, um sicher zu sein, dass sich kein Biest darin befand. Ich reiste mit leichter Ausrüstung: Rucksack, Hängematte samt integriertem Moskitonetz, zwei Buschmesser, Kommunikationsgeräte … Mückenschutz kauft man besser vor Ort, da die Mückenarten nicht überall die gleichen sind. Essen und Trinken wurden größtenteils improvisiert – ich musste jagen, angeln und jeden Tag reichlich Mühe aufwenden, um mich mit Wasser zu versorgen.

FÜR EIN ABENTEUER IM POLARGEBIET

In die Arktis und Antarktis bin ich oft mit einem oder zwei Schlitten aufgebrochen. Trotz dieses beschränkten Platzes konnte ich alles Nötige mitnehmen: Nahrung, Zelt, Skiausrüstung, Drachen, Solarmodule, Küchengeräte,
Brennstoffflaschen für den Campingkocher sowie Feuerzeuge und Streichhölzer, eine Thermosflasche, eine Schaufel, Ski- und Wanderstiefel, nicht zu
vergessen einige Kleidungsstücke zum Wechseln. Müsste ich mein übliches
Outfit beschreiben, so setzt es sich aus mehreren Lagen zusammen: auf der
Haut reine Wolle, darüber eine Schicht aus dichterem Polarfleece, zusätzlich eine aus synthetischen Fasern; dazu eine wasserdichte Hose mitsamt
Parka, des Weiteren Polarhandschuhe, Mütze und Gesichtsmaske gegen
die Kälte. All diese Dinge mussten ziemlich leicht sein, damit ich so schnell
wie möglich vorankommen konnte.

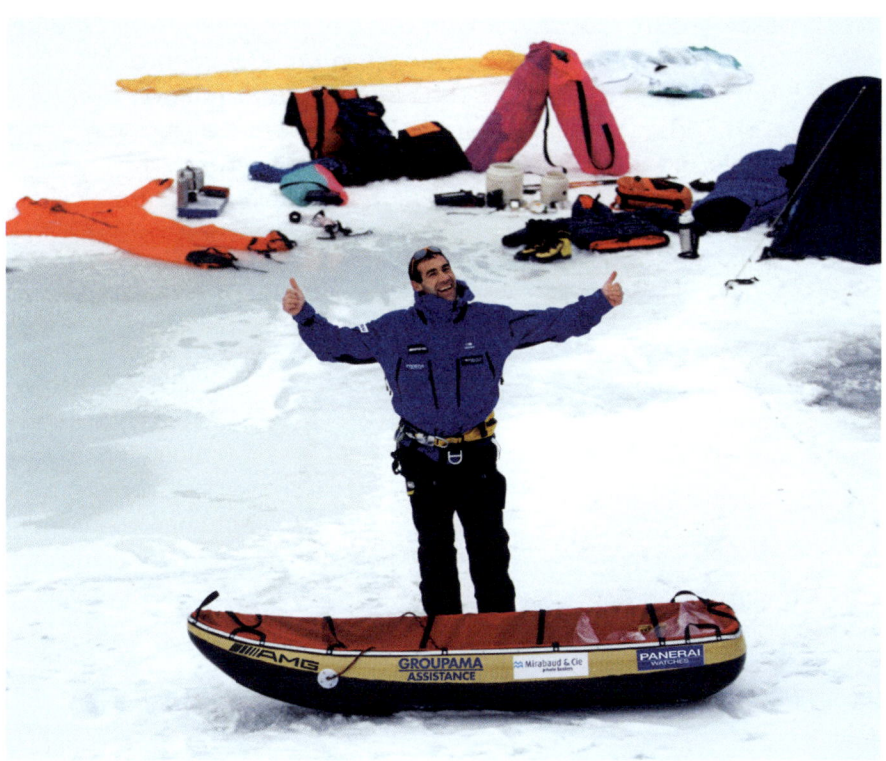

Bei meiner ersten Polarexpedition hat Børge Ousland meine Ausrüstung überprüft und entsprechende Urteile gefällt: »Das ja, das nicht; das da wird vielleicht funktionieren.« Während er mit dem Taschenmesser die Gummibänder meiner Fäustlinge durchschnitt, erklärte er mir, nichts dürfe meinen Blutkreislauf beeinträchtigen, damit die Finger nicht erfrieren. »Du musst in deine Handschuhe hineingleiten wie ein Auto in die Garage.« Als er dann mein Zelt untersuchte, forderte er mich auf, intensiv zu üben, es in weniger als 40 Sekunden aufzuschlagen. »Wenn's länger dauert, bist du bei minus 40 Grad ein toter Mann!«, fügte er eiskalt hinzu. Das größte Geschenk war, dass er mir jenes Paar Stiefel gab, in dem er seine Heldentaten am Pol vollbracht hatte. Riesige Treter, sechs Größen über meiner, die den Füßen reichlich Platz ließen, zusammen mit verschiedenen isolierenden Socken und weiteren notwendigen Schutzhüllen, die ich überstreifen sollte. »Ich möchte, dass du mit allen deinen Zehen zurückkehrst«, sagte er zu mir.

Obwohl der verfügbare Platz begrenzt war, konnte ich mich mit einigen Dingen doppelt oder mehrfach ausrüsten (zwei Paar Ski, zusätzliche Drachenschnüre), falls eines davon zu Bruch oder verloren ginge. Von daher ist es psychologisch ein großer Rückhalt, dass sich die Last, die ich übers Eis ziehe, im Lauf der Tage verringert, da die Essensrationen ebenso allmählich aufgebraucht werden wie der Brennstoff, den ich jeden Abend zum Befeuern des Kochers benutze. Allein die Gewissheit, dass das beförderte Gewicht immer mehr abnimmt, beschert einem tiefe Erleichterung.

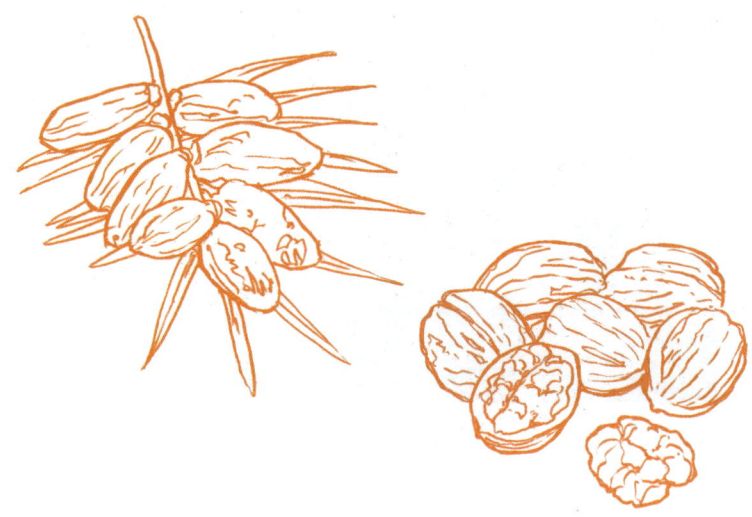

VORRÄTE FÜR UNTERWEGS

Das ist ein kleiner Zusatz, denn Sie werden sich auch mit dem abfinden müssen, was die Natur Ihnen direkt anbietet. Das Essbare, das ich mir beschaffen kann, gibt es vor Ort – Fische, die ich angle oder mit der Harpune jage, Tiere, die ich in eine Falle locke, kleine Kaimane, die ich mit bloßen Händen zu fangen weiß; außerdem Blätter, Beeren, Früchte und sonstige Nahrungsmittel, die ich bisweilen entdecke. Ich spreche hier von Gegenden, in denen die Natur wohlwollend und fast großzügig ist. In Gletscherzonen hingegen, ob polar oder alpin, verhält es sich ganz anders, da dort kaum Nahrung zu finden ist. Also nehme ich mit, was mir notwendig erscheint, um in völliger Autonomie zu leben. Daher die Schlitten, die ich hinter mir herziehe – schwer zu Beginn, leichter bei der Ankunft, eben weil die Ladung zum größten Teil aufgebraucht wird … Das betrifft sogar die Rucksäcke, mit denen ich mich ausrüste, sobald ich zu den höchsten Gipfeln aufbreche. Da ich dort niemals allein bin, ist es möglich, die Last unter mehreren Personen aufzuteilen oder um die Unterstützung von Sherpas zu bitten. Wenn jedoch der Weg zu den Gipfeln weit ist, kann man Ausrüstung und Proviant in Höhencamps zurücklassen. Ich mag es nämlich, schnell und unbeschwert zu klettern.

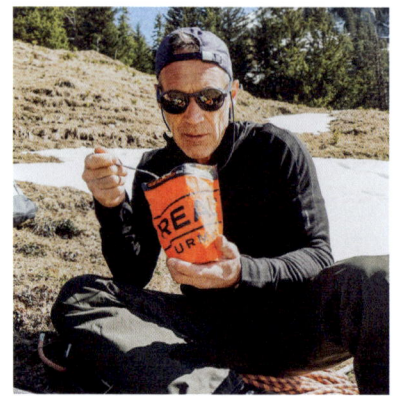

"

Bei meinen Vorbereitungen für die Expedition zum Nordpol musste ich alles einpacken, wovon ich mich während langer, eisiger Polarnächte ernähren würde. In großer Kälte ist es der Körper, der die Kleidung wärmt, nicht umgekehrt. Gemäß meinen Berechnungen brauchte ich ungefähr 7000 Kalorien pro Tag – das entspricht 1,2 Kilogramm Nahrung! Multipliziert mit 70 Tagen – 60 geschätzte Tage plus zehn als Zeitpuffer – ergab das ein Gesamtgewicht von etwa 90 Kilogramm für Essensrationen, die zur übrigen Ladung von 185 Kilogramm hinzukamen, also noch einmal halb so viel! Nach eingehenden Beratungen mit einem Ernährungsexperten sind wir zu dem Schluss gelangt, dass sich für ein Maximum an Kalorien mit möglichst wenig Gewicht nichts besser eignet als natürliche Fette, Öle sowie Lebensmittel, die langsam resorbierbaren Zucker enthalten.

WIE MAN SICH AN NORD- UND SÜDPOL ERNÄHRT

Gerade bei meinen ausgedehnten Expeditionen in Richtung der Pole spielte die Verpflegung eine entscheidende Rolle, eben weil es dort natürlich weder Supermärkte zum Einkaufen gibt noch Vorratskammern, um etwas aufzubewahren ... An Jagen ist gar nicht erst zu denken. Daher trägt man alles Nötige mit sich. Normalerweise nehme ich anfangs etwa 5800 Kalorien pro Tag zu mir, aber diese Menge muss ich allmählich erhöhen und immer mehr Nahrung verzehren – um manchmal die verblüffende Zahl von 12000 Kalorien pro Tag zu erreichen, was ungefähr Ihrem Konsum in einer »normalen« Woche gleichkommt!

Alles beginnt zu Hause. Zunächst sollte man entscheiden, was einem lieber ist: einzelne Lebensmittel oder ganze Gerichte, die man gerne isst. Das ist immer besser, als dann Sachen essen zu müssen, die kein Vergnügen bereiten – vorausgesetzt, jene wiegen nicht zu schwer und decken den Kalorienbedarf. Am geeignetsten sind, um es zu wiederholen, natürliche Fette: Öl, Milchpulver, Trockenfrüchte, Kaffee, Schokolade, Trockenfleisch oder -fisch, Chips für die Salzzufuhr. Das alles wird portionsweise in Vakuumbeutel verpackt und nummeriert, entsprechend der Anzahl der Tage, die Sie unterwegs sein werden.

Das Festessen findet abends statt. Meist beginne ich mit einer kleinen Vorspeise, etwa einer Suppe aus getrocknetem Fisch und Chips, die einen Teil des Magens füllen und aufblähen. Danach kann ich zwischen mehreren Gerichten wählen, die reich an Kalorien und Geschmack sind: Kartoffelpüree mit Fleisch, Nudeln mit Schinken, Lamm mit Reis oder Spaghetti Bolognese. Gewöhnlich füge ich Butter hinzu, ohne Weiteres 200 Gramm. Schließlich beende ich das Mahl mit einem Dessert – Süßspeisen sind angenehm und zart, erinnern an die Kindheit und schöne Stunden: Crème Caramel, Vanilleeis, Mousse au Chocolat. Damit sind immer genussvolle Momente verbunden, denn man muss sich etwas Gutes tun, um für den Kampf gegen Mutter Natur gerüstet zu sein.

Außerdem vergesse ich nie, einige zusätzliche Leckereien – als kleinen Luxus – mitzunehmen. So kann ich etwa alle zehn Tage meine Gerichte ein wenig aufpeppen, mit Käse, Gänseleberpastete oder dem sogenannten »Cake Mike Horn«, ein Rezept auf Basis von Armagnac, Trockenfrüchten, Zucker, den der Alkohol absorbiert, und Butter. Das duftet köstlich und füllt jeden Magen ... Das riesige Vergnügen, das ich beim Verzehr empfinde, spricht eine klare Botschaft: Man muss darauf achten, bei Laune zu bleiben.

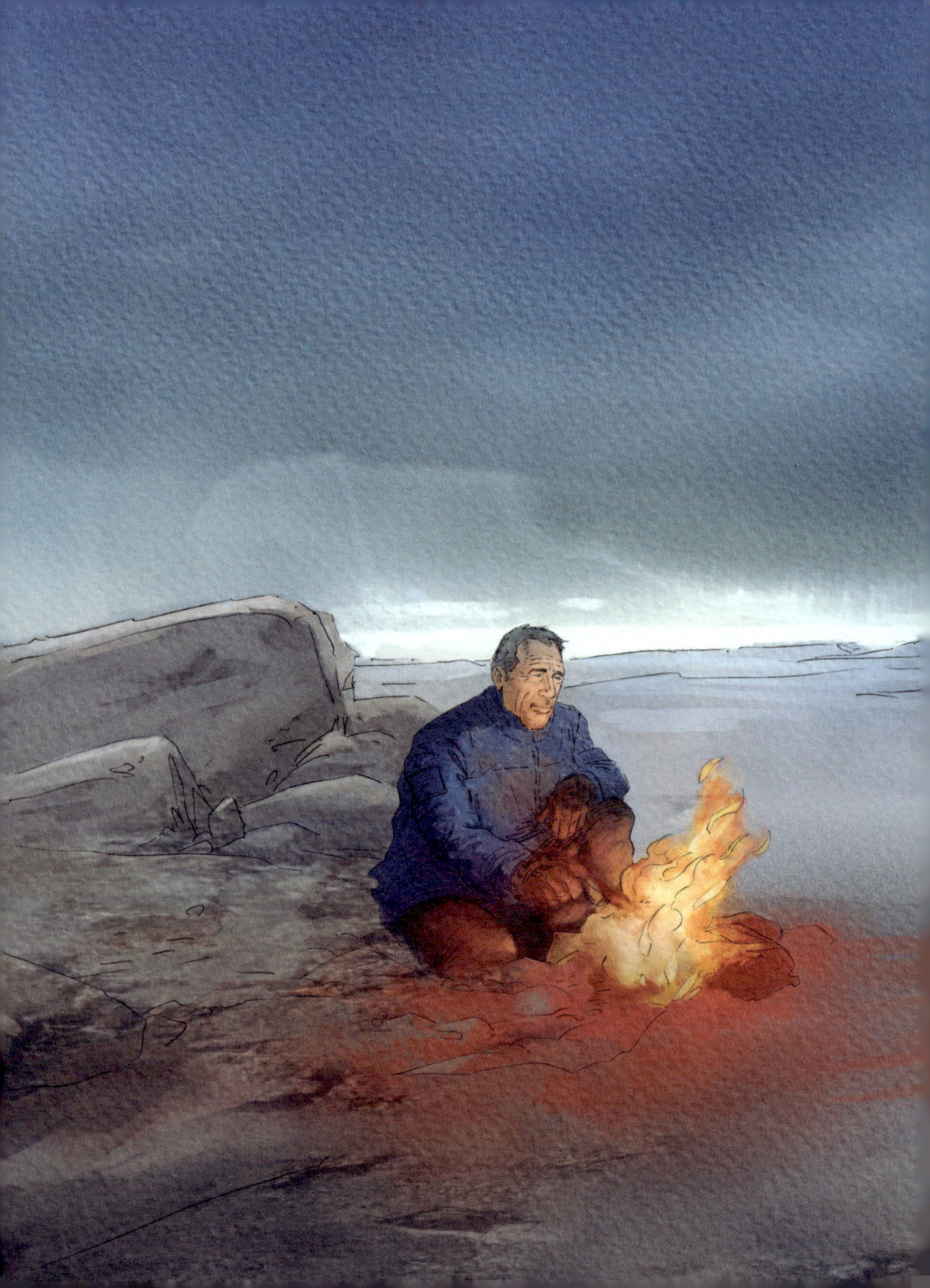

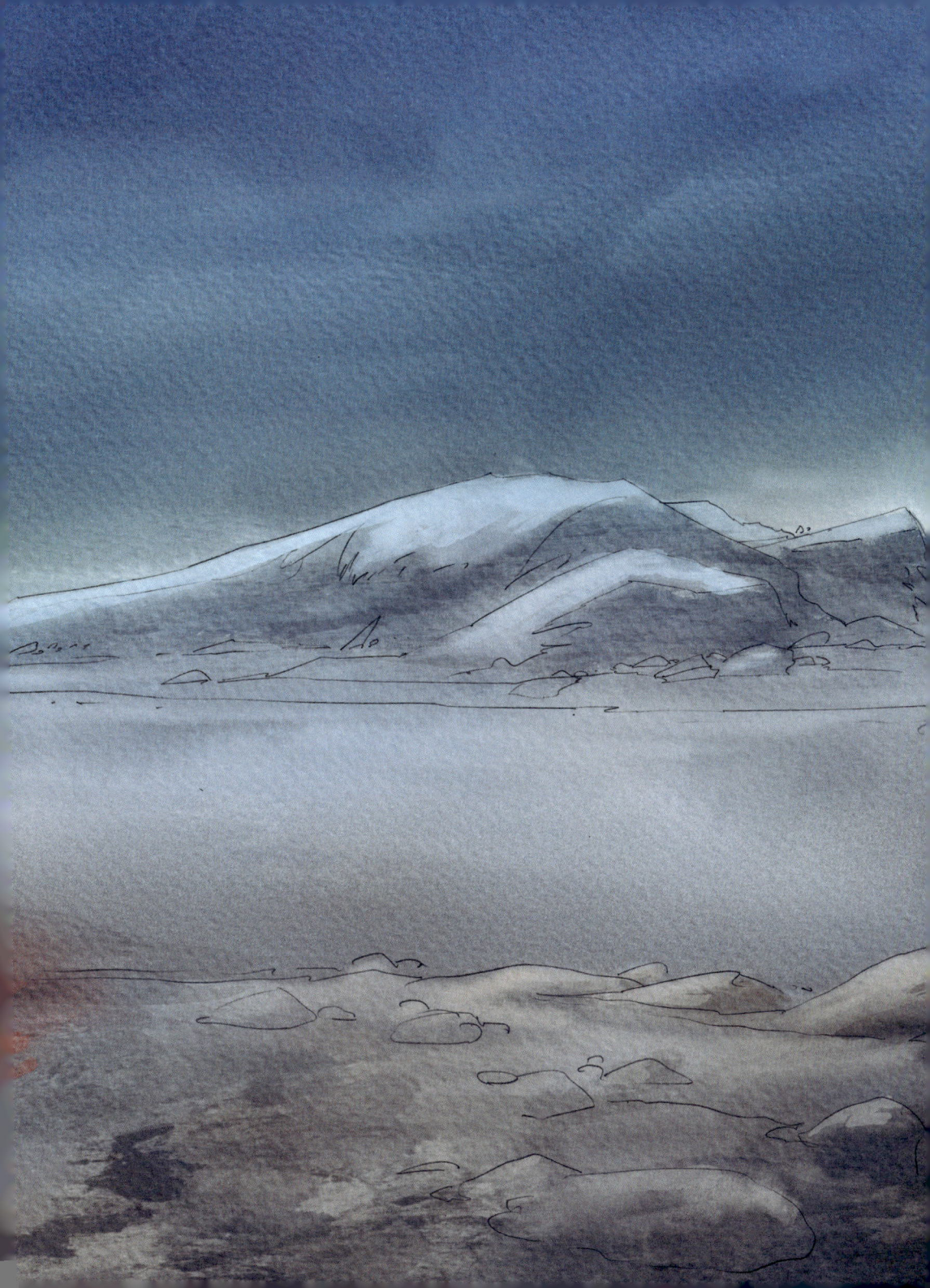

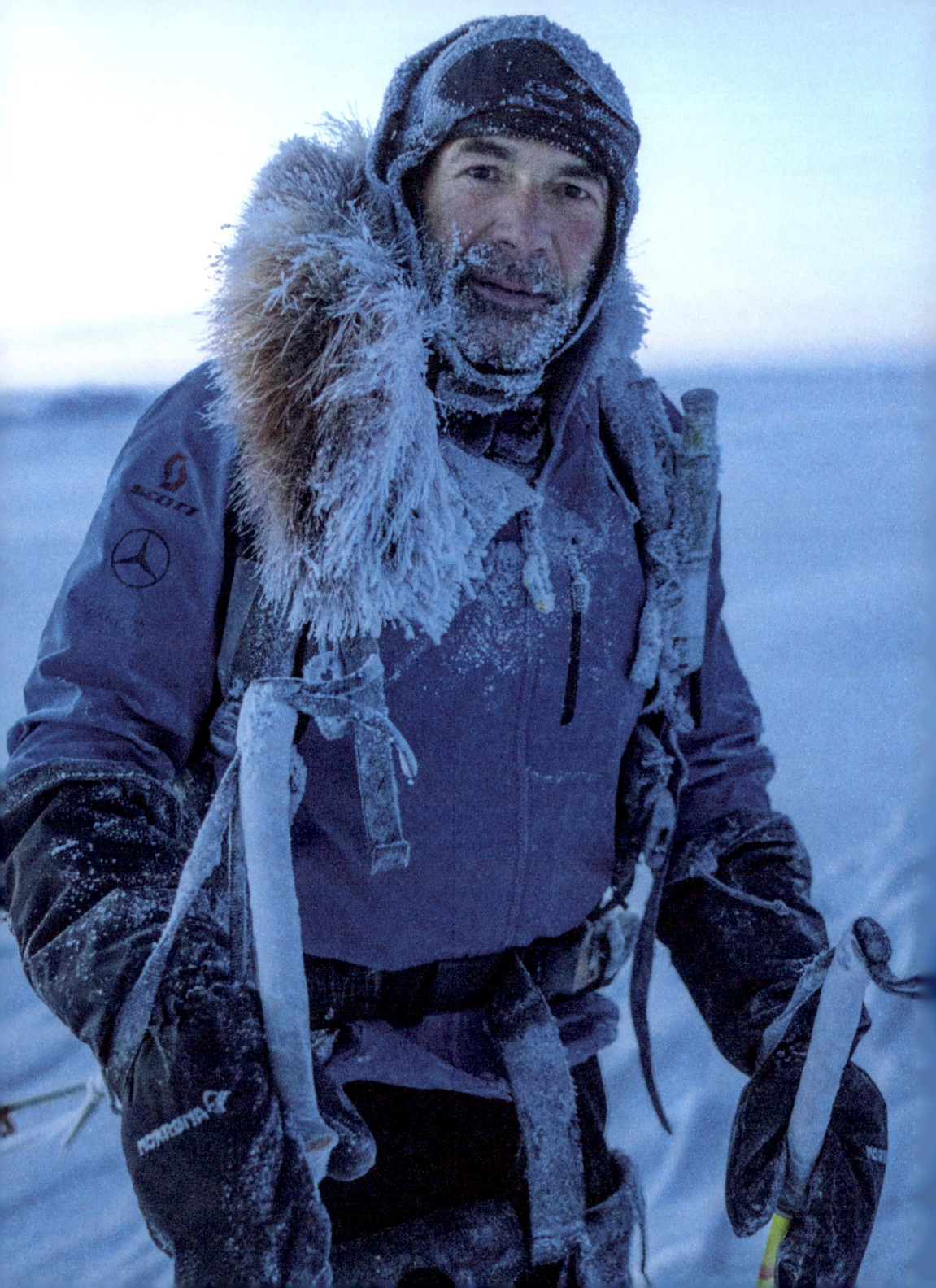

Der Aufbruch zur Expedition

Zusätzlich zu Ihrer mentalen Vorbereitung, Ihren physischen Fähigkeiten und der Überprüfung Ihrer Ausrüstung müssen Sie einige grundlegende Herangehens- und Verhaltensweisen lernen und beherrschen, die Ihr Überleben gewährleisten. Hierfür ist es notwendig, die Anpassungs- und Reaktionsfähigkeit zu steigern. Welche Abenteuer ich auch erlebt habe – ich war immer mit unerwarteten Ereignissen konfrontiert. Manchmal tauchte die Gefahr aus der Natur auf, dann wieder wurde mein Leben durch Menschen bedroht, denen ich begegnete, und zuweilen war mein schlimmster Feind niemand anderes als ich selbst. Auch wenn nicht alle Risiken vorherzusehen, nicht alle Hindernisse zu beseitigen sind, kann man doch wenigstens mit einigen Kenntnissen in der Fremde ankommen, um darauf vorbereitet zu sein. In der Praxis heißt das: Lernen, ein Feuer anzuzünden, es zu beherrschen und am Brennen zu halten, verstehen, wie man sein Lager aufschlägt, sein Zelt aufbaut, seine Hängematte aufhängt, wissen, wo und wie man Wasser findet …

Ich habe beschlossen, die folgenden Anleitungen gemäß der Energie der vier Elemente zu entwickeln, die lebenswichtig, manchmal aber auch tödlich sind: Feuer, Wasser, Luft, Erde. Sie umgeben, bedrohen und retten uns, vor allem aber erinnern sie an die Verletzlichkeit unserer Existenz. Um nichts dem Zufall zu überlassen, beende ich dieses Buch mit Hinweisen, wie man gut auf sich achtgibt und anderen Beistand leistet, mit Vorsichtsmaßnahmen, die zu ergreifen, und Fallen, die zu vermeiden sind. Vielleicht fühlen Sie sich dann bereit zum Aufbruch, und es ist an der Zeit, den Fuß auf das Gebiet zu setzen, dessen Erforschung Ihnen am Herzen liegt. Auch wenn ich nicht weiß, wohin die ersten Schritte Sie führen werden, sollen diese Tipps Ihnen ermöglichen, das Unternehmen zum krönenden Abschluss zu bringen und dabei bis ins Innerste Ihrer selbst vorzudringen.

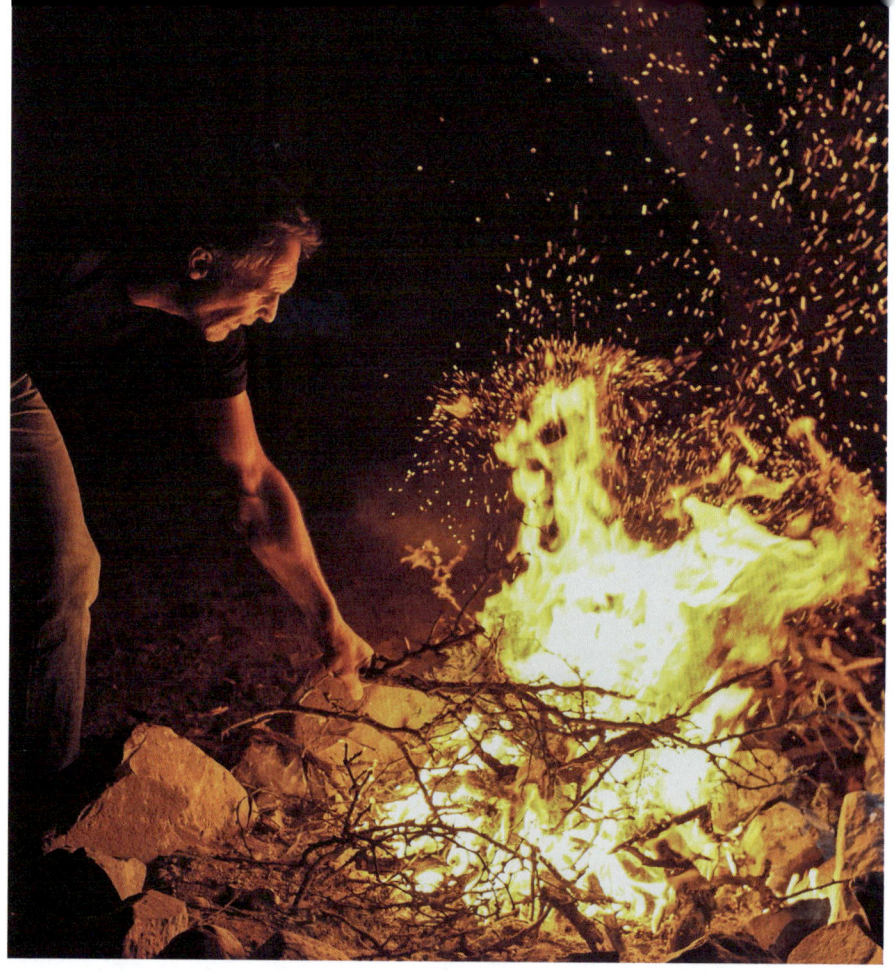

1 Das Feuer beherrschen

Auf Expedition gehört das Feuer zu Ihren wesentlichen Ressourcen – um sich zu ernähren und zu wärmen, Raubtiere fernzuhalten oder auch um ein Notsignal abzusetzen. Das Feuer erhellt Ihre Umgebung und schützt Sie – vor Mücken und wilden Tieren.

Genannt wurden bereits jene Hilfsmittel, die ich mitnehme, um sicherzustellen, dass ich stets über eine Wärmequelle verfüge. Dennoch ist es notwendig, bestimmte wichtige Anwendungsschritte zu erläutern und Ihnen einige Tricks zu verraten, die Ihnen künftig eine Hilfe sein und Zeit ersparen werden.

BEREITEN SIE DIE FEUERSTELLE VOR

Das ist fast der wichtigste Teil. Sie brauchen trockenes Holz, weil es leichter brennt als feuchtes oder nasses, sodass Ihnen umso schneller warm wird. Auf Expedition ist Zeit nicht Geld, sondern Ihre Überlebensgarantie. Dank der gewonnenen Zeit können Sie zum Beispiel ein bisschen länger schlafen.

Nachdem Sie trockenes Holz gesammelt haben, schichten Sie es an der vorgesehenen Feuerstelle übereinander. Tragen Sie ruhig alle Stücke zusammen, die Sie finden können. Es bringt nichts, das Feuer anzuzünden, wenn nicht genügend Brennmaterial vorhanden ist, dann erneut loszulaufen und danach zu suchen. Legen Sie also einen Holzvorrat an, um das Feuer nähren zu können.

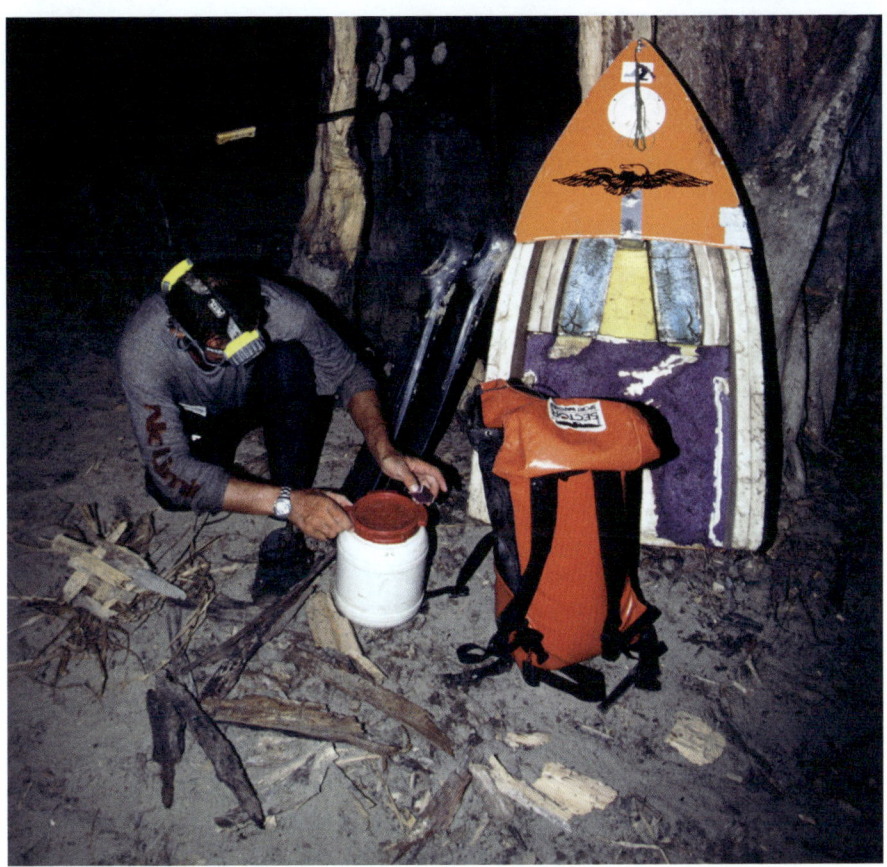

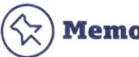

Memo

Wählen Sie das Holz sorgfältig aus

Das Holz eines umgestürzten Baumes oder eines abgefallenen Astes ist nicht unbedingt trocken, im Gegenteil … Im Kontakt mit dem Boden kann es sich mit Feuchtigkeit vollsaugen, ja von innen her verrotten. Daher wird es Ihnen von keinerlei Nutzen sein.

Blicken Sie lieber nach oben: Äste ohne Grünbewuchs sind ein gutes Zeichen. Wenn sie leicht brechen, mit einem kurzen, knackenden Geräusch, ist ihr Holz trocken. Betrachten Sie dessen Inneres, halten Sie den Ast vor die Nase, um zu riechen, ob Spuren von Feuchtigkeit enthalten sind. Wenn Ihnen das Holz geeignet erscheint, sammeln Sie möglichst viel davon ein und schichten, je nach Dicke des Holzes, verschiedene Stapel auf. Hier das Kleinholz, dort die Äste mittlerer Größe, schließlich die stärksten Teile, die langsamer verbrennen, wodurch Sie das Feuer länger in Gang halten können.

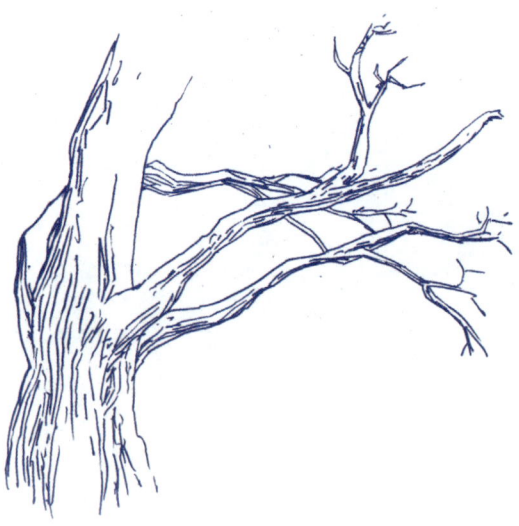

Trick

Damit das Feuer richtig brennt

Sie graben ein kleines Loch, platzieren am Boden der Vertiefung einige Kieselsteine und darüber gröbere Holzstücke. So schaffen Sie einen trockenen Raum zwischen der oft feuchten Erde und dem Feuer.

Mit dem Messer schneiden Sie dünne Zweige oder Späne ab, die Ihnen eine große Hilfe sein werden. Legen Sie diese in die Vertiefung, auf die Schicht aus Ästen, errichten Sie dann einen kleinen Stapel, indem Sie jeweils zwei Zweige parallel anordnen, zwei weitere im rechten Winkel dazu und immer so weiter. Dadurch kann die Luft leicht eindringen, denn um gut zu brennen, braucht ein Feuer Sauerstoff.

Häufen Sie nicht zu viel Material an, erst nach und nach fügen Sie größere Stücke hinzu.

Für einen erfolgreichen Start können Sie sogar einen Bleistiftspitzer benutzen, um Holzspäne zu produzieren – vorausgesetzt natürlich, Sie haben daran gedacht, einen mitzunehmen … Selbst wenn Sie Mühe haben, passende Zweige zu finden, dafür aber trockene Socken besitzen, können Sie mit etwas Geschick aus dem Wollstoff winzige Fäden herausziehen. Die sind bestens geeignet, das Feuer zu entfachen … Schließlich ein kleiner Rat, falls Sie sich in einem Tannenwald befinden: Kerben Sie mit dem Messer eine der Baumrinden ein – was dank einer scharfen Klinge ziemlich einfach ist –, und versuchen Sie, das herausrinnende Harz aufzufangen. Harz brennt wie Öl …

Kein Harz zur Verfügung, stattdessen aber Tannennadeln oder Kiefernzapfen am Boden? In trockenem Zustand sind auch diese genau richtig – mit dem zusätzlichen Vorteil, dass der süßliche, umhüllende Duft die Mücken vertreibt …

Der Feueranzünder und wasserfeste Streichhölzer sind für mich nach wie vor die besten Hilfsmittel. Die Streichhölzer lassen sich bei jedem Wetter entzünden und verbrennen innerhalb von etwa 20 Sekunden; der Feueranzünder wiederum ist weniger leicht zu bedienen, funktioniert aber ebenso gut. Normalerweise sollte damit das Feuer in Gang kommen ... Sobald das geschieht, geben Sie vorsichtig kleine Holzstücke hinzu, um die Flammen weiter zu nähren, legen dann langsam aber stetig immer dickere Zweige obenauf.

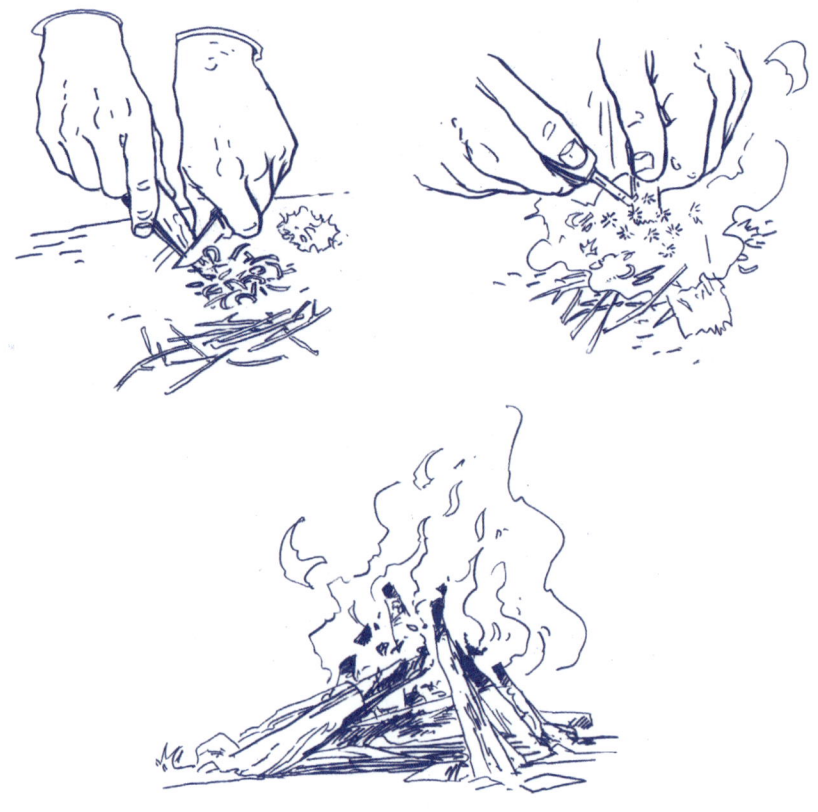

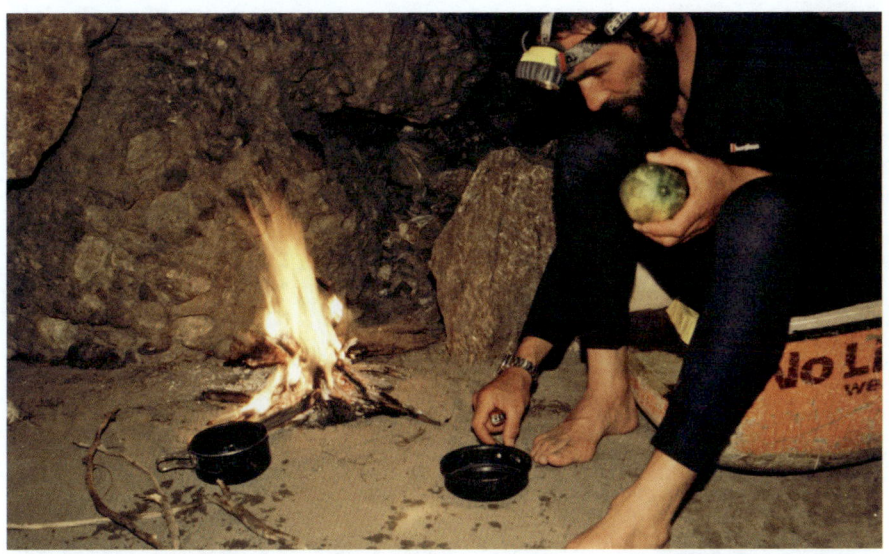

Je feuchter das Gebiet, in dem Sie sich befinden, und die Materialien, die Sie benutzen, desto schwieriger ist es, genügend Wärme zu erzeugen und das Feuer anzuzünden. Wenn es regnet, erweist sich die Aufgabe als umso mühsamer. Trotzdem sollte es Ihnen gelingen, eine erste kleine Flamme zu entfachen. Konzentrieren Sie sich auf einen Bereich der Feuerstelle, der, wiewohl dem Regen ausgesetzt, wenigstens windgeschützt ist. Bewahren Sie diese Flamme, bis sie höher auflodert. Legen Sie weiterhin Kleinholz nach, ja auch Papier, falls vorhanden, doch zunächst keine Scheite, um die Flamme nicht zu ersticken.

Sind Birken in der Nähe, so verwenden Sie deren Rinde. Sie enthält nämlich ein natürliches Öl, das sie wasserdicht macht, und fängt schnell Feuer, selbst im Regen. Außerdem können Sie die Feuerstelle mit einer Art Plane abdecken. Aber platzieren Sie diese hoch genug, damit sie nicht in Flammen aufgeht …

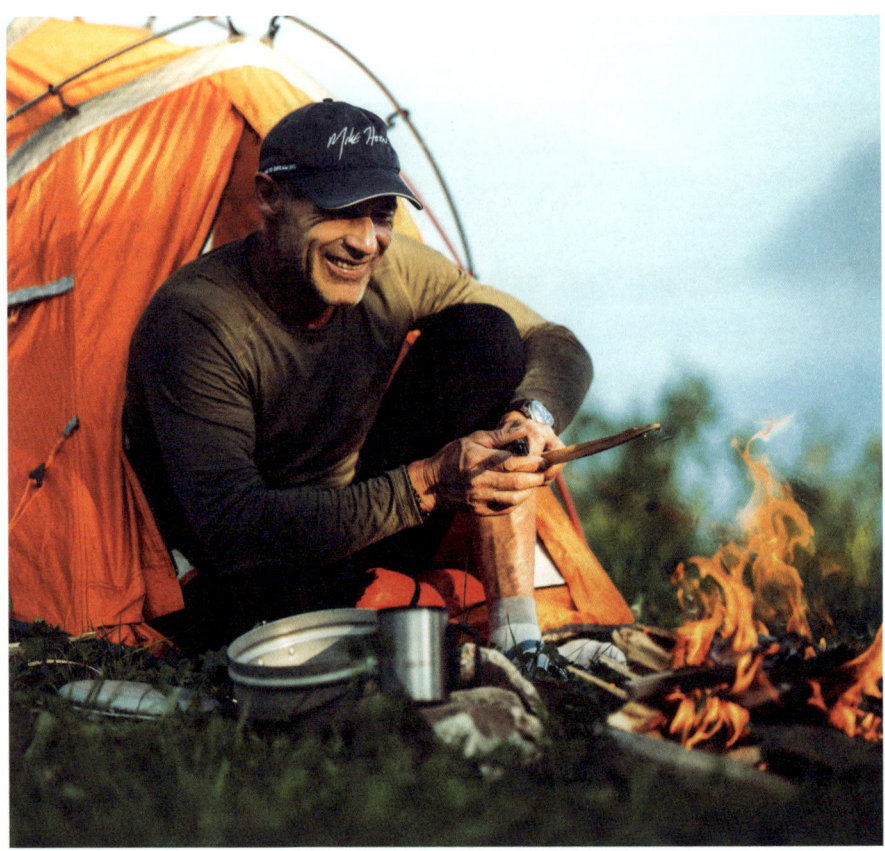

Trick

Das Feuer nutzen

Sobald das Feuer brennt, können Sie Wasser erhitzen oder Ihre Edel-stahl-Thermosflasche darüber befestigen, um die Flüssigkeit im In-nern aufzukochen. Sie können aber auch einige Glutstücke entneh-men und damit eine zweite Feuerstelle anlegen – für Ihr Teewasser oder gefriergetrocknetes Fertiggericht. Zu diesem Zweck stecke ich vier Zeltpflöcke in den Boden, lege einen kleinen quadratischen Grill-rost darüber, den ich oft dabeihabe und der mir gewissermaßen als Kochplatte dient. Darauf stelle ich dann meinen Becher und mache das Wasser heiß!

HALTEN SIE IHR FEUER IN GANG

ⓘ

Es gibt nichts Angenehmeres, als morgens aufzuwachen und festzustellen, dass das Feuer, das man beim Einschlafen zurückgelassen hat, weiterhin glüht, während der Tag kaum angebrochen ist. Damit es während Ihrer Ruhepause nicht erlischt, verteilen Sie über die oberen Scheite am besten die Asche der untersten Holzstücke, die von den Flammen verzehrt wurden. Dank der Asche verbrennt das Holz langsamer und bewahrt seine Glut bis zu Ihrem Erwachen. Ein weiterer unbestreitbarer Vorteil: Der anhaltende Geruch vertreibt unerwünschte Insekten!

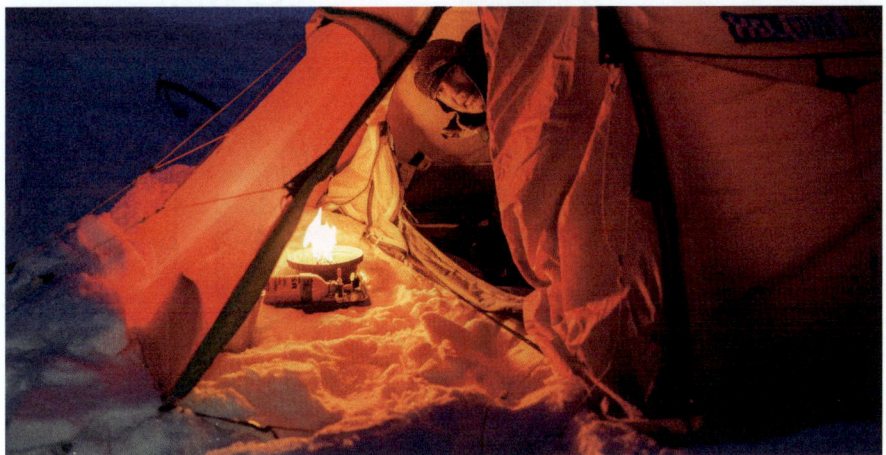

 Memo

Löschen Sie das Feuer richtig

Selbstverständlich liegt es in Ihrer Verantwortung, mit den notwendigen Kenntnissen gefahrlos Feuer zu machen. Seien Sie vorsichtig, und beachten Sie die Regeln. Sobald Sie das Feuer nicht mehr benötigen, überprüfen Sie vor dem Verlassen des Lagerplatzes genau, dass es keine Wärme mehr abgibt. Stochern Sie behutsam in der Glut, um zu sehen, ob sie tatsächlich erloschen ist. Streuen Sie Erde darüber und auf das nicht verbrannte Holz, um die Natürlichkeit des Ortes auf bestmögliche Weise zu erhalten.

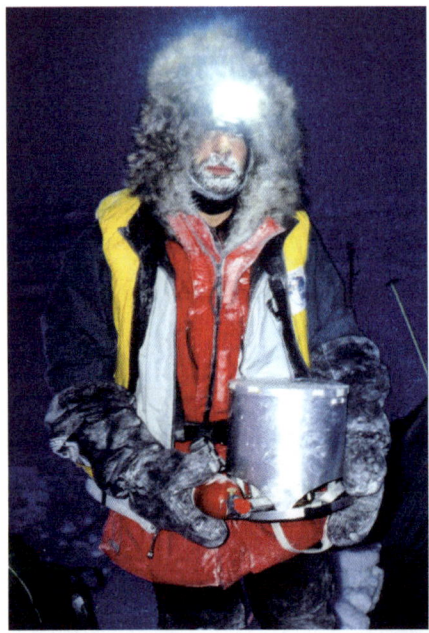

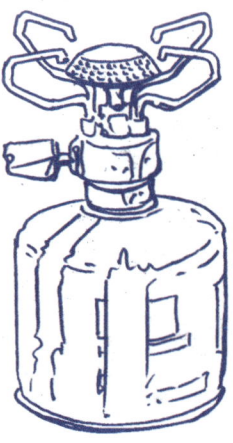

SICH IN POLARREGIONEN AUFWÄRMEN

Im tiefsten Innern des antarktischen Kontinents gibt es – ebenso wie in der Arktis – weder Flora noch Fauna; nicht einmal das geringste Anzeichen von Leben. Also ist auch kein Holz vorhanden, um Feuer zu machen. Aus diesem Grund nehme ich immer einen Kocher und den dazugehörigen Brennstoff mit. Wie Sie inzwischen wissen, ziehe ich einen Schlitten hinter mir her und kann daher mehr Gewicht befördern als bei einer Durchquerung des Urwalds. Ungeachtet des erwähnten Zwischenfalls, als mein Zelt Feuer fing und ich mir ein Iglu zum Schutz vor Kälte und Wind bauen musste, bin ich stets gut klargekommen. Im Übrigen hat mir das Rettungsteam zwei Tage später alles Nötige gebracht, damit ich erneut aufbrechen konnte. Nichtsdestotrotz ist der Kocher sehr hilfreich, weil er das Holzfeuer ersetzt und praktisch dieselben Qualitäten besitzt. Er sorgt für Wärme und ermöglicht es, Speisen zuzubereiten, die in den Gegenden, in welchen ich mich gerne aufhalte, völlig ausreichend sind. Seine Bedienung ist einfach, sein Nutzen unbestreitbar.

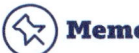

Halten Sie Ihre Körpertemperatur konstant

Auch hier geht es um kalte Gebiete, in denen die Außentemperatur auf minus 50 Grad Celsius oder noch tiefer absinken kann und alles eine Frage von Leben und Tod ist. Zieht man dort im Freien zum Beispiel die Handschuhe aus, besteht die Gefahr, dass einem schnell die Finger erfrieren … Schwitzt man hingegen zu sehr, wird der Schweiß durch die Kälte verfestigt. Folglich lautet die Grundregel: Errichten Sie zuerst das Zelt, und ziehen Sie dann Ihre Sachen im Innern aus.

Was die Kleidung betrifft, so trage ich mehrere Schichten übereinander. Es gibt eigentlich keine andere Lösung. Allerdings bleibt es Ihnen überlassen, die jeweils beste Mischung zu finden: Unterwäsche aus Wolle, wie bereits erwähnt, darüber weitere Schichten aus Synthetik, zwei oder drei zusätzliche Pullover, Parka mit Kapuze, eine wasserdichte Jacke und Windweste … Dazu kommen mehrere Paar Socken, Halswärmer, Kapuzenmütze und polarisierte Sonnenbrille (die störende Blendeffekte durch Schnee und Eis vermindert).

Erneut sei darauf hingewiesen, dass Ihre Körpertemperatur die Kleidung erwärmt, nicht umgekehrt.

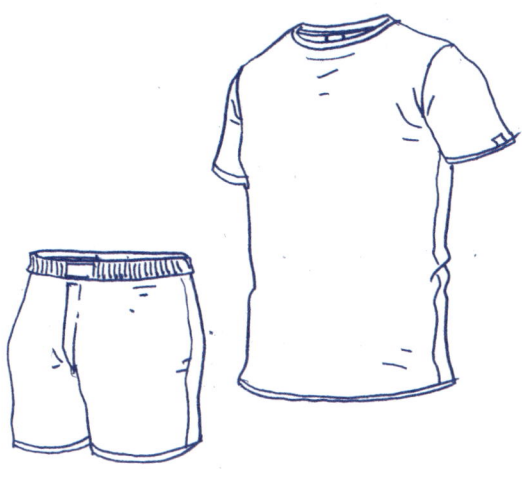

PASSEN SIE SICH DER LUFTFEUCHTIGKEIT AN

Wir alle wissen, dass man eher an Kälte als an Hitze stirbt (außer Sie haben beschlossen, völlig allein eine Sandwüste zu durchqueren, was ich Ihnen jedoch kaum empfehle). Doch in tropischen Gebieten, etwa im Urwald oder in der Savanne, muss man mit wenig auszukommen wissen, vorausgesetzt natürlich, die Qualität der mitgeführten Ausrüstung ist gewährleistet.

Bei meiner Durchquerung des amazonischen Dschungels trug ich, um schnell voranzukommen und nicht zu sehr zu schwitzen, eine glatte Radlerhose, die Pflanzen, Zweigen oder Dornen keine Haftfläche bot, ein T-Shirt aus synthetischem Material, das nötigenfalls warm hielt oder den Körper kühlte, sobald Temperatur und Luftfeuchtigkeit anstiegen. Selbst dann blieb die Innenseite tatsächlich trocken. Außerdem hatte ich einen Poncho dabei, um mich gegen den tropischen Regen zu wappnen, der zu bestimmten Jahreszeiten regelmäßig einsetzen und lange andauern kann. Um die Füße, mein hauptsächliches Fortbewegungsmittel, zu schützen, hatte ich mich für leichtes Schuhwerk, eine Art spezieller Laufschuhe, entschieden. Mir waren halbhohe Bergstiefel empfohlen worden, die Füße und Knöchel vor Schlangenbissen schützen, aber da sie schwerer sind und ständig feucht werden, habe ich davon Abstand genommen. Ich brauchte Schuhe, die selbst in durchnässtem Zustand leicht blieben, schnell trockneten und keinerlei Feuchtigkeit zurückbehielten. Darüber hinaus mussten sie meine Knöchel abdecken und ziemlich fest sitzen, damit weder Erde noch Kies eindringen konnten. Die Sohlen wiederum waren vorn weicher und hinten stabiler, zugleich aber rundum resistent gegen Verdrehungen und Verbiegungen. In diese Schuhe schlüpfte ich mit kurzen Socken, die deren Rand nicht überragten, um zu vermeiden, dass sie sich im Gestrüpp verfingen und mich stürzen ließen. So waren auch meine Waden frei, wodurch eine gute Durchblutung gefördert wurde. Denn die Hitze führt oft dazu, dass die Füße anschwellen.

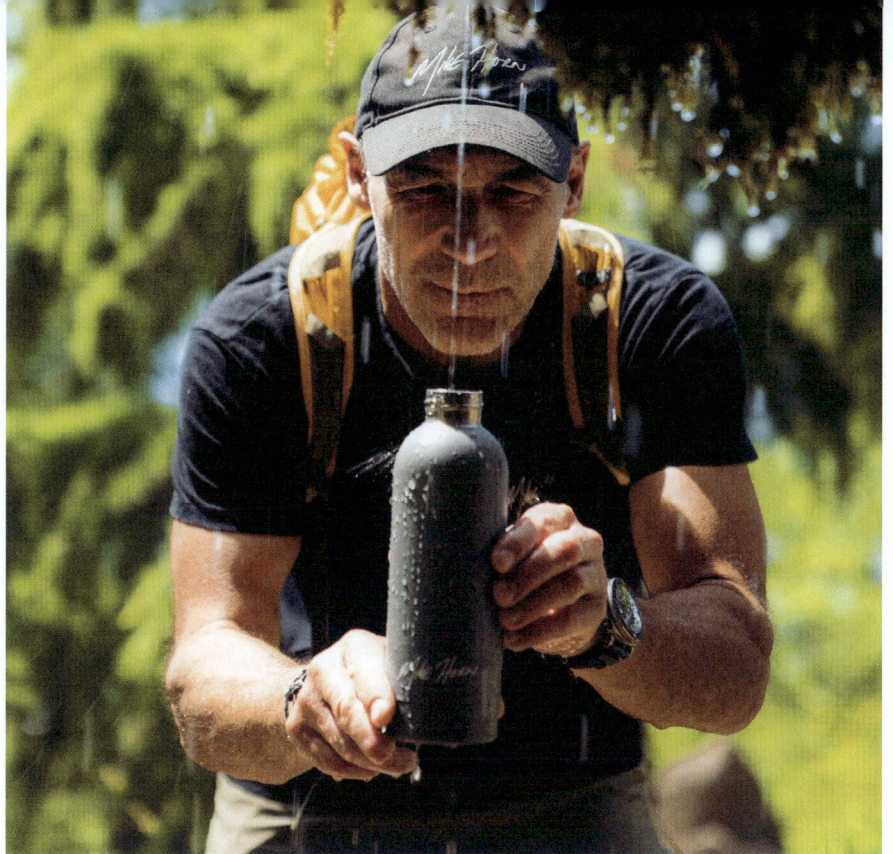

2 Wasser besorgen

Es ist kein Geheimnis: Ohne Wasser sind Sie verloren! Experten zufolge ist ein Mensch, der drei Tage lang nichts trinkt, dem Ende nah. Sicherlich kann ich etwas länger durchhalten, doch auch meine Stunden wären bald gezählt.

Im Urwald oder in der Savanne können Sie dem Durst nicht durch mitgeführte Reserven vorbeugen, eben weil diese nicht ausreichen. Also geht es darum, das Bedürfnis mit dem zu stillen, was Sie vor Ort finden. So dahingesagt, erscheint diese Aufgabe leicht, aber täuschen Sie sich nicht … Bei meiner Umrundung der Erde entlang des Äquators trank ich manchmal 14 Liter Flüssigkeit täglich, und jedes Mal musste ich aufs Neue herausfinden, wie ich meinen Durst löschen sollte. Sie werden verstehen, dass das keine leichte Aufgabe ist.

> *Als ich im Verlauf meiner Expedition rund um den*
> *Äquator den Amazonas-Regenwald durchquerte,*
> *kletterte ich nicht selten auf Bäume, um Wasser zu*
> *finden. Sobald ich eine genügend lange Liane entdeckt*
> *hatte, stieg ich daran so hoch wie möglich hinauf, um*
> *sie zu durchschneiden. Dort oben rann Wasser aus dem*
> *gekappten Stiel. Rasch begab ich mich wieder nach*
> *unten und holte meine Trinkflasche, um sie aufzufüllen.*
> *Da das Wasser eher sickerte als floss, bedurfte es*
> *einer Liane von etwa zehn Metern und einer gewissen*
> *Zeitspanne, um die notwendigen eineinhalb Liter für*
> *ein volles Gefäß zu erhalten.*

SO ENTDECKEN SIE WASSERQUELLEN

Selbst wenn kein Wasser vorhanden scheint, kann welches gefunden werden. Wasser ist fast überall, man muss nur wissen, wo es aufzuspüren ist.

Im Urwald zum Beispiel ist es ziemlich einfach, Wasser aus Lianen zu gewinnen, was ich oft getan habe. Der Vorrat ist reichlich, quasi unerschöpflich. Auf natürliche Weise nehmen die Fasern der Pflanze das Wasser auf. Allerdings variiert dessen Geschmack und ist manchmal so bitter, dass man es nicht trinken kann. Zum Glück habe ich gelernt, die verschiedenen Lianenarten zu unterscheiden und jene zu erkennen, deren Wasser eine unglaubliche Reinheit und kristalline Klarheit besaß.

Anderer Ort, anderes Problem: Wie verfährt man in den Polarregionen, insbesondere auf dem Packeis des Nordpols? Das Packeis ist einfach gefrorenes Meerwasser, das auf der Oberfläche treibt, also salzig und ungenießbar. Daher muss man lernen, den darauf gefallenen Schnee oder das Eis, das sich daraus gebildet hat, ausfindig zu machen. Relief und Konfiguration des Gebiets sowie der Geschmack des Eises werden Ihnen schnell zu verstehen geben, woraus es sich zusammensetzt. Das ist keineswegs belanglos: Jeden Abend brauchte ich fünf Kilogramm Schnee oder Eis, um sowohl meinen Durst zu stillen und die Dehydration zu vermeiden, als auch, um meine gefriergetrocknete Nahrung zu erhitzen …

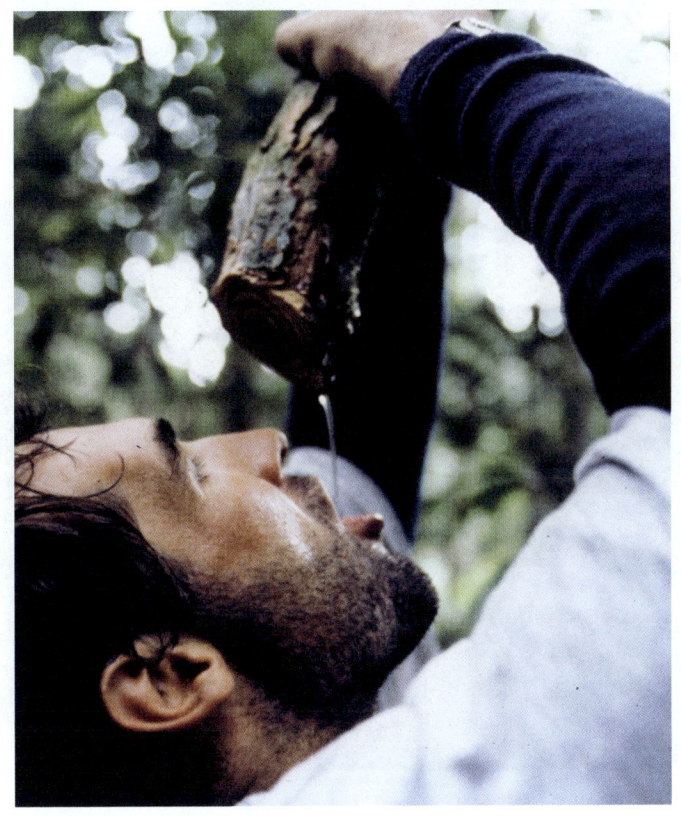

Bei Ihnen in der Nähe gibt es ebenfalls Möglichkeiten, Wasser zu finden – etwa im Moos am Fuß der Bäume. Sammeln Sie einige Stücke davon, und pressen Sie diese mit den Händen fest zusammen. Sie werden sehen, dass Wasser hervorrinnt, das jedoch nicht ganz rein ist. Das Moos enthält zahlreiche Partikel, die es trüben, manchmal etwas Erde oder Bakterien. Im Wald oder auf der Wiese können Sie Wasser auch aus Morgentau gewinnen. Es genügt, ein Tuch oberhalb der Schuhe zu verknoten und so durch das mit Tau benetzte hohe Gras zu marschieren. Nach einigen Minuten brauchen Sie den Stoff, der sich mit Wasser vollgesogen hat, nur auszuwringen und die kostbare Flüssigkeit aufzufangen.

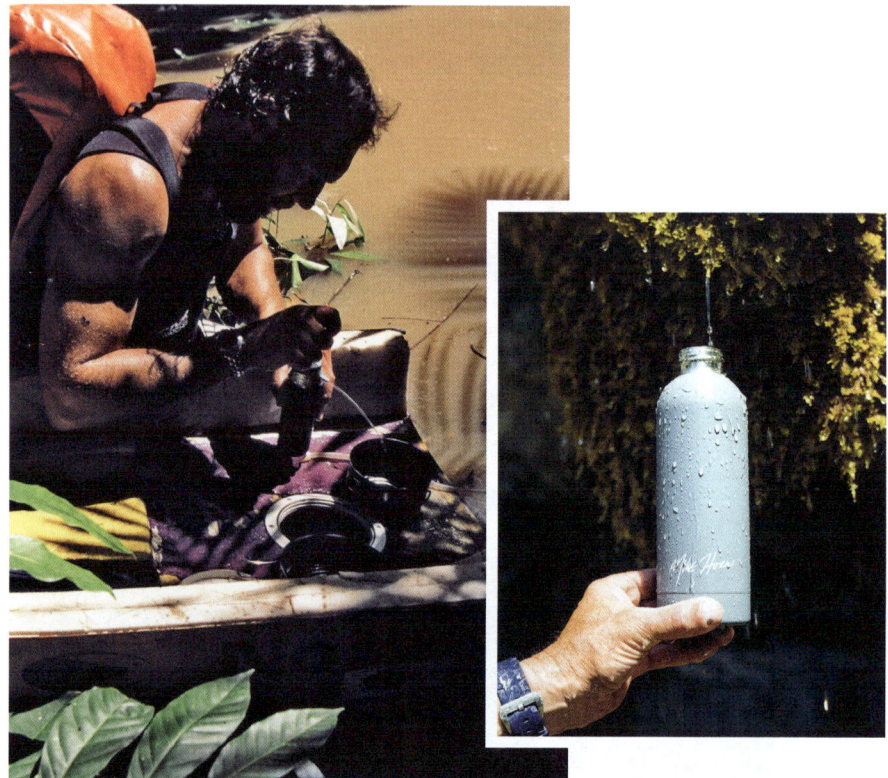

FILTERN UND REINIGEN SIE IHR WASSER

Um es trinkbar zu machen, muss man Wasser nur abkochen oder einen Filter benutzen. Davon gibt es verschiedene Sorten im Handel. Am einfachsten ist es, ein Tuch zu benutzen: Drücken Sie es ein wenig in die Öffnung der Trinkflasche, und gießen Sie so das vorher gesammelte Wasser zum Beispiel in einen Metallbecher. Der Stoff dient Ihnen als Filter. Außerdem können Sie eine Plastikflasche quer durchschneiden und ein paar Löcher in den Deckel bohren. Anschließend platzieren Sie vier Filterschichten am Boden des umgedrehten Flaschenteils, also über dem Deckel – zuunterst Kohle, dann Kieselsteine, Sand und obenauf Gras. Gießen Sie das gewonnene Wasser in das Gefäß. Durch die vier Schichten geflossen und an den Löchern ausgetreten, ist es trinkbar. Nicht unbedingt klar, aber gesundheitlich unbedenklich. Hinterher können Sie es, falls Sie auf Nummer sicher gehen möchten, zusätzlich abkochen.

Trick

Weitere Methoden, um Wasser zu filtern

Der Einfallsreichtum des Menschen hat ihm ebenso wie sein Geschäftssinn ermöglicht, Filter zu entwickeln, die weniger natürlich sind und die man käuflich erwerben kann. Sie beseitigen die im gesammelten Wasser eventuell enthaltenen Bakterien und andere Krankheitserreger. Das Angebot reicht vom Strohhalm bis zur Trink- oder Thermosflasche, allesamt ausgestattet mit einem Filtersystem, das ziemlich gut funktioniert. Es hat nur einen kleinen Nachteil: Wenn Sie länger unterwegs sind, verringert sich durch den häufigen Gebrauch die Filterqualität.

Zur Vorbeugung gegen Erkrankungen wie Durchfall, die immer schädlich sind, weil sie schnell zur Dehydration führen, können Sie desinfizierende Tabletten mitnehmen. Davon genügt eine pro Liter Wasser. Der einzige Unterschied zum Filter besteht darin, dass sie das Wasser nur desinfizieren, während der Filter es zusätzlich reinigt. Mit den Tabletten wird das Wasser also Farbe und sogar Geschmack behalten. Daher werden Sie vielleicht ebenso wie ich die erste Methode bevorzugen.

> *Als ich den Amazonas stromabwärts durchschwamm, hatte ich vorsichtshalber einen Wasserfilter der Schweizer Marke Katadyn dabei, ausgerüstet mit einer Pumpe, deren äußeres Ende aus Plastik ins zu reinigende Wasser getaucht wird. Dieses läuft durch einen Keramikfilter und fließt am anderen Ende wieder heraus – frisch und von tadelloser Sauberkeit. Angesichts eines solchen Geräts hatte ich den Eindruck, sogar Wasser aus einer Klärgrube trinken zu können.*

NUTZEN SIE DIE WASSERRESSOURCEN ALS NAHRUNGSQUELLE

Hier geht es im Wesentlichen ums Angeln in Bächen, Flüssen oder gar Meeren, um für die nötige Nahrung zu sorgen. Dazu genügen in der Regel eine selbstgefertigte Harpune, Schnur und Haken oder ein kleines Fischernetz. Sie müssen Geduld aufbringen, akzeptieren, dass der ein oder andere Versuch misslingt und die Beute Ihnen entwischt. Vielleicht werden Ihre Nerven auf eine harte Probe gestellt, aber entscheidend ist, sich nicht entmutigen zu lassen.

Falls Sie ein Netz verwenden, so überprüfen Sie es regelmäßig, sonst werden sich Raubfische an Ihrer gefangenen Beute gütlich tun. Sie können eine Angelrute mühelos selbst herstellen, wenn das Gebiet, in dem Sie sich befinden, genügend bewaldet ist oder wenn Sie eine Art Stange und etwas Schnur mitgenommen haben. Andernfalls erfüllen Pflanzenfasern vollkommen ihren Zweck. Achten Sie darauf, dass diese dem Druck standhalten, verflechten oder verknoten Sie sie nach Bedarf. Sie können auch eine Lanze oder Harpune bauen, indem Sie die Klinge an einem Holzstiel mit passender Länge befestigen. Oder Sie haben einen kleinen Dreizack dabei, mit dem Sie sich auf die Jagd begeben.

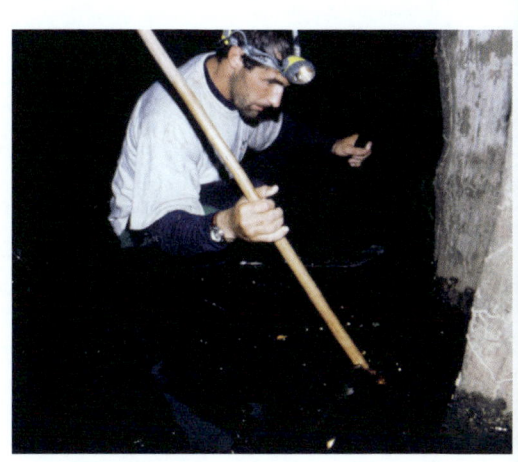
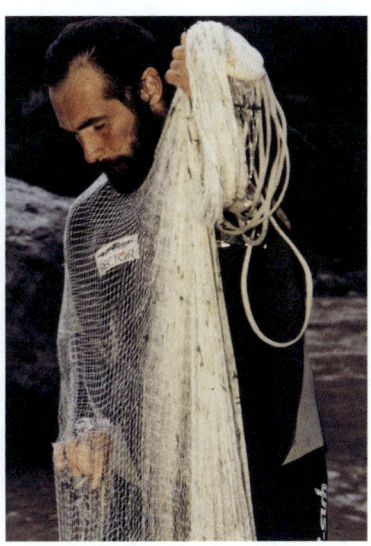

Nachts fischen

Ausgerüstet mit Harpune oder Fischernetz setzen Sie eine Stirn-lampe auf, um das dunkle Wasser zu erhellen. Dadurch leuchten die Augen der Fische, die vom Licht wie magisch angezogen werden. Man muss schnell agieren, mit Präzision zuschlagen. Und vor dem Verzehr natürlich feststellen, ob die Beute genießbar ist. Wenn Sie bereits wissen, dass Sie das Gewässer verlassen werden, um tiefer in den Wald oder Dschungel vorzudringen, können Sie auch Reserven anlegen und die Fische räuchern. So halten sie sich länger.

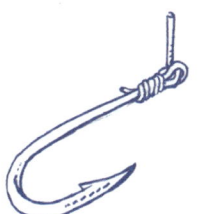
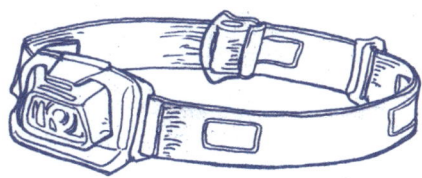

BEUGEN SIE DER DEHYDRATION VOR

Der Mangel an Wasser und mineralischen Salzen kann im Körper dramatische, ja irreversible Schäden verursachen, eben weil dieser hauptsächlich aus Wasser besteht. Der Flüssigkeitsbedarf hängt sowohl vom Körperbau als auch vom Alter ab. Außerdem müssen Sie wissen, dass der menschliche Körper das Wasser nicht speichert, im Gegenteil, er scheidet es durch Urin, Atmung und vor allem Schweiß ständig aus. Um den Prozess im gesunden Gleichgewicht zu halten, müssen also die Flüssigkeitsverluste durch Essen und Trinken wettgemacht werden.

Es ist kein Geheimnis, dass Sie unter extremen Bedingungen stark schwitzen werden und sich deshalb kontinuierlich mit Flüssigkeit versorgen, ja sogar trinken müssen, bevor Sie Durst haben ... Beachten Sie, dass sich die Dehydration bei Durchfall oder Erbrechen noch beschleunigt. Dasselbe gilt bei übermäßigem Schwitzen, etwa infolge einer Hitzeperiode, wie wir sie nunmehr häufig erleben, aber auch bei ausgedehnten sportlichen Anstrengungen.

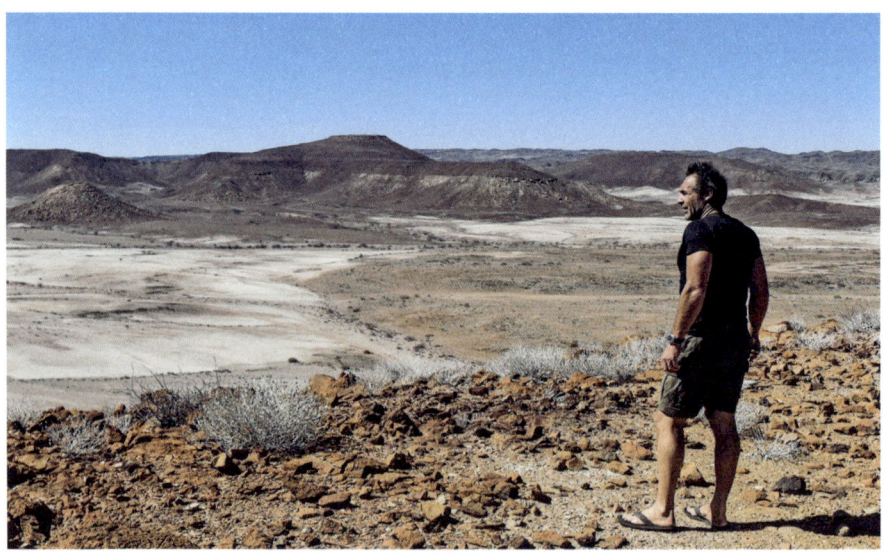

 **Memo**

Erkennen Sie die Symptome

Die ersten Anzeichen von Dehydration sind weitgehend bekannt: Durstgefühl, trockene Lippen, ungewohnte Müdigkeit, körperliche Entkräftung. Meist gehen sie mit einem Gewichtsverlust einher, man spricht von fünf Prozent des normalen Gewichts. Das ist nicht wenig. Im nächsten Stadium verschlimmert sich die Lage: starker Durst, Mund und Zunge völlig trocken, der Blick stumpf, die Augen versunken in ihren Höhlen, die Haut, spröde und blass, kühlt ab und faltet sich. Fieber tritt auf, man scheidet nur geringe Mengen Urin aus, leidet unter Kopfschmerzen, verliert den Orientierungssinn und hat erste Schwindelgefühle. Schließlich kommt es zu Bewusstseinsstörungen, tiefem Unwohlsein, Benommenheit wie auch zu einer Änderung des Verhaltens, die sich auf unterschiedliche Weise bemerkbar machen kann: hektisches Gebaren, Teilnahmslosigkeit oder völlige Erschöpfung. Bei einer Gewichtsabnahme von zehn Prozent kann die Funktionsfähigkeit bestimmter Organe – Herz, Blutkreislauf, Leber, Gehirn – beeinträchtigt werden ...

Unter solchen Umständen ist rasches Handeln gefragt. Wenn ein Mensch in Ihrer Nähe die frühen Symptome aufweist, dann legen Sie ihn hin, ziehen Sie seine Kleidung aus, damit er besser atmen kann, erfrischen Sie ihn, indem Sie auf Gesicht und Körper feuchte Tücher legen, fächeln Sie ihm Luft zu, und gleichen Sie, wenn möglich, seine Verluste an Wasser und Salz aus. Geben Sie ihm häufig und mehr als sonst zu trinken, insbesondere zucker- und salzhaltige Getränke (Kokos- oder Mineralwasser, Gemüsebrühe ...). Ist die Dehydration noch nicht zu weit fortgeschritten, sollte sich sein Zustand bald wieder stabilisieren. Falls Sie allein und selbst das Opfer sind, so versuchen Sie, dieselben Maßnahmen zu befolgen, auch wenn das nicht leicht ist ... Von daher könnte Sie die Vorausplanung geeigneter Zwischenmahlzeiten, die Ihre notwendige Versorgung mit Zucker und Salz gewährleisten, vor Mühsal oder gar Unheil bewahren.

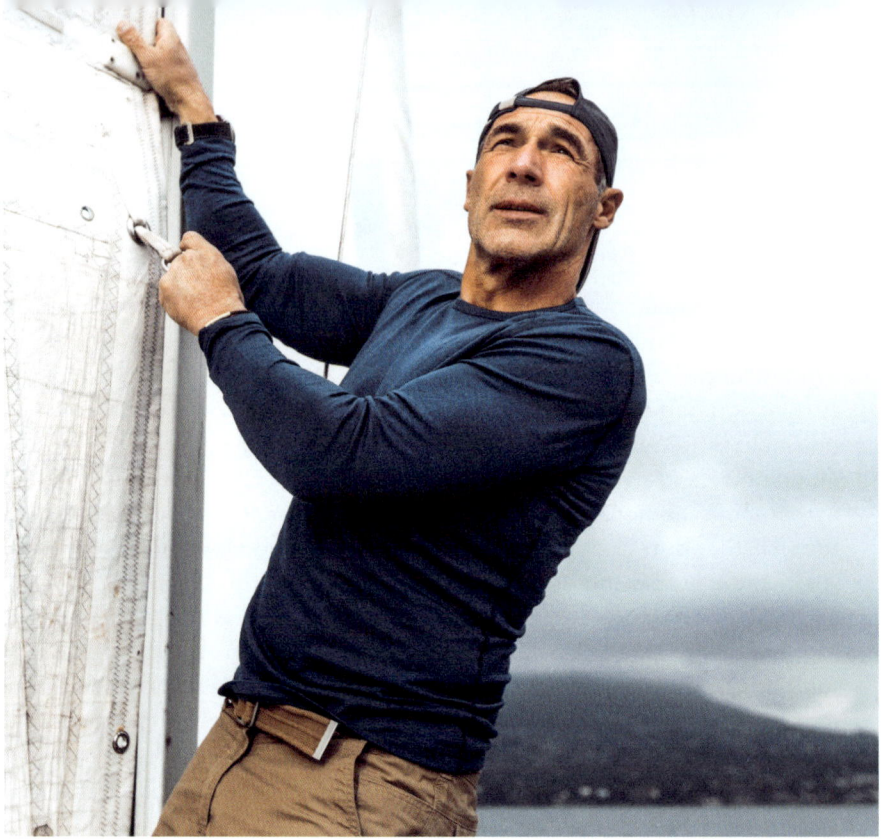

3 Den Himmel deuten

Die uns umgebende Luft ist nicht beständig, vielmehr im fortwährenden Wandel begriffen, was dazu führen mag, dass der Himmel sich bedeckt und das Wetter umschlägt. Auf dem Wasser treibt uns der Wind voran zum Ziel, er kann das Schiff aber auch zum Kentern bringen und untergehen lassen. In Höhenlagen sind seine Auswirkungen nicht weniger schlimm: Die Kälte, die er verbreitet, das Eis, das er erzeugt, die Lawinen, die er auslöst – das alles sind Beweise seiner großen Macht.

Wer eine Expedition oder Forschungsreise unternimmt, muss imstande sein, Wettervorhersagen richtig einzuschätzen, die vom Wind verursachten Wetterumschwünge vorauszuahnen, die Bedeutung der Gerüche, die uns durch den ausgestoßenen Atem des Gottes Äolus zugetragen werden, auf die eigene Situation zu beziehen und sich entsprechend zu orientieren, indem er in den Zeichen des Himmels und den Sternen liest.

LERNEN SIE, DAS WETTER VORHERZUSEHEN

Die Fähigkeit, mit den möglichen Entwicklungen der klimatischen Verhältnisse zurechtzukommen, hängt in erster Linie von der Art und Weise Ihrer Vorbereitung ab. Je mehr Informationen Sie über die herrschenden Wettersysteme – unter Berücksichtigung der jeweiligen Jahreszeit – in den Gebieten gesammelt haben, die Sie erkunden möchten, desto weniger werden Sie überrascht sein von dem, was Sie vor Ort erwartet. Obwohl es dann durchaus passieren kann, dass nichts so abläuft wie geplant – darin bekundet sich das große Spiel der Natur. Demnach ist es besonders wichtig, unterwegs in Kontakt zu bleiben mit Personen, die Ihnen die benötigten Auskünfte erteilen können. Eine gewisse, nicht unbedingt hochpräzise Vorstellung von der Entwicklung des Wetters ist immer von Vorteil – ebenso wie die Kenntnis, wo und wie man an die entsprechenden Informationen gelangt.

Auf dem Meer wiederum bestehen zahlreiche Möglichkeiten, sich kundig zu machen. Regionale Wetterdienste verbreiten täglich ihre Nachrichten, hilfreiche Apps wie zum Beispiel Windy können weltweit heruntergeladen werden … Ein Mobiltelefon an Bord ist unerlässlich und zugleich beruhigend, wenn auch manchmal begrenzt in seiner Reichweite. Falls Sie nicht zu weit von der Küste entfernt sind, geht tatsächlich nichts über die gute alte Ultrakurzwelle (UKW), über die zu festgelegten Zeiten Wetterberichte oder im dringenden Fall auch Sondermeldungen gesendet werden. Die Einseitenbandmodulation (ESB, heute geläufiger als SSB vom englischen Ausdruck *single-sideband modulation*) funktioniert im Grunde auf ganz ähnliche Weise – mit dem kleinen Unterschied, dass sie eine größere Reichweite hat und selbst auf hoher See Nachrichten übermittelt. Schließlich gibt es die weniger bekannten *Navigational Textmessages* (Navtex), dank derer man automatisch Wettermeldungen oder -warnungen empfangen und auf dem Computer speichern kann. Daher sind Sie nicht wie bei der Ultrakurzwelle und der Einseitenbandmodulation an bestimmte Uhrzeiten gebunden.

Zusätzlich können Sie Kontakt mit der Küstenwache oder den Schiffen aufnehmen, die in der gleichen Gegend kreuzen wie Sie. Ob Eisbrecher, Frachter, Containerschiff – sie alle sind stets erreichbar. Solidarität und Hilfsbereitschaft unter Seeleuten gehören nicht ins Reich der Legende.

ORIENTIEREN SIE SICH AN DEN STERNEN

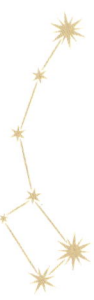

Der Lauf der Sonne wie auch der Sterne übermittelt wesentliche Informationen, zumal wenn es darum geht, die eingeschlagene Richtung zu überprüfen. Der Polarstern, heller leuchtend als alle anderen Sterne in unserer Hemisphäre, zeigt durch seine Position in der Verlängerung der Drehachse unseres Planeten stets den geografischen Norden an. Nahezu unbewegt, gilt er als einer der zuverlässigsten Indikatoren. Ihn aufzuspüren, ist ziemlich einfach: Er befindet sich am obersten Punkt des Sternbilds Kleiner Bär (oder Kleiner Wagen).

Indem Sie, noch immer auf der nördlichen Halbkugel, das berühmte Sternbild Orion erspähen, das einer schiefen Sanduhr ähnelt, können Sie den Süden bestimmen. Dazu müssen Sie nur das sogenannte »Schwert des Orion« entdecken – zwei Sterne, der eine klar, der andere unscharf –, dessen unterste Spitze in die gesuchte Richtung weist.

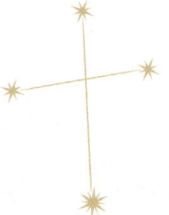

Um auf der südlichen Halbkugel den Süden zu lokalisieren, hält man Ausschau nach dem »Kreuz des Südens«: vier Sterne, die ein Kreuz formen. Eine gerade Linie, durch beide Sterne auf der horizontalen Achse gezogen, führt Richtung Süden.

Da sich die Erde von Westen nach Osten dreht, gewinnt man den Eindruck, sich in der entgegengesetzten Richtung von Osten nach Westen zu bewegen. Eingedenk dessen können Sie zwei in den Boden gesteckte Stäbe auf einen Stern Ihrer Wahl ausrichten. Überprüfen Sie nach ein paar Minuten, wo er sich jetzt befindet. Ist er im Verhältnis zu den beiden Stäben gestiegen, blicken Sie nach Osten, ist er gesunken, nach Westen. Hat er sich nach links bewegt, liegt vor Ihnen Norden, hat er sich nach rechts bewegt, Süden. Falls Sie sich verloren fühlen, so geraten Sie zuallererst nicht in Panik. Nehmen Sie sich Zeit, um tief durchzuatmen und zur Ruhe zu kommen. Erinnern Sie sich daran, dass Sie auf diesem Planeten zu Hause, also keineswegs verloren sind.

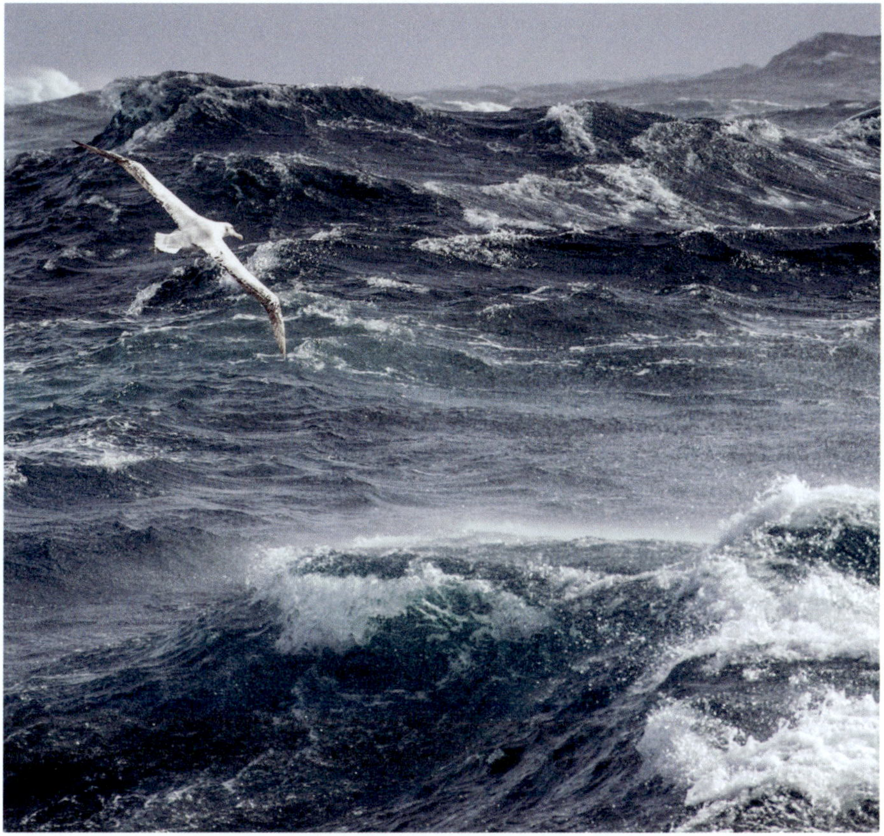

UNTERWEGS AUF DEM MEER

Wie zu alten Zeiten können Sie den Sternen vertrauen, um ungefähr einzuschätzen, wo Sie sich gerade aufhalten, oder die Richtung zu überprüfen, der Sie folgen ... Wenn Sie mit einem Ortungsgerät ausgestattet sind, ist die Sache noch viel einfacher: Sie haben Zugriff auf die endlos kreisende Schar der Satelliten, die Ihnen geografische Daten übermitteln. Und wenn das Gerät versagt, können Sie den Sextanten einsetzen, der etwas schwieriger zu handhaben, aber ebenfalls beherrschbar ist – vorausgesetzt natürlich, Sie haben dieses mythische Messinstrument dabei und außerdem einen Taschenrechner, um leichter die Position zu bestimmen. Auf diese Weise können Sie immer den Breitengrad berechnen, auf dem Sie sich befinden. Vertrauen Sie für alles Weitere Ihrem guten Stern!

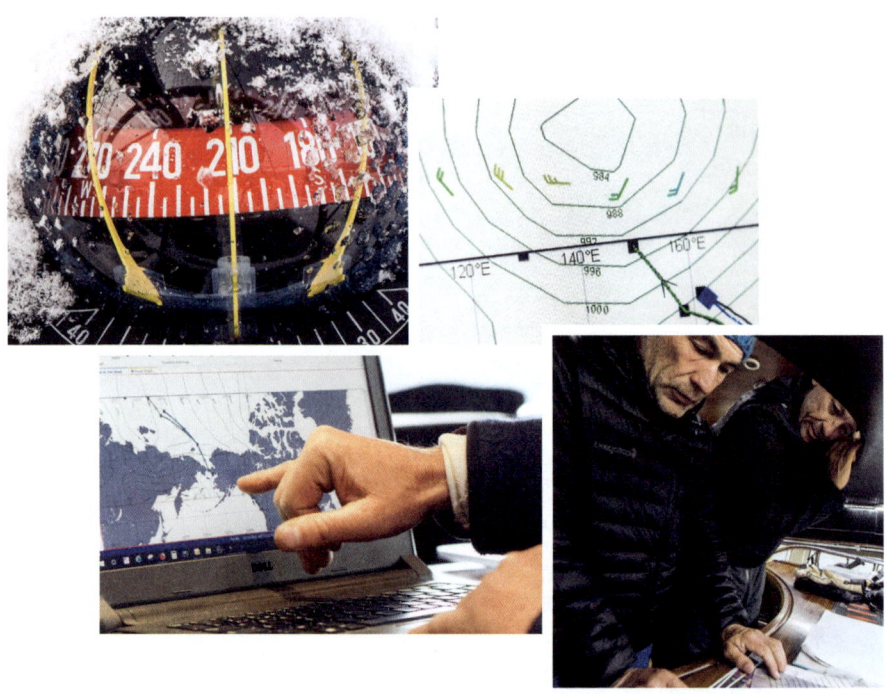

Ich habe mich mit hervorragenden Lehrmeistern wie Stève Ravussin umgeben, meinem Schweizer Freund und einem Skipper vor dem Herrn, der mir die Grundlagen des Ozeansegelns beigebracht hat: die Handhabung der Seile, der Taue, um die Segel zu setzen oder einzuholen, der Schoten, um sie zu bedienen, oder die Funktionsweise eines Autopiloten. (Dessen häufige technische Probleme zwangen mich manchmal dazu, ganze Tage lang von Hand zu steuern.) Außerdem lernte ich von ihm, wie man sich bei Sturm verhält: die Segelflächen verringern, beidrehen, sich vom Wind treiben lassen in der Hoffnung, dass er einen nicht an die Küste zurückbefördert!

Ebenso wie ich werden wahrscheinlich auch Sie noch andere Navigationsmethoden anwenden, um Seen zu überqueren, Flüsse, Wildbäche oder Stromschnellen zu durchfahren. Dafür kann jederlei Transportmittel benutzt werden: Kanu, Kajak, Einbaum, ein kleines Segelboot, ja sogar ein Schlauchboot. Auf die Gefahr hin, dass ich mich wiederhole: Sammeln Sie Informationen über das Gebiet, in das Sie sich vorwagen, über mögliche Gefahren, die Heftigkeit des Regens, die Häufigkeit und Stärke der Stürme, denn sie bilden sich nicht nur über den Meeren oder Ozeanen …

ORIENTIEREN SIE SICH IM URWALD

Im Allgemeinen benutze ich das einfachste und bekannteste Instrument, um mir die einzuschlagende Richtung anzeigen zu lassen: den Kompass. Zum Ausgleich der magnetischen Anziehungskraft – desto stärker wirksam, je weiter man sich vom Äquator entfernt, wodurch die Nadel ein wenig abgelenkt wird –, sind bezüglich der Richtung manchmal ein paar Grad hinzuzuaddieren. Diese sogenannte »Variation« macht es erforderlich, die Ablenkung der Nadel jedes Jahr neu zu berechnen, falls der Kompass nicht mehr ganz neu ist.

Dank einer Landkarte, mit durchsichtiger Folie überzogen und selbst großflächig faltbar, kann man die Route über längere Zeit direkt verfolgen, den bereits zurückgelegten Weg erkennen, vor allem aber jenen, der noch vor einem liegt. So ist es möglich, um den Preis eines Umwegs Gebiete zu meiden, die man besser nicht aufsuchen sollte – Flusstäler, Sümpfe, Lager von Ureinwohnern, Reservate, in denen Weiße nicht unbedingt willkommen sind ...

Oft trage ich ein mobiles Navigationsgerät bei mir, das ich jedoch keineswegs ständig einzuschalten brauche, sondern nur ab und zu benutze, um festzustellen, ob ich nicht zu weit von meinem ursprünglichen Kurs abgekommen bin. Im Übrigen kenne ich meine genaue Position häufig gar nicht, weiß aber immer, wo ich mich ungefähr befinde. Bei der Durchquerung eines Urwalds oder einer Savanne reicht das völlig aus.

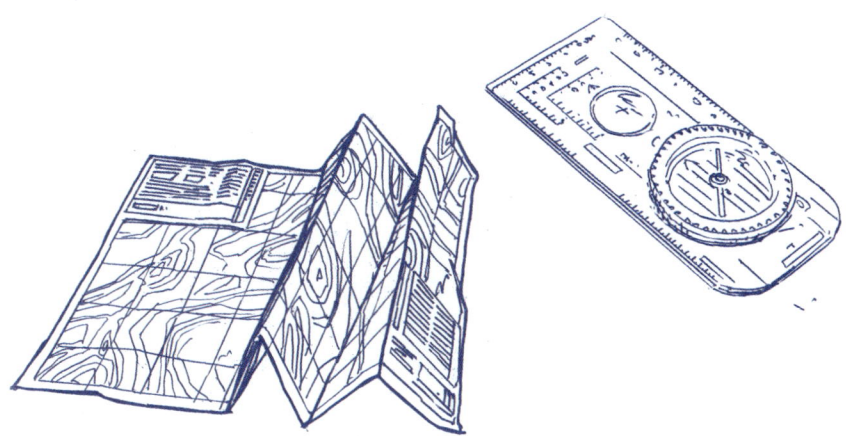

FINDEN SIE SICH IN POLARREGIONEN ZURECHT

An den äußersten Enden der Erde geht es in erster Linie darum, Ruhe zu bewahren, denn die Winde sind manchmal derart heftig, dass man nichts mehr sieht. Sie sind wahrscheinlich die ersten natürlichen Feinde des Forschers. Die zweiten sind die Farben, die sich vermischen, zumal an den Polartagen, also um die Zeit der Sonnenwenden, wenn die Mitternachtssonne nicht unter den Horizont sinkt und die Kontraste verschwinden, wodurch die Formen der Eisoberfläche kaum zu unterscheiden sind.

In der Arktis wie in der Antarktis ist alles weiß – Himmel und Packeis gehen oft ineinander über und löschen so die Bezugspunkte aus. Bisweilen fühlt man sich wie ein armer Blinder, der die Umgebung nicht erkennt und selbst mit einem Stock niemals mehr seinen Weg finden wird. So wurden schon erfrorene Forscher nur wenige Meter von ihrem Zelt entfernt aufgefunden, weil sie dieses nicht mehr lokalisieren konnten.

Wenn es dagegen Tag und die Sicht gut ist, kann eine gute Beobachtungsgabe die Orientierung ermöglichen. Die Spuren, die der Wind hinterlässt, die Schneeablagerungen, die Eisansammlungen helfen uns immer zu verstehen, wo wir uns gerade aufhalten und wie das natürliche System funktioniert, in dem wir uns bewegen.

Weiß ich beispielsweise, dass zu diesem Zeitpunkt in diesem Teil der Erde die vorherrschenden Winde aus Nordwest kommen, und spüre ihre Richtung auf meinem Gesicht, ist mir sofort klar, was ich zu tun habe. Ebenso gut kann ich, wenn ich mich auf Ski und mit Stöcken fortbewege, daran kleine Stoffreste befestigen, um zu sehen, woher der Wind weht. Dann ist es leicht, die Richtung einzuschlagen, der ich folgen möchte …

Je weiter man zu den Polen vorrückt, desto mehr verlieren die Kompasse den geografischen Norden. Je größer die Kälte, desto weniger gut funktionieren die flüssigen Kristalle in den Navigationsgeräten. Und vor allem: Je tiefer man in die Polarnacht eingeschlossen ist, desto mehr hindert sie einen daran, den Lauf der Sonne zu beobachten.

NEHMEN SIE GERÜCHE WAHR

Durch die Entwicklung der modernen Welt hat sich unser Geruchssinn zweifellos verschlechtert. Gleichwohl trägt der Wind sämtliche Gerüche mit sich, die, sobald sie ermittelt und bestimmt sind, wichtige Informationen über die Umgebung enthalten können. Fauna, Flora, aber auch Mineralien besitzen eine je eigene olfaktorische Qualität ... Stets werde ich bestimmte Düfte im Gedächtnis behalten, die mir die Erde überbracht hat, als ich mich dem Ende einer Ozeanüberquerung näherte. Auch habe ich jene intensiven und betörenden Aromen des Lehms um das Amazonasdelta herum nicht vergessen, die ich damals noch nicht genau unterscheiden konnte. Sie vermischten sich mit den Düften von Salz und Pflanzen ... Diese Mixtur sandte mir eine einzigartige Botschaft: *Du hast es geschafft, den Atlantik zu überqueren!*

Nachdem ich auf eigene Gefahr den Ozean überquert hatte und mich nach 19 dramatischen Tagen auf hoher See erschöpft der brasilianischen Küste näherte, prägten sich mir für immer jene Gerüche ein, die mir die Erde in steigendem Maße zuführte. Als wäre meine Nase, sich selbst überlassen, vertraut mit den vielfältigen Duftnoten, die ringsum in Spiralen aufstiegen. Von da an glaubte ich, alles riechen zu können. Auf dem Meer hatte ich die Stürme herannahen gespürt, hatte, sogar nachts, den sehr eigenartigen Gestank des Atems der Walfische wahrgenommen, dieser riesigen, ganze Fischschwärme verschlingenden Mähdrescher und Produzenten berüchtigter Ausdünstungen ... Ohne mir dessen bewusst zu sein, hatte ich meinen Geruchssinn, von dem wir in unserem täglichen Leben nur selten Gebrauch machen, ausgebildet und verfeinert.

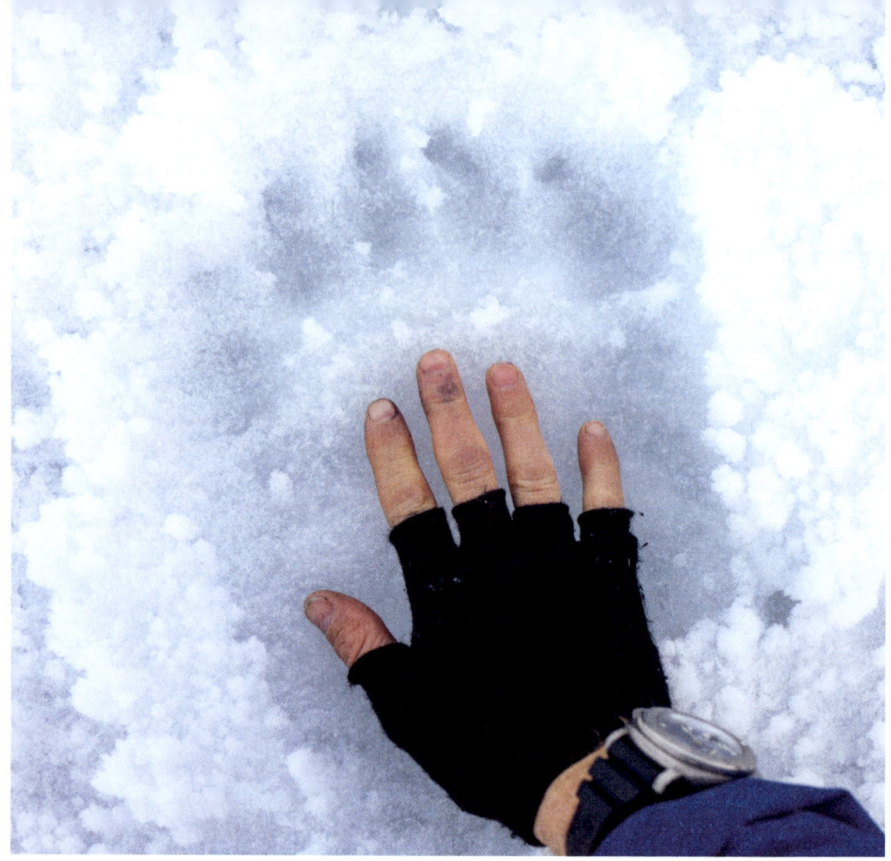

4 Die Natur und ihre Ressourcen

Sie hat uns hervorgebracht, uns empfangen und ermöglicht, uns fortzubewegen. Die Natur zu kennen, ist eine Pflicht für jeden, der glaubt, sie bezähmen zu können. Doch das ist nicht so leicht, wie man es sich vorstellt.

Wenn Sie zum ersten Mal weit entfernt sind von jederlei Behausung, Geschäft und menschlichem Wesen, müssen Sie allein zurechtkommen. Folglich dürfen Sie die Natur nicht als Feind betrachten, im Gegenteil, es geht darum, mit ihr zu verschmelzen und zu nutzen, was sie Ihnen anbietet. Wo immer Sie sich aufhalten, sollten Sie über das Nötige verfügen, um Hunger und Durst zu stillen. Gehen Sie wiederum umsichtig vor, überprüfen Sie die Pflanzen und Früchte, die Sie entdecken, schmecken Sie das Flusswasser, passen Sie auf beim Feuermachen ... Kurzum, achten Sie auf Ihre Umgebung, und lassen Sie sie in sauberem Zustand zurück.

ERKENNEN SIE SPUREN UND ABDRÜCKE

Ich verfüge nicht über die Fähigkeiten jener indigenen Späher in der Zeit des Wilden Westens, die den aus Europa gekommenen Siedlern halfen, die Stämme zu unterwerfen und ihnen das Land zu rauben. In wie vielen Filmen sieht man sie die Erde betrachten, an den Resten eines Holzfeuers schnuppern oder die flüchtigen Spuren eines vorbeigezogenen Trecks lesen? Aber dank meiner Vergangenheit als Offizier der südafrikanischen Spezialeinheiten habe ich zweifellos einige Methoden gelernt, die mir ermöglichen, Informationen über meine Umgebung zu gewinnen. Der Kot eines Polarbären in der Arktis zum Beispiel weist darauf hin, ob er auf der Jagd ist oder schon gesättigt. Ein paar Fellhaare darin deuten an, dass er seinen Hunger vor Kurzem vermutlich mit einer Robbe gestillt hat. Also bleibt eine Atempause, um ihm zu entkommen, denn so schnell wird er sich nicht erneut auf die Jagd begeben ...

In vertrauteren Gegenden können Sie ziemlich schnell lernen, die Spuren von Hufen oder Pfoten zu identifizieren, die Ausscheidungen der Tiere, die Gesänge der Vögel. Die Natur ist niemals still, wo man sich auch befindet, umso weniger in der Nacht, da all unsere Sinne geschärft sind. Selbst in den Tiefen der Wüsten, ob heiß oder kalt, passiert immer etwas. Die Geräusche des wehenden Sands oder des Eises, das aufbricht und der Platten, die aneinanderstoßen ... Lauschen, schauen, schnuppern und lernen Sie – mit Erstaunen werden Sie sehen und insbesondere hören, was alles um Sie herum geschieht.

„Ich erinnere mich an einen Sturm über dem Indischen Ozean, der so heftig war, dass ich mit meinem bescheidenen Trimaran innehalten musste. Doch in dem Moment, als ich eine Kehrtwende vollzog, um mich durch die Gewalt des Windes einfach treiben zu lassen, ist das Segelboot gekentert. Ich dachte, der Ozean würde es verschlingen und mich mit dazu. Zum Glück richtete eine hohe und starke Welle es wieder auf. Und dann? Ich duckte mich und versuchte, mein Boot mehr schlecht als recht zu steuern. Vier Tage lang habe ich nicht eine Minute geschlafen, bis der Sturm sich endlich legte.

LERNEN SIE, KNOTEN ZU MACHEN

In seinem bemerkenswerten Werk mit dem Titel *Le Grand Livre des nœuds* (Das große Buch der Knoten), während der 1990er-Jahre ins Französische übersetzt, heute aber nur noch schwer zu finden, hat der US-Amerikaner Clifford W. Ashley mehr als 3800 Knoten aufgelistet und gezeichnet: Seemanns-, Bergsteiger-, Fischerknoten, sowie die Knoten der Polsterer oder der Seidenfabrikanten … Das verleiht seinem Buch einen Hauch von naiver Poesie. Es geht nicht darum, sämtliche Knoten zu kennen, ich selbst benutze kaum mehr als 20. Doch sie können in zahlreichen Situationen eine Hilfe, ja die Rettung sein. Natürlich, wenn Sie mit dem Boot unterwegs sind, aber auch, wenn Sie etwas befestigen möchten, eine Tasche zum Beispiel oder eine Hängematte …

Stopperknoten

Sie sind die einfachsten Knoten, und sie verhindern, dass ein Seil an einem festen oder beweglichen Punkt verrutscht. Ich empfehle den Kapuzinerknoten, der besonders nützlich ist, wenn Sie das Ende des Seils beschweren möchten, um es beispielsweise jemandem zuzuwerfen; oder beim sogenannten Mastwurf, der vor allem auf hoher See Anwendung findet, aber auch in anderen Bereichen, um etwa ein Seil an einem Ast zu befestigen. Dazu gibt es eine ganze Reihe wunderbar illustrierter Handbücher und zudem viele gute Videoanleitungen. All diese Anschauungsmaterialien können Ihnen helfen, die Technik des Knotenknüpfens zu erlernen.

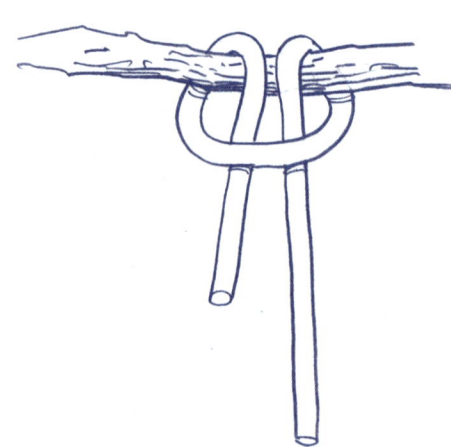

Verbindungsknoten

Sie ermöglichen, zwei verschiedene Seile miteinander zu verbinden. Dazu gehören der Fischerknoten – leicht auszuführen, weil man dabei nur einen einfachen Knoten um jedes der beiden Seile legt, die verknüpft werden sollen – sowie der Schotstek, solide und praktisch, oder der Grasknoten, zusammengesetzt aus zwei halben Knoten.

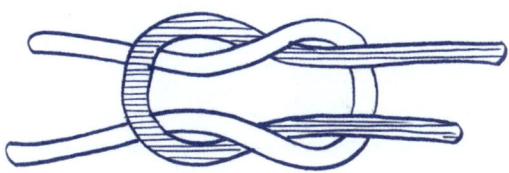

Schlaufenknoten

Sie werden Ihnen immer und überall von Nutzen sein, insbesondere der berühmte Palstek, der mythische Knoten, der vielerlei Zwecke erfüllt. Um ihn zu binden, gibt es eine hilfreiche Eselsbrücke: »Die Schlange kriecht aus dem Brunnen, windet sich um den Baum und kehrt in den Brunnen zurück.« Das heißt, man formt mit dem Seil zuerst eine einfache Schlaufe und lässt dann das kürzere Ende von unten gleichsam aus ihr hervorgehen (die Schlange kriecht aus dem Brunnen). Anschließend bewegt man es um das Seil nach hinten (die Schlange windet sich um den Baum) und führt es wieder durch die Schlaufe (die Schlange kehrt in den Brunnen zurück). Man muss nur noch leicht zuziehen, und der Palstek ist fertig.

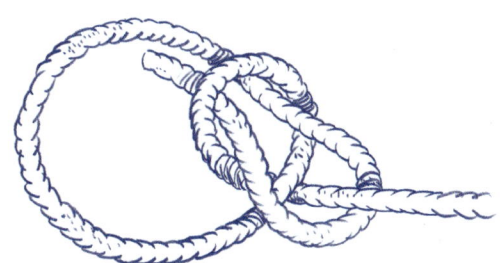

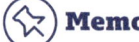 **Memo**

Achten Sie auf einen guten Halt

Wie jeder Mensch habe auch ich nur zwei Hände und zwei Füße. Aber selbst wenn mir einige Finger und andere Gliedmaßen fehlen würden, könnte ich noch immer eine gewisse Gelenkigkeit bewahren, die für meine Bestrebungen, ob in den Bergen oder anderswo, vollkommen ausreichend wäre. Das Geheimnis liegt darin, ständig auf Nummer sicher zu gehen und nicht allzu schnell vorzudringen. Achten Sie konsequent darauf, dreifachen Halt zu haben, bevor Sie das vierte Körperglied bewegen. Auf diese Weise besitzen Sie die Gewissheit, nicht zu stürzen. Halten Sie sich nicht für so gelenkig wie ein Eichhörnchen oder einen Leoparden, nehmen Sie sich Zeit und vermeiden Sie Stress.

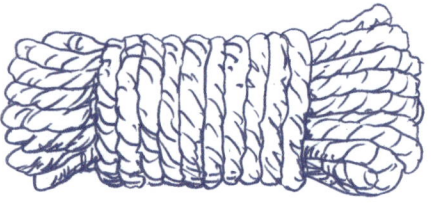

SCHLAGEN SIE IHR LAGER AUF

Die Stelle zu bestimmen, wo Sie schlafen werden, ist eine weitere wesentliche Entscheidung. Wie ich Ihnen bereits erklärt habe, schläft man im Urwald besser im Freien und befestigt die Hängematte zwischen zwei Baumstämmen, um nicht von einem jagenden Tier überrascht oder gar angegriffen zu werden.

In den Polargebieten, vor allem auf dem beweglichen und unbeständigen Packeis, ist die Wahl des Lagerplatzes mit größter Vorsicht zu treffen. Die Eisschicht darf nicht so dünn sein, dass sie bricht oder sich plötzlich verschiebt und Sie ins Wasser stürzen lässt. Suchen Sie stets nach einem Platz, wo das Eis ziemlich fest scheint, das ist die Voraussetzung des Erfolgs und die Garantie, dass Ihnen im Schlaf kein Unheil widerfährt.

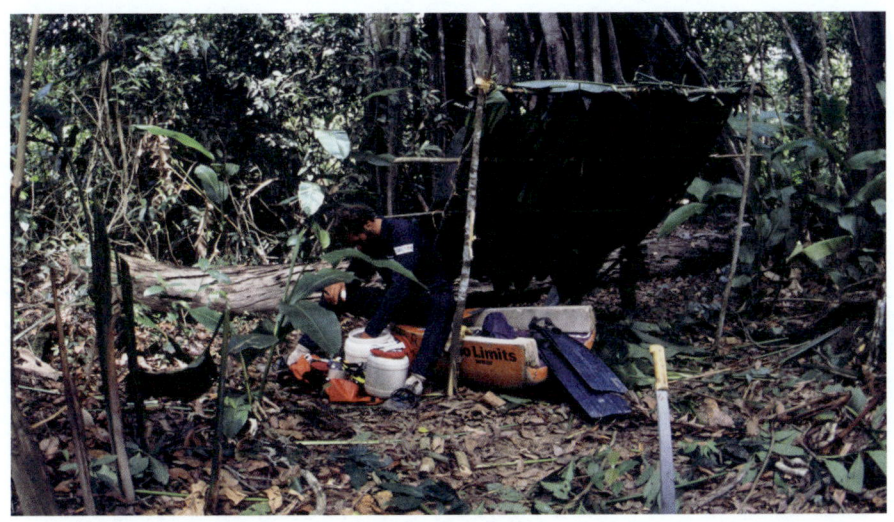

Doch selbst wenn Sie sich in weniger gefährlichen Gegenden aufhalten, müssen Sie die Stelle für Ihr Zelt oder Biwak sorgfältig wählen. Nehmen Sie sich Zeit, um die Umgebung zu inspizieren, suchen Sie wenn möglich ein flaches Gelände, schauen Sie, ob sich in der Nähe ein Wasserlauf befindet, der auch in den Sommermonaten schnell anschwellen könnte. Oft werden Dämme geöffnet, um die flussabwärts gelegenen Felder und Anpflanzungen zu bewässern ... Nehmen Sie sich während des Sommers außerdem in Acht vor heftigen Stürmen und insbesondere Blitzen, die zu dieser Jahreszeit häufig auftreten. Suchen Sie im Falle eines Gewitters niemals Schutz unter Bäumen, denn sie ziehen die Blitze an. Gehen Sie stattdessen in die Mitte einer Wiese oder eines Feldes, und legen Sie sich mit ausgebreiteten Armen und Beinen auf den Boden, um mit ihm förmlich zu verschmelzen. Sollten Sie dennoch vom Blitz getroffen werden, durchquert er Ihren Körper, und Sie werden nicht wie eine Wurst gebraten! Dieses physikalische Prinzip muss jeder kennen: Der Blitz wird von den höchsten Punkten in der Umgebung ebenso magnetisch angezogen wie von Metallgegenständen. Wenn Sie also mit Skistöcken unterwegs sind, dann falten Sie diese wenn möglich zusammen, und verstauen Sie sie ganz unten im Rucksack.

BAUEN SIE IHREN UNTERSCHLUPF

Wenn Sie sich für einen Schlafplatz auf dem nackten Boden entscheiden, so vergewissern Sie sich, dass das Dach dicht ist, denn obwohl Sie der Feuchtigkeit nicht entgehen können, die frühmorgens von der Erde aufsteigt, sollten Sie sich wenigstens vor dem Tau schützen. Beginnen Sie damit, aus dicken Ästen paarweise Stützen aufzustellen, die sich am oberen Ende überkreuzen; legen Sie dann entlang der Gabelungen eine Art Holm, und befestigen Sie den Aufbau. Anschließend kleiden Sie das Dach aus, am besten mit Moos, sonst mit belaubten Zweigen oder großen Blättern, um die Abdichtung zu gewährleisten.

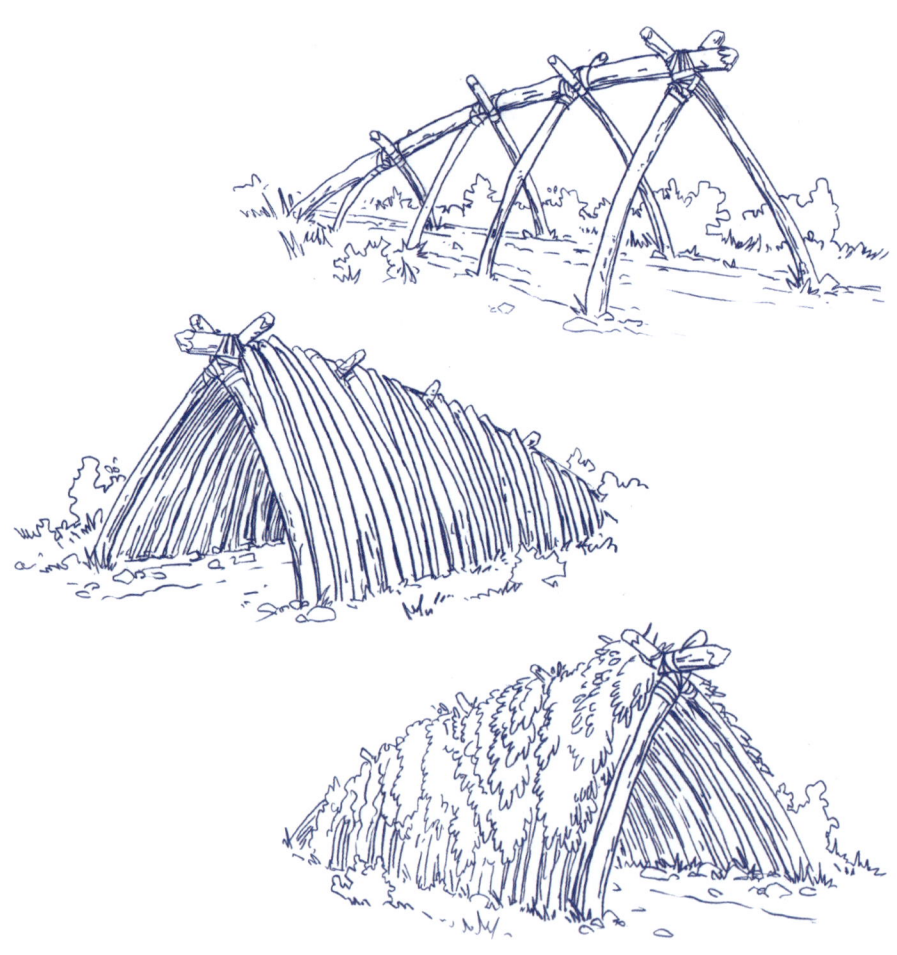

Memo

Denken Sie an Ihren Sanitärbereich

Graben Sie, wie ich es tue, für Ihre Notdurft ein Loch, das Sie anschließend zuschütten. Falls Sie das Bio-Toilettenpapier vergessen haben, benutzen Sie Baumblätter oder normales Papier. Dieses können Sie auch verbrennen, damit fast nichts mehr davon übrig bleibt. In den Polargebieten bohre ich, ohne mein Zelt zu verlassen, ein Loch ins Eis, das ich sogleich wieder verschließe ...

STELLEN SIE FALLEN

In bestimmten Teilen der Welt lautet die Grunddevise ganz einfach: *Besser jagen als gejagt werden.* Bei zahlreichen Gelegenheiten habe ich das am eigenen Leib erfahren. Auch in diesem Zusammenhang waren mir aus meiner Kindheit einige Tricks in Erinnerung geblieben, um mich mit frischem Fleisch zu versorgen.

Gerade im Urwald ist es notwendig, Fallen zu bauen. Ich habe mehr oder weniger gut funktionierende Schlingen gelegt oder aufgehängt, Fallen erfunden, um Kleintiere zu fangen, mich ins Wasser gestürzt, um junger Kaimane habhaft zu werden, die gegrillt köstlich schmecken, und nicht zuletzt Flussfische geangelt oder harpuniert. Jedes Mal habe ich die Speise genossen.

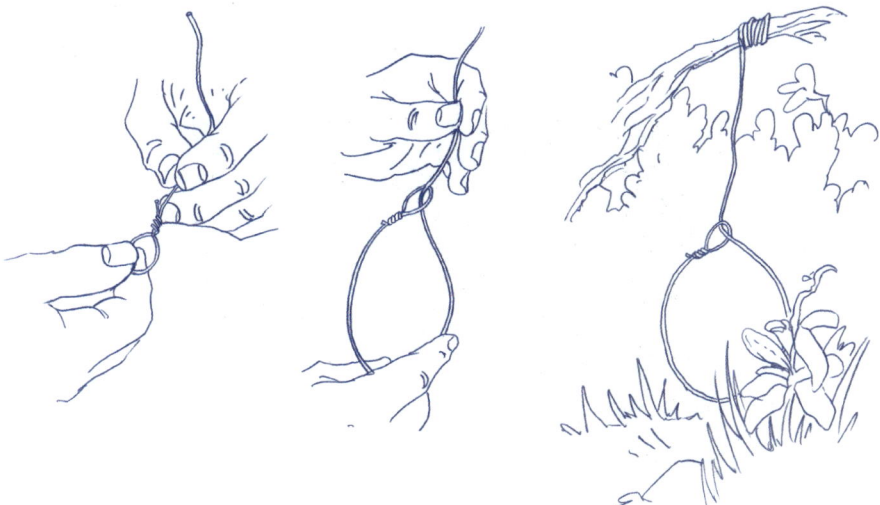

FINDEN SIE HERAUS, WAS ESSBAR IST UND WAS NICHT

Hinsichtlich der Pflanzen und Früchte habe ich, insbesondere im Urwald, eine ziemlich einfache Methode angewandt, um zu überprüfen, ob sie essbar sind. Ich legte ein kleines Stück davon unter die Zunge und wartete ein paar Minuten. Wenn ich mich dann fiebrig fühlte oder mir schwindlig wurde, spie ich es aus. Ich wusste, dass mir diese Kost nicht bekommen würde.

Eine weitere Methode bestand darin, die zahlreichen Affen ringsum zu beobachten und festzustellen, womit sie sich ernährten. Was immer ein Vierbeiner verspeist, tut auch einem Zweibeiner wohl.

BEREITEN SIE IHRE NAHRUNG VOR

Zwei Dinge sind wichtig: Frisch essen und Vorräte anlegen, vor allem, indem Sie die nicht verzehrten Nahrungsmittel räuchern. Dazu muss man ein kleines Feuer machen, abwarten, bis die Glut rötlich leuchtet, und darüber einen Rost aus etwas feuchtem Holz anbringen, das Rauch absondert. Dieser Rauch trocknet sowohl Fleisch als auch Fisch – in Scheiben geschnitten, damit er leichter eindringt – und verhindert, dass sich Bakterien entwickeln. Im Übrigen lässt sich Fisch bemerkenswert gut und schnell räuchern. Beim Fleisch dauert es ein bisschen länger. Die Inuit zum Beispiel sind Spezialisten in dieser Art von Konservierung.

Eines Tages habe ich im Urwald sogar Eier von Schildkröten entdeckt. Sowohl roh als auch gekocht eine absolute Delikatesse: Ich konnte ein Dutzend davon verschlingen und die übrigen als Vorrat anlegen.

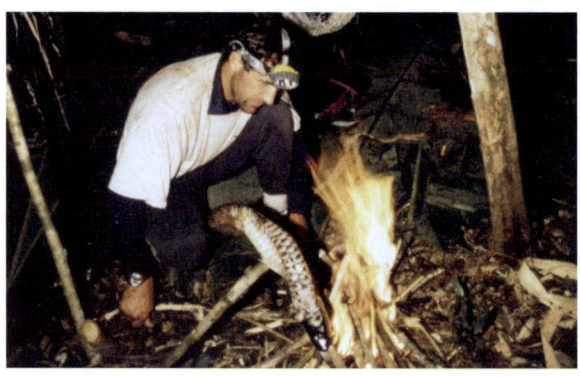

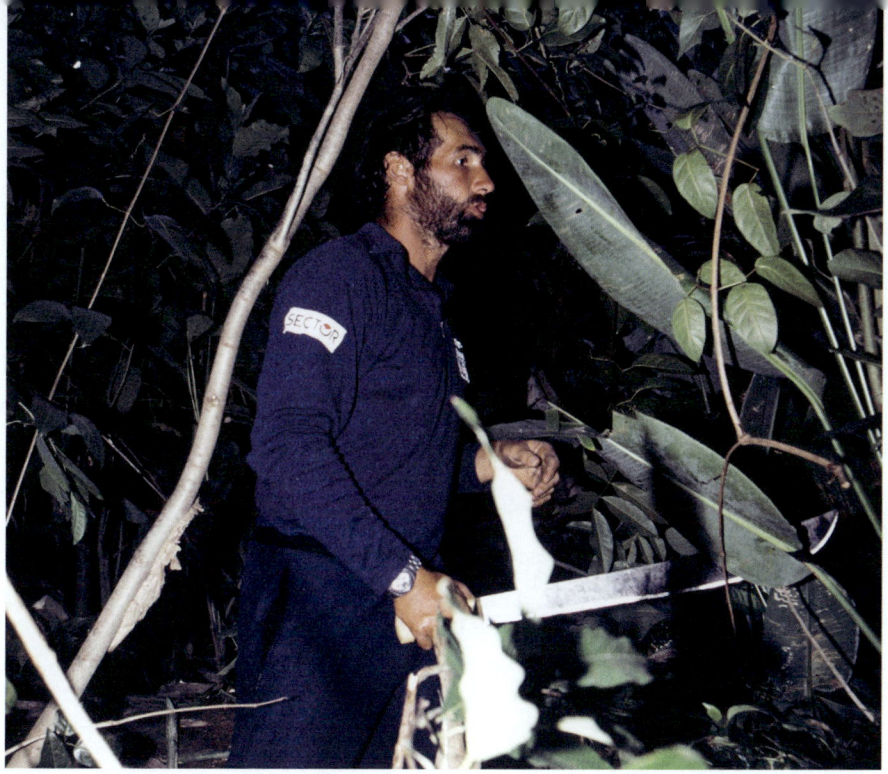

5 Den Gefahren ins Auge sehen

Auf Ihrer großen Abenteuerreise dürfen Sie natürlich nie vergessen, dass Probleme auftreten können. Entweder sind Sie selbst das Opfer und müssen sich allein behandeln, oder einer Ihrer Weggefährten ist betroffen und bedarf der Pflege. In beiden Fällen sollte man mit jenen Maßnahmen vertraut sein, die Rettung bringen. Zögern Sie daher nicht, Erste-Hilfe-Kurse zu absolvieren, die zahlreiche Organisationen oder Vereinigungen anbieten, das Rote Kreuz zum Beispiel oder der Katastrophenschutz.

Wenn Sie während Ihrer Expedition einer alarmierenden Situation gegenüberstehen, so bleiben Sie möglichst ruhig. Zunächst müssen Sie den Unfallort absichern, damit kein weiteres Vorkommnis Ihr Handeln beeinträchtigt. Bemühen Sie sich, eine erste Diagnose zu stellen, indem Sie das Opfer mit Fragen konfrontieren oder versuchen herauszufinden, was genau passiert ist. Falls Sie sich in einem Gebiet mit Telefonverbindung aufhalten, verständigen Sie die Einsatzkräfte. Führen Sie dann Erste-Hilfe-Maßnahmen durch, aber nur, wenn Sie diese vollkommen beherrschen.

SO UNTERBINDEN SIE EINEN ERSTICKUNGSANFALL

Wahrscheinlich hat das Opfer sich verschluckt. Halten Sie es mit einem Ihrer Arme aufrecht, beugen Sie seinen Oberkörper leicht nach vorn, und verabreichen Sie ihm einige Schläge auf den Rücken, damit es hustet. Eine Serie von fünf Schlägen zu Beginn, wobei Sie jedes Mal innehalten, um zu sehen, ob der Gegenstand ausgespien wurde. Ist das der Fall, lassen Sie die Person einfach wieder zu klarem Bewusstsein kommen. Während eines Erstickungsanfalls kann sich der Herzschlag stark beschleunigen.

VERMEIDEN SIE HITZSCHLÄGE

Der Hitzschlag tritt ein, sobald der Körper nicht mehr in der Lage ist, sich abzukühlen. Ziemlich weit verbreitet in den tropischen Gebieten, vor allem, wenn man selbst nicht in einem feuchtheißen Land lebt, kann er sehr schnell gefährlich werden. Geben Sie besonders gut acht in den 48 Stunden nach Ihrer Ankunft, zumal bei großer Zeitverschiebung. Die Symptome machen sich gewöhnlich am Ende des Tages oder im Laufe einer längeren Anstrengung bemerkbar: allgemeines Unwohlsein, Fieber, Schüttelfrost, Kopf- und Bauchschmerzen, manchmal auch Erbrechen. Hitzschläge zu vermeiden, ist nicht schwer. Wählen Sie leichte Kleidung in hellen Farben, und vergessen Sie nicht, immer einen Hut zu tragen. Führen Sie sich ständig Flüssigkeit zu, selbst ohne Durstgefühl. Alkoholische und koffeinhaltige Getränke sind zu meiden. Während der heißesten Tagesstunden (zwischen elf und 16 Uhr) sollten Sie sich in den Schatten begeben und sich mit einem feuchten Tuch erfrischen.

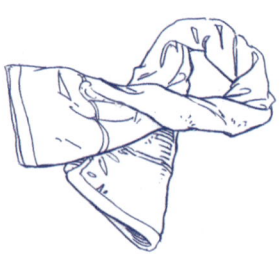

SO REAGIEREN SIE AUF BEWUSSTLOSIGKEIT

Vergewissern Sie sich, dass die Person tatsächlich bewusstlos ist, und legen Sie dann ihre Luftwege frei, den Mund, die Nase ... Überprüfen Sie, ob sie atmet, und wenn ja, versetzen Sie sie in die stabile Seitenlage. Achtung: Beim Umdrehen ist ein behutsames und planmäßiges Vorgehen gefragt. Greifen Sie die Person zunächst auf Höhe des Oberkörpers und der Knie, und bleiben Sie auf der Seite, auf die Sie sie drehen möchten. Wenden Sie sie dann sachte in Ihre Richtung. Bringen Sie sie nun in die sogenannte »Löffelstellung«, ein Bein ausgestreckt am Boden, das andere angezogen darübergelegt, ein Arm stützt den Kopf ab, während die Hand des anderen Arms, unter dem Kopf platziert, als eine Art Kopfkissen dient. Öffnen Sie den Mund der Person, um mögliche Ausflüsse zu erleichtern, richten Sie ihren Kopf an der Rückenachse aus. Verständigen Sie auch in diesem Fall die Rettungskräfte, eine Ohnmacht ist nie ein gutes Zeichen.

SO STILLEN SIE EINE BLUTUNG

Keine Panik, der Anblick von Blut ist oft Angst einflößend. Atmen Sie ruhig. Vermeiden Sie, wenn möglich, jeden Kontakt mit dem Blut des Opfers, aber manchmal haben Sie weder die Wahl noch die Zeit dazu. Üben Sie mit der Hand oder der Faust sofort Druck auf die offene Wunde aus, pressen Sie die Stelle zusammen, aus der das Blut hervorquillt.

Wenn Sie spüren, dass die Blutung nachlässt, nehmen Sie ein sauberes Tuch und formen daraus einen Bausch, den Sie auf die Wunde drücken. Sie brauchen genügend Stoff, um die verletzten Körperteile zwei- oder drei-mal zu umwickeln und die Wunden vollständig zu bedecken. Ziehen Sie die Binde fest, aber nicht zu fest, damit die Durchblutung nicht beeinträchtigt wird. Falls die Blutung andauert, drücken Sie mit einem zweiten Bausch auf den ersten.

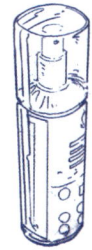 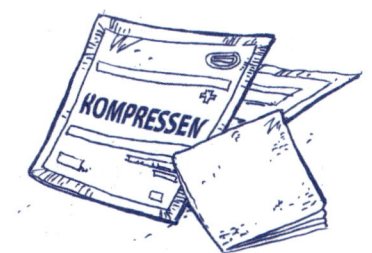

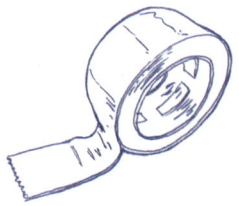
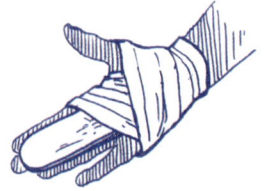
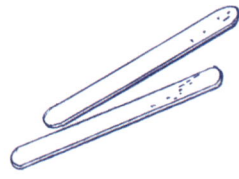

BEHANDELN SIE SICH SELBST

Wenn ich größere Touren unternehme, nehme ich alles Nötige mit, um mich selbst zu behandeln. Da geht es manchmal ein bisschen grob zu. Es war bereits die Rede von Schienen und Nackenstützen, um ein gebrochenes Körperglied zu entlasten, eine Verstauchung oder ein Gelenkproblem zu lindern. Auch habe ich Superkleber benutzt, um Wunden zu verschließen oder Zähne zu ersetzen, die durch die eisige Kälte förmlich gesprengt worden waren; oder den Bohrer meiner Handbohrmaschine – im Prinzip eine lange Nadel –, um Zehennägel zu durchbohren, weil die Zehen zu erfrieren drohten. Sie müssen sich vergegenwärtigen, dass solche improvisierten Eingriffe nicht ohne einen gewissen Schmerz ablaufen. Sie sind unzulänglich und bieten nicht den Luxus einer Narkose. Andererseits kann eine schnelle Reaktion sowie die Bereitschaft, einen starken, aber vorübergehenden Schmerz zu ertragen, es Ihnen ermöglichen, ein Körperglied zu behalten sowie Fieberanfälle oder eine Wundinfektion zu vermeiden, die sich sonst weiter ausbreiten würde. Vergessen Sie nicht, dass es vorrangig oft um drei Maßnahmen geht: eine Wunde desinfizieren, ein verstauchtes Körperglied ruhigstellen, eine Blutung stillen. Wenn Ihnen das gelingt, werden Sie in der Lage sein, bis zum Eintreffen des Rettungsdienstes geduldig auszuharren.

INTERVENIEREN SIE IM FALLE EINES HERZSTILLSTANDS

Jetzt ist Eile geboten. Verständigen Sie also schnellstmöglich die Einsatzkräfte. Legen Sie dann die betroffene Person auf eine stabile Oberfläche, also in der Regel auf den Boden, beugen Sie sich über sie, und beginnen Sie mit verschränkten Händen 30 Brustkompressionen, während Sie gedanklich mitzählen: »Und eins … und zwei … und drei …« Nach jeder Serie lassen Sie die Brust in ihre ursprüngliche Lage kommen, damit das Blut zum Herzen zurückfließen kann. Führen Sie anschließend die sogenannte »Mund-zu-Mund-Beatmung« durch, und wiederholen Sie diese Maßnahmen, bis der Rettungsdienst eintrifft oder das Opfer sich erholt und wieder normal atmet.

FÜHREN SIE EINE MUND-ZU-MUND-BEATMUNG DURCH

Neigen Sie den Kopf des Opfers nach hinten, und heben Sie sein Kinn. Legen Sie ihm eine Hand auf die Stirn, und drücken Sie mit Daumen und Zeigefinger seine Nasenflügel zusammen. Mit der anderen Hand sorgen Sie dafür, dass sein Mund offen bleibt, indem Sie das Kinn ein wenig nach unten ziehen. Dann atmen Sie normal ein, beugen sich nach unten und bedecken den Mund des Opfers ganz mit dem Ihren. Hauchen Sie ihm langsam und stetig die Atemluft ein, und überprüfen Sie, ob seine Brust sich hebt. Jede Beatmung dauert etwa eine Sekunde. Richten Sie sich wieder auf, und beginnen Sie ein zweites Mal. Anschließend platzieren Sie beide Hände auf seiner Brust und führen 30 Kompressionen durch ... Ich weiß, das alles ist nicht besonders lustig, aber wenn Sie eine entsprechende Ausbildung absolviert haben, werden Ihnen diese Maßnahmen im Notfall immer und überall nützlich sein.

DIE VORZÜGE DES LEHMS

In bestimmten Gebieten kann man sich mühelos Lehm beschaffen, und zwar in großen Mengen. Ein Glück, wenn man dessen vielfältige Verwendungsmöglichkeiten kennt: die Haut befeuchten, eine Schutzschicht gegen Mücken bilden, Wunden versorgen, Ausschlag und Juckreiz lindern, Giftstoffe beseitigen, Entzündungen entgegenwirken und sogar Durchfall stoppen, indem man Lehm zu sich nimmt.

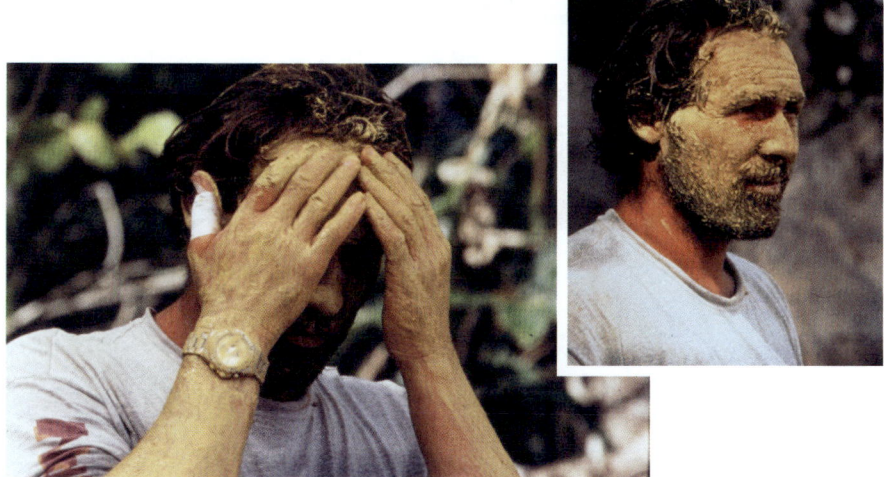

Zwar habe ich keinen Abschluss in Medizin, aber das hindert mich nicht daran, mit einigen Utensilien aufzubrechen, von denen ich weiß, dass sie mir bei gesundheitlichen Problemen nützlich sein werden. An dieser Stelle erwähne ich nur eines davon, das vielerlei Zwecke erfüllt: der Bohrer einer Bohrmaschine. Auf meinen Expeditionen zu den Polen hatte ich außerdem stets eine Art Handkurbel dabei, an der ich den Bohrer befestigte, wenn ich in irgendeinen Gegenstand Löcher bohren musste. Als dann meine Zehen zu erfrieren begannen und jene schwarze Färbung annahmen, die auf Nekrose oder lokalen Gewebstod hindeutete – Zeichen dafür, dass die Adern platzten und schnell abstarben –, habe ich mit diesem Bohrer mehrmals Löcher in meine Zehen gebohrt – auch deshalb, weil sonst der Schmerz schier unerträglich ist. Ich biss die Zähne zusammen und durchbohrte zunächst den Nagel, um bis zum Ödem vorzudringen. Sobald es aufgeplatzt war, rann eine übel riechende, schwärzliche Flüssigkeit heraus, was mich wiederum davon überzeugte, dass die Entzündung langsam abklingen würde und ich die Wunde nur noch desinfizieren und bandagieren musste. Ich kann Ihnen versichern: Trotz der Schmerzen fühlt sich das wahnsinnig gut an.

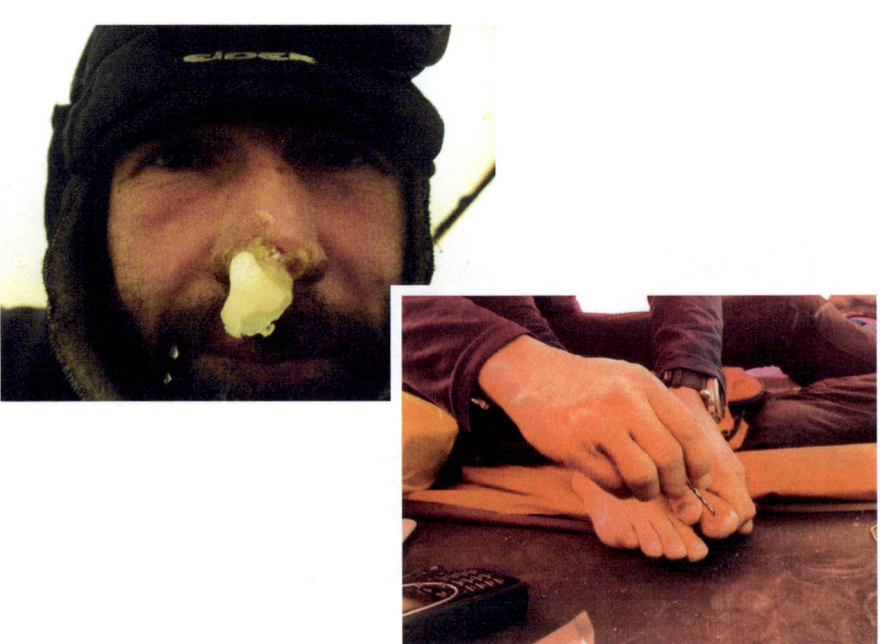

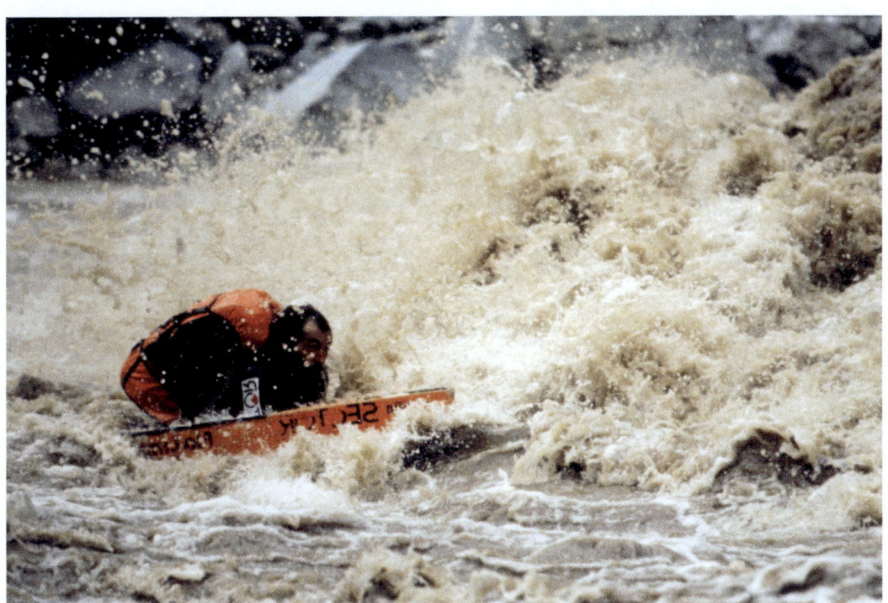

SO RETTEN SIE SICH VOR DEM ERTRINKEN

Schwimmen zu können, genügt nicht. Denn wenn es einen Ort gibt, an dem man plötzlich den Boden unter den Füßen verlieren kann, dann ist das im Wasser. Mehrmals wäre ich darin fast für immer verschwunden, etwa als ich den Amazonas stromabwärts durchschwamm oder bei meiner Überquerung des Nordpols.

Wenn Sie, unterwegs auf Bächen oder Flüssen, versinken und durch die Strömung davongetragen werden, ist es wichtig, die von mir sogenannte »Überlebensposition« einzunehmen. Mit nach vorn gestreckten Beinen und ausgebreiteten Armen lassen Sie sich von der Strömung tragen. Auch dabei müssen Sie Geduld aufbringen, die Situation zunächst analysieren und anschließend kontrollieren, um jene Bewegungen auszuführen, die Sie retten werden. Wenn Sie in Panik geraten und wider alle Vernunft handeln, steuern Sie auf noch größere Gefahren und schnellere Erschöpfung zu. Wenn Sie dagegen imstande sind, vorherzusehen oder zu begreifen, was passieren wird, können Sie davonkommen. Es geht darum, die Hindernisse gefasst zu passieren, wobei Sie versuchen Ihren Körper zu schützen und, sobald Sie sich aus der Notlage befreit haben, irgendwie das Ufer zu erreichen – was manchmal einige Zeit dauern mag.

Als ich den Amazonas stromabwärts durchschwamm, habe ich mir beim Durchqueren eines Wasserfalls ein Knie gebrochen, wodurch dieses Bein nicht mehr einsatzfähig war. Rückblickend betrachtet, glaube ich: Hätte mich damals die Panik ergriffen, wäre ich vielleicht ertrunken. Ich begriff, dass das Bein geschient werden und ich ein wenig Kraft sammeln musste, um mich anschließend von der Strömung treiben zu lassen. Genau das habe ich getan, obwohl ich mich in einem der tiefsten Täler der Erde aufhielt, dessen Felswände eine Höhe von 3000 Metern erreichen. Ich sagte mir: »Okay, ich bin nicht ertrunken, mein Knie ist kaputt, trotzdem möchte ich einfach wohlbehalten nach Hause zurückkehren. Schwimm also weiter, bis du einen Aus- gang findest, an dem du deine Expedition unterbrechen kannst.« Nach einer Woche traf ich in einem Dorf ein. Indem ich meine Kräfte schonte, konnte ich dieses Tal durchqueren und mein Abenteuer erfolgreich beenden.

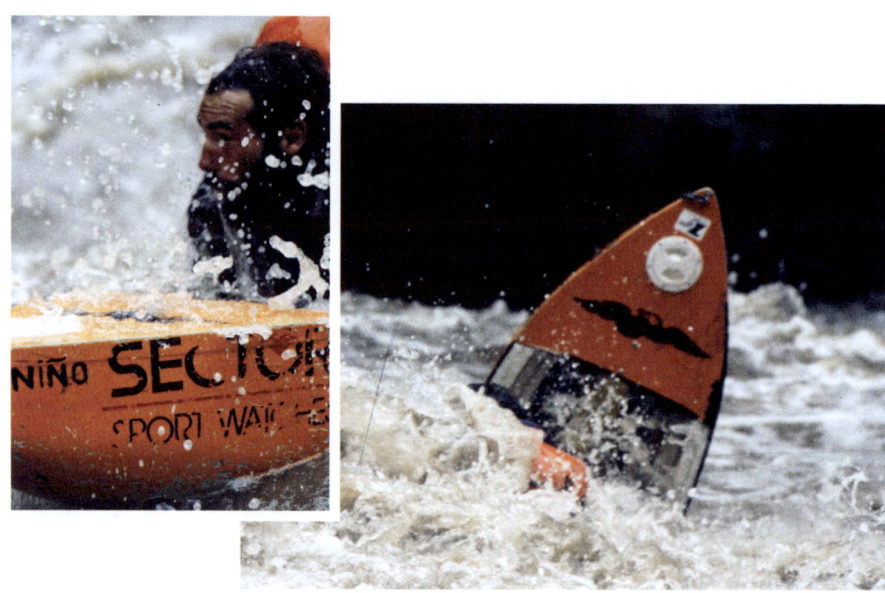

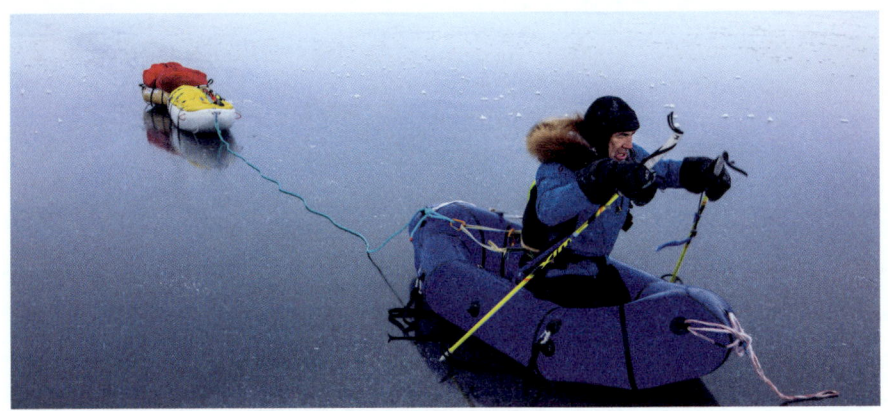

Auf Eisflächen, unter denen sich eventuell Hohlräume verbergen, wie auch im Schmelz- und Eiswasser muss Ihre Reaktionsfähigkeit noch stärker ausgeprägt sein als in anderen Gewässern, sonst besteht die Gefahr der bereits erwähnten Hypothermie oder Untertemperatur. Sie müssen wissen, dass eine verminderte Körpertemperatur von etwa 30 Grad Celsius zur Bewusstlosigkeit führen kann, unterhalb von 28 Grad zum Herzstillstand. Völlig nackt überlebt man in eiskaltem Wasser höchstens eine Dreiviertelstunde. Generell kann ein Mensch ohne geeignete Schutzkleidung nicht länger als 45 Minuten in drei Grad kaltem Wasser durchstehen und nur zehn Minuten in Wasser, das an der Oberfläche gefroren ist (bei minus drei Grad) wie in den arktischen Gewässern. Falls Sie Übergewicht haben, widerstehen Sie der Kälte länger, weil das Fett ein guter Isolator ist. Dennoch sollte Ihnen daran gelegen sein, dem Wasser schnellstmöglich zu entkommen und aufzupassen, dass Sie nicht unter dem Eis eingeschlossen werden. Als Erstes ist der Kopf über Wasser zu halten. Füllen Sie Ihre Lunge mit Luft, indem Sie mehrmals tief Atem holen, um trotz der durchnässten Kleidung an der Oberfläche zu bleiben. Sobald Sie aus dem Wasser sind, muss wieder einmal alles sehr schnell gehen: Überwinden Sie den Drang, sofort aufzustehen, denn wahrscheinlich würden Sie gleich umfallen oder erneut im Eis einbrechen. Sie müssen sich über die Eisfläche rollen oder ziehend fortbewegen, etwa so, wie eine Robbe es tun würde, bis Sie eine festere Stelle erreicht haben. Rollen Sie sich dann im Schnee, damit er die übermäßige Feuchtigkeit in Ihrer Kleidung absorbiert. Bringen Sie sich anschließend in Sicherheit vor Kälte und Wind, ziehen Sie Ihre nassen Sachen aus, um sich am Feuer oder Kocher zu trocknen und aufzuwärmen. Streifen Sie sich zu guter Letzt rasch mehrere Schichten trockener Kleidung über.

"Bei meiner letzten Überquerung der Arktis mit Børge Ousland im Jahr 2019 unterlief mir ein Flüchtigkeitsfehler, worauf ich im Eis einbrach und im bitterkalten Wasser feststeckte. Wegen dieser überstürzten Aktion stand wieder einmal mein Leben auf dem Spiel. Es bedurfte enormer Anstrengungen, meine Ski, die mich in die Tiefe zogen, nach oben zu heben. Schließlich gelang es mir mehr schlecht als recht, mich am Rand der Eisfläche festzuklammern, dann auf den Bauch zu rollen und der Falle zu entkommen.

SO ÜBERLEBEN SIE EINEN SCHLANGENBISS

Sie müssen wissen, dass es gar nicht so leicht ist, Raubtieren zu entkommen, auch wenn sie noch so klein und unscheinbar sind. So geschah es, dass ich während meiner Expedition durch den Amazonas-Urwald von einer Schlange gebissen wurde. Ich war nachts unterwegs, erschöpft und umgeben von schneidend scharfen Pflanzenblättern. Dieses undurchdringliche Dickicht ist nie angenehm. Während ich mir mit meiner Machete einen Durchgang bahnte, sah ich die Schlange nicht. Und plötzlich hatte ich das Gefühl, die Erde würde sich um mich drehen. Ich schaltete die Stirnlampe ein und entdeckte zwei kleine Löcher in der Haut ... einen Schlangenbiss. Offen gestanden sah ich mich bereits sterben. Ich verlor die Kontrolle über mich und wurde nach einigen Tagen mit heftigem Fieber ohnmächtig. Als ich aus dem mehrstündigen, komaähnlichen Zustand erwachte, war das Gift überwunden und ich noch immer am Leben. Aber der Vorfall hat mich geprägt. Seien Sie versichert, dass es auch in weniger abgelegenen Gebieten immer heikel ist, einer Schlange zu begegnen. Und wenn man sie erblickt, ist es vielleicht schon zu spät. Andererseits kommt das nicht sehr häufig vor. Die meisten Schlangen bleiben am Boden und ziehen sich zurück, sobald sie die Vibration der Schritte wahrnehmen. Indem man Geräusche macht, hält man sie größtenteils von sich fern, mit Ausnahme der Kobra, die aggressiv sein kann. Ansonsten beißt eine Schlange nicht – oder nur, um sich zu verteidigen. Zumal in den tropischen Urwäldern muss man jedoch umso wachsamer sein, denn die Schlangen nisten oft im Astwerk oberhalb des Kopfes und machen sich nicht die Mühe zu fliehen, eben weil sie einen nicht herannahen spüren. Eine falsche Bewegung ist demnach schnell geschehen.

Falls eine Schlange in einer solchen Situation zubeißt, dann wohl deshalb, weil sie gerade eine Beute verdaut. Und wenn sie das tut, verwendet sie dafür bereits einen Teil ihres Giftes, hat also weniger davon für einen Biss zur Verfügung ... was wiederum ziemlich beruhigend ist! Um das zu über-prüfen, müsste man ihr allerdings den Magen öffnen. Aus dem Befund wäre zu schließen, wie hoch die eigenen Überlebenschancen sind.

Solange Sie jedoch die richtigen Maßnahmen ergreifen, können Sie mit hoher Wahrscheinlichkeit durchkommen. Bleiben Sie vor allem ruhig, denn je heftiger Ihr Herz schlägt, desto schneller breitet sich das Gift im Körper aus. Positionieren Sie die Bisswunde wenn möglich unterhalb des Herzens. Wenn Sie in die Hand gebissen wurden, lassen Sie sie hängen.

Legen Sie Ringe und Armbanduhr ab, ziehen Sie die Schuhe aus (falls Sie in den Fuß gebissen wurden) – entfernen Sie alles, was den Bereich einengen könnte, der von den Fangzähnen der Schlange getroffen wurde, denn er wird anschwellen. Danach verständigen Sie unverzüglich den Rettungsdienst. Wenn Sie sich in einer einsamen Gegend aufhalten, ohne Krankenhaus in der Nähe, und auf sich allein gestellt sind, so legen Sie fünf bis zehn Zentimeter oberhalb der Wunde einen Druckverband an, um die Ausbreitung des Gifts auf ein Minimum zu begrenzen, ohne jedoch die Durchblutung zu blockieren. Dieser Verband darf nicht zu fest sitzen – ein Finger sollte darunter hindurch passen –, damit das verletzte Körperglied nicht geschädigt wird.

Außerdem können Sie Ihrer Reiseapotheke wohlweislich ein Spezialset gegen Schlangenbisse hinzufügen, das in verschiedenen Ausführungen er-hältlich ist. Am weitesten verbreitet ist eine Art Spritze, die das Gift ein-saugt. Versuchen Sie es aber auf keinen Fall mit dem Mund, wie man es ab und an in Filmen sieht ... Nachdem Sie das Gift beseitigt haben, müssen Sie literweise Wasser trinken, um die Dehydration zu vermeiden, und sich insbesondere Zeit zur Erholung nehmen.

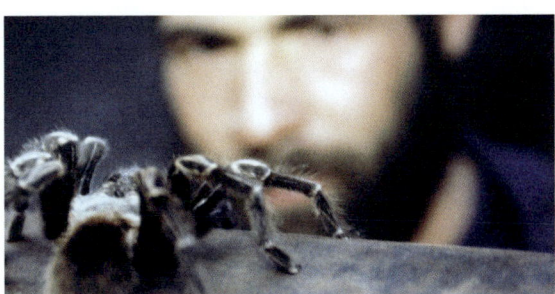

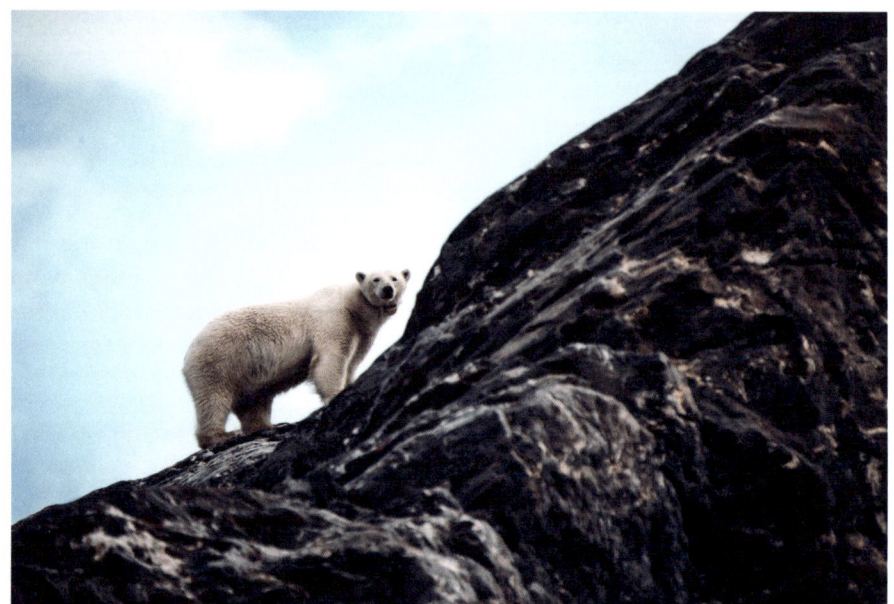

EINEM BÄREN ENTKOMMEN

Falls Sie in arktische Gebieten aufbrechen möchten, werden Sie sicherlich jenen großen Raubtieren begegnen, die wir Eisbären nennen. Bevor Sie überlegen, wie Sie reagieren, sollte die Frage eher lauten: Wie reagiert ein Eisbär auf Sie? Der Unterschied zwischen einem Männchen und einem Weibchen besteht darin, dass Letzteres seine Jungen ernähren, und Ersteres sein Territorium schützen, Sie aber nicht unbedingt verschlingen will. Das Muttertier ist also entschlossener als das Männchen, es zu vertreiben erweist sich daher als weitaus schwieriger. Als ich mit Børge Ousland unterwegs war, der stets die Ausrüstung zum Schutz gegen Eisbären mitnimmt, haben wir einmal zwölf Leuchtraketen abgeschossen, um einen ziemlich unternehmungslustigen Eisbären fortzujagen. Wir wollten ihn nicht töten, sondern nur erschrecken, damit er uns in Frieden lässt. Schließlich zog er von dannen, ohne zu wissen, dass diese zwölfte Patrone die letzte in unserem Arsenal war. Wäre er zurückgekehrt, hätte er uns angreifen können, was zum Glück aber nicht geschehen ist.

Derzeit ist es nicht sehr wahrscheinlich, dass Sie in der Arktis (in der Antarktis gibt es keine Eisbären) einem ausgehungerten Tier gegenüberstehen, das Sie angreift. Doch aufgrund der Wiederansiedlung von Braunbären in unseren heimischen Bergen ist eine direkte Begegnung mit ihnen nicht ausgeschlossen. Meines Erachtens bestehen dann zwei Möglichkeiten: Wenn der Bär ruhig scheint und sich Ihrem Lager fast aus Neugier nähert, wenn er kein aggressives Verhalten zeigt oder sich durch Ihre Anwesenheit offenbar nicht gestört fühlt, so machen Sie sich größer, indem Sie die Arme in die Höhe heben. Wirken Sie möglichst imposant, und sprechen Sie ihn mit fester Stimme an. Schreien Sie, wenn nötig, und machen Sie Lärm mit allem, was Ihnen in die Finger kommt, das sollte genügen, ihn auf Distanz zu halten.

Wenn Sie hingegen einen Bären überraschen, ist er vielleicht verängstigt und angespannt. Folglich müssen Sie völlig ruhig bleiben. Machen Sie sich wiederum größer, indem Sie die Arme heben, und sprechen Sie sanft mit ihm. Versuchen Sie, sich behutsam von seinem Weg zu entfernen, ohne ihm jemals den Rücken zuzuwenden. Laufen Sie vor allen Dingen nicht weg, ergreifen Sie nicht die Flucht. Falls er trotz dieser Vorkehrungen knurrt, die Zähne fletscht oder so tut, als wollte er über Sie herfallen, kann die Situation kritisch werden. In diesem Fall wird empfohlen, ein Pfefferspray zu benutzen: Besprühen Sie ihn damit, und er wird fliehen. Haben Sie keins zur Hand und der Bär greift an, ist es am ratsamsten, sich tot zu stellen, indem Sie sich auf den Bauch legen. Dieses Manöver ist vermutlich nicht gerade instinktiv, kann Ihnen aber das Leben retten. Bleiben Sie liegen, Bauch am Boden, Beine gespreizt. Verschränken Sie die Hände hinter dem Nacken, um ihn zusammen mit Kopf und Hals zu schützen. So bereitet es dem Bären größere Mühe, Sie umzudrehen. Bewegen Sie sich so lange nicht, bis Sie sicher sind, dass das Tier den Rückzug angetreten hat. Am besten vermeidet man von vornherein jeden Kontakt mit einem Bären. Dazu muss man die genau markierten Wege einschlagen, auf die Spuren vorbeigezogener Tiere achten, seine Nahrungsmittel und Ausscheidungen gut verschließen und viel Lärm machen, um auf die eigene Anwesenheit hinzuweisen.

Schlangen, Krokodile, Eisbären, Wölfe, eine Elefantin, die ihr Junges beschützen wollte – die Liste der Tiere, die ich getroffen habe und deren Angriffe ich manchmal hinnehmen oder zurückschlagen musste, ist lang. Während meiner Expedition »Arktos« habe ich den Atem eines Bären hinter meinem Zelt gespürt, ohne seine Größe zu kennen, habe ein Wolfsrudel um das gleiche Zelt schleichen hören, das allerdings zu stabil war, um von deren Fangzähnen in Stücke gerissen zu werden. Mein Abenteurerleben ist reich an Begegnungen mit der Wildheit der Natur. Aber wer ist am Ende das wildeste Wesen, der Mensch oder das Tier?

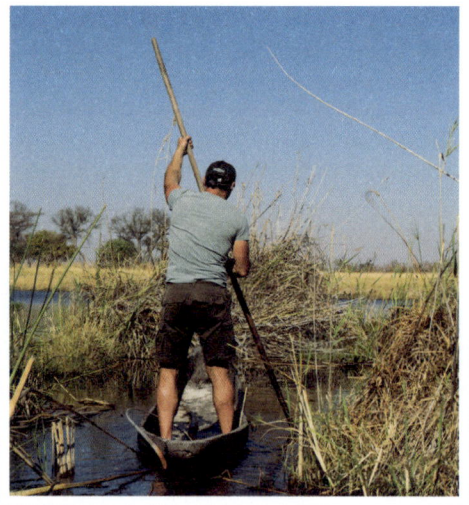

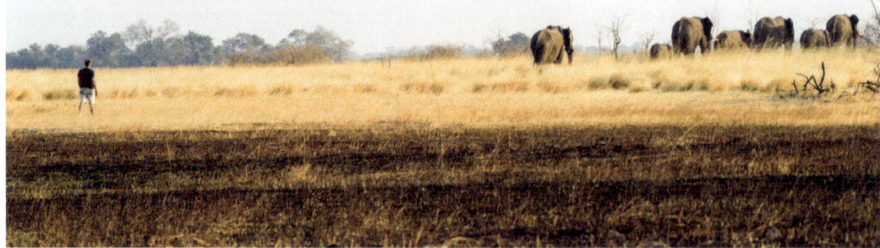

TREFFEN SIE VORKEHRUNGEN

Die Unachtsamkeit ist die Mutter des Scheiterns. Aus diesem Grund habe ich das Abenteuer oft als eine Form von Kampfkunst betrachtet. Sicherlich übertreibe ich ein bisschen, denn unterwegs werden Sie auch Augenblicke erleben, in denen Ihr Geist völlig frei umherschweifen kann. Hüten Sie sich jedoch vor der Begeisterung und diesem Gefühl der Erfüllung ... Seien Sie vielmehr stets vorsichtig. »Auf Regen folgt Sonnenschein«, heißt es. Das ist nicht falsch, aber man kann dieses bisweilen übermäßig optimistische Sprichwort auch ins Gegenteil verkehren: »Auf Sonnenschein folgt Regen oder gar Sturm.« Halten Sie sich also ständig bereit, den Angriffen des Himmels und der Erde ausgesetzt zu sein.

Zweifellos haben Sie inzwischen verstanden, dass Ihre gesamte Unternehmung davon abhängt, wie Sie sich vorbereiten und auf Ihr Ziel zubewegen. Häufig benutzen Sportkommentatoren eine Formulierung, die mir wesentlich und sehr treffend erscheint: »Er hat Geschwindigkeit mit Eile verwechselt.« Aufgrund der Dringlichkeit einer Situation, einer überraschenden Wende, Ihrer Erschöpfung und dem Drang, ans Ende zu kommen, werden Sie manchmal schnell machen, zu schnell. Dies und das Gefühl von Unverwundbarkeit sind für Sie die größten Gefahren, gerade dann, wenn alles glatt zu laufen scheint. Meistens kann sich gerade in solchen Momenten das Unglück ereignen. Achten Sie deshalb auf jedes Detail – die Bewegungen und die Geräusche ringsum, das sich bisweilen dramatisch ändernde Wetter, auf Ihre Ausrüstung und Ihre Vorräte. Aber all das wissen Sie jetzt ganz bestimmt.

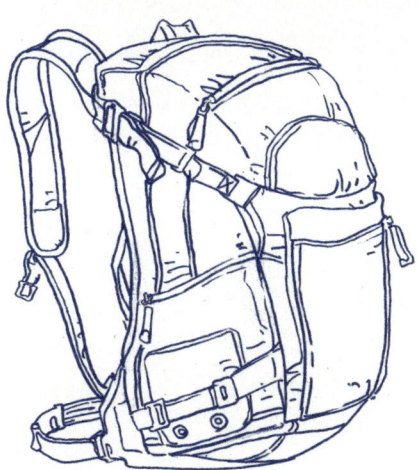

DIE VERSCHIEDENEN NOTSIGNALE ───────────────

Falls Sie unglücklicherweise in eine gefährliche Lage geraten, gibt es verschiedene Arten von Notsignalen, die nach akustischen und optischen Signalen unterschieden werden. Sie können diese einzeln oder zusammen benutzen. Im Weiteren hängt alles von der Umgebung ab, in der Sie sich befinden. Beachten Sie jedoch, egal in welcher Situation, dass SOS nach wie vor das bekannteste Notsignal ist. Mithin haben Sie folgende Optionen:

➺ mit einer Trillerpfeife ein akustisches SOS senden: drei kurze Töne, drei lange, drei kurze

➺ mit einer Taschenlampe oder irgendeiner anderen Lichtquelle ein optisches SOS abgeben: drei kurze Strahlen, drei lange, drei kurze

Je nach Umgebung und Bedrohungslage kommen spezielle Notsignale zur Anwendung. Bei Gefahr an Bord eines Schiffes zum Beispiel verfügen Sie über mehrere Möglichkeiten:

➺ mit einer Trillerpfeife einen gleichmäßigen Ton aussenden

➺ ein Radiosignal (»Mayday«) übermitteln

➺ über eine Funkbake ein Dauersignal ausstrahlen

➺ die Arme von oben nach unten bewegen

➺ eine Rauchbombe entzünden und in der Hand halten

➺ eine Rotlichtquelle einschalten

➺ eine rote Flagge schwenken und eine Kugel aufhängen

Falls Gefahr in den Bergen besteht, sind folgende Maßnahmen zu ergreifen:

➺ Machen Sie mit den Armen weit ausholende Bewegungen (die Arme abwechselnd parallel in die Höhe heben und senkrecht am Körper entlang ausstrecken).

➺ Schwenken Sie ein rotes Tuch oder legen Sie es auf den Boden.

➺ Reflektieren Sie das Sonnenlicht mit einem Spiegel, um andere Menschen auf Sie aufmerksam zu machen (senden Sie, wenn möglich, auf diese Weise ein SOS).

➺ Wenn Sie von einem Hubschrauber entdeckt werden, formen Sie mit den Armen ein V (indem Ihr Körper dadurch ein Y bildet, bestätigen Sie mit »Yes«, dass Sie Hilfe benötigen).

ABC DER NOTSIGNALE – DAS ICAO-ALPHABET

Buchstabe	Internationaler	Code Aussprache
A	Alpha	alfa
B	Bravo	bravo
C	Charlie	tschali
D	Delta	delta
E	Echo	eko
F	Foxtrot	fokstrot
G	Golf	golf
H	Hotel	ho'tel
I	India	india
J	Juliett	dzuliet
K	Kilo	kilo
L	Lima	lima
M	Mike	maik
N	November	no'vemba
O	Oscar	osca
P	Papa	pa'pa
Q	Quebec	ke'bek
R	Romeo	romio
S	Sierra	si'era
T	Tango	tango
U	Uniform	junifom
V	Victor	viktor
W	Whiskey	wiski
X	X-ray	eksrej
Y	Yankee	jangki
Z	Zulu	zulu
0	zero	zi reuw
1	one	ou ann
2	two	tou
3	three	ss ri
4	four	fô-r
5	five	faïv
6	six	siks
7	seven	sèvenn
8	eight	eït
9	nine	naïn

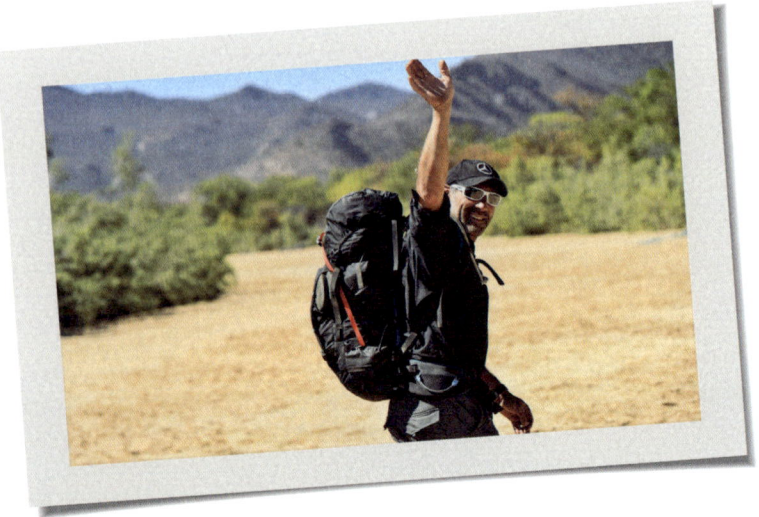

Nachwort

Während ich die Niederschrift dieses Handbuchs beende, das Ihnen auf künftigen Wegen hoffentlich ein wenig nützlich sein wird, verfolgt mich eine drängende Frage: Was bedeutet »aufbrechen« eigentlich? Warum nimmt man Abschied?

Das Thema ist keineswegs belanglos, wie Sie schnell bemerken werden. Was heißt es, seine Familie, seine Nächsten, seine Freunde zurückzulassen? Ist es überhaupt möglich, sein Leben aufs Spiel zu setzen, indes andere Menschen inständig hoffen, einen nicht zu verlieren, und die endlos langen Stunden zählen, bis man endlich wiederkommt?

Es ist nie leicht, sich von den geliebten Wesen loszusagen und in die Ferne zu reisen. Man fährt nicht weg, weil man unglücklich ist oder sich anderswo besser fühlt: Ohne die Unterstützung unserer Nächsten sind wir nichts … Das Bild des vereinsamten Abenteurers entspricht nicht meiner Wirklichkeit. Meine Familie, meine Sippe sind alles, was ich habe und mir von allem am teuersten; kein Erfolg meiner Unternehmungen wird je vergleichbar sein mit der Liebe, die ich den Meinen entgegenbringe.

Seitdem ich diesen seltsamen Beruf ausübe, musste ich meinen Platz finden – nicht in der Welt, sie wäre zu groß, sondern in meiner Welt, die auf meine Familie begrenzt ist. Auch Sie werden der Frage nicht ausweichen können, wie Sie Ihre Nächsten immer wieder mit Ihrer Abreise und der mehr oder weniger glorreichen Heimkehr vertraut machen.

Zu diesem Zweck erschien mir folgende Methode am besten geeignet. Besonders als meine Töchter Annika und Jessica noch Kinder waren, habe ich zunächst versucht, sie auf unsere Trennung vorzubereiten. Ein oder zwei Monate vor Beginn jeder Expedition ging ich dazu über, zwei- oder dreimal pro Woche das gemeinsame Frühstück auszulassen, die beiden nicht täglich an der Schule abzuholen, mich ein oder zwei Tage außer Haus aufzuhalten. Ich zwang mich, nach und nach aus dem Familienleben »auszusteigen«, so als würde ich vor einer Operation gleichsam in Narkose versetzt. Auf diese Weise sollten sie sich an meine Abwesenheit gewöhnen und ich mich an ihre. Rückblickend bin ich noch immer überzeugt, dass jene sanfte Methode die richtige war, weshalb ich sie auch Ihnen empfehle.

Indem Sie ihr folgen, sind Sie vor der Abreise eigentlich schon eine Zeit lang von zu Hause weg. Nicht als ich am Fuße des K2 oder in der Arktis eintraf, begann die Reise, sondern mit der Ablösung vorher, als ich das Band zu meinen Liebsten, aber auch zur heimischen Umgebung und deren Behaglichkeit behutsam lockerte. Genau in dem Moment spielt die Familie eine sehr wichtige Rolle. Gerade dann trennt man sich bereits ein wenig von ihr, verschwindet allmählich aus ihrem Alltag.

Unter meinen kostbaren Erinnerungsstücken verwahre ich sorgsam ein Paar Ski, auf die meine Töchter unsere Katzen, unseren Hund und unser Haus gemalt haben. Auf meine Frage, warum sie das alles bildlich dargestellt hatten, erwiderten sie: »Aber Papa, jedes Mal, wenn du auf deinen Ski einen Schritt nach vorne machst, siehst du unser Haus und uns näher kommen. Und wenn du das in zwei oder drei Monaten dauernd machst, wirst du schließlich wieder zu Hause sein.« Das ist eine tief berührende Geschichte, denn sie wussten, dass ich, wenn ich meine Ski unter Bedingungen extremer Kälte und ungeheuren Anstrengungen selbst in finsterer Nacht nach vorne schob, mein Haus und meine Familie sehe, dass also der Raum, der uns voneinander trennte, mit jedem Tag immer kleiner werden würde.

Schon sehr früh haben meine Frau Cathy und ich beschlossen, unsere Töchter auf die Reisen mitzunehmen, zu Orten in der Nähe derer, die ich während meiner Expeditionen aufsuchte. Gemeinsam waren wir unterwegs in die fernsten Winkel von Sibirien, Amazonien, Grönland, der Arktis und Antarktis oder der Baffininsel im Kanadisch-Arktischen Archipel. Im Alter von acht Jahren kannten meine Töchter gewisse Teile der Welt zweifellos besser als ich mit 35 Jahren. Und bei keiner Abreise war ihnen bange vor dem, was sie entdecken würden. Sie brachen ins Unbekannte auf, aber dieses Unbekannte schien sie förmlich anzulocken. Wie der Vater, so die Töchter!

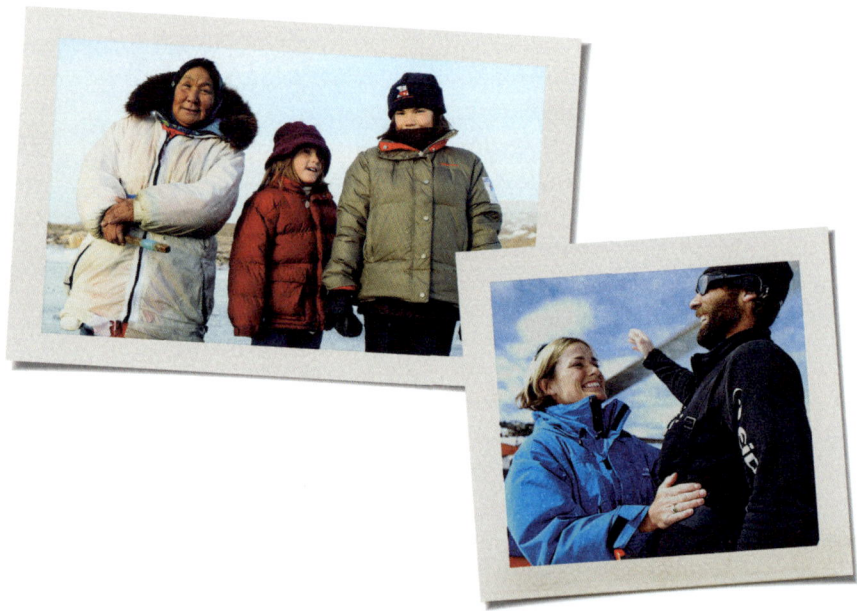

Nicht weil man seine Familie oder seine Nächsten nicht liebt, entscheidet man sich zur Abreise: Meine Familie ist der einzige Grund, warum ich heimkehre. Würde ich meine Familie nicht lieben, bräche ich auf, um niemals zurückzukommen. Aber da ich mich bei ihr derart wohlfühle, ist mein Drang, am Leben zu bleiben und wieder zu ihnen zurückzukehren, die treibende Kraft meines Handelns. Nie bin ich losgefahren, weil ich unglücklich war, denn niemand sollte zum Weggehen gezwungen sein wie bei einer Flucht – dies wäre sowohl ein Verrat an einem selbst als auch an den Nächsten. Stets habe ich mich entfernt, um dann stärker, gefestigter zurückzukehren.

Aus echter Überzeugung könnte ich sogar sagen, dass ich die Behaglichkeit meines Zuhauses in jedem Fall der meines Zeltes, meiner Hängematte, meines Iglus vorziehe, muss zugleich aber hinzufügen, dass dieses Zelt, diese Hängematte oder dieses Iglu meine Bezugspunkte sind, um mich tief im Innern glücklich zu fühlen. Ich wünsche Ihnen, dass Sie im Laufe des Abenteuers, das Sie sich vorgenommen haben, von derselben Empfindung erfüllt sein werden. Sie brechen auf, um sich im Angesicht Ihrer selbst wiederzufinden; Sie kehren zurück, um dem Glück Ihrer Nächsten zu begegnen. Und Sie werden feststellen, dass es keinen besseren Moment gibt!

Unterschätzen Sie zumal am Tag der Abreise nicht die Bedeutung des wechselseitigen Austauschs. Man muss erzählen, sich mitteilen, seine Gefühle, die kleinen Freuden wie auch die Augenblicke des Zweifels zum Ausdruck bringen – ohne jedoch ausführlich darauf einzugehen, damit die Menschen, die Ihnen in Gedanken folgen, nicht beunruhigt sind. Denn eines sollten Sie sich vergegenwärtigen: Ihre Familie, Ihre Nächsten werden sehr empfindlich auf Ihre Unternehmungen reagieren und kennen Sie gut genug, um zwischen den Zeilen zu lesen. Sie werden sich ihren Reim auf die Geschehnisse unterwegs machen. Wenn ich Nachrichten an meine Töchter sende, ahnen sie sehr wohl, ob meine Schilderung stimmt oder ob ich zu verschleiern suche, was mich innerlich umtreibt, um ihnen keine Sorgen zu bereiten.

Nachdem Sie sich in ein Abenteuer gestürzt haben, dessen Ausgang Sie nicht kennen, wird irgendwann eine Situation auftauchen, in der Ihnen keine Wahl mehr bleibt, als den Tatsachen ins Auge zu blicken.

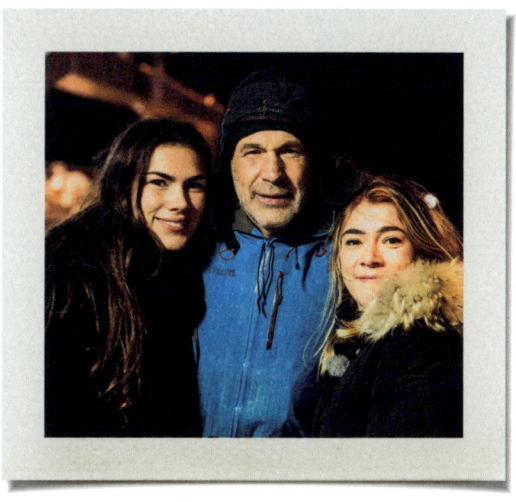

Gerade in solch heiklen Phasen werden es mit Sicherheit Ihre Nächsten sein, die Ihnen in den Sinn kommen und Ihnen die Kraft geben, den Kampf fortzusetzen. Wenn Sie sie dann bei der Rückkehr in die Arme schließen, wird Ihnen umso deutlicher bewusst, warum Sie weitergekämpft haben …

Gestatten Sie mir am Ende dieses Buches einen letzten Rat. Er betrifft die Hoffnung oder die Zuversicht, wenn Sie – wie auch ich es immer wieder war – niedergeschlagen sind, des Nötigsten ermangeln, in einem tiefen Loch feststecken und sich fragen, ob Sie Ihre Ziele je erreichen werden. Dann bleibt nichts anderes zu tun, als den Kopf zu heben und zum Himmel hochzublicken. Immer fällt ein Sonnenstrahl herab. Man muss ihn aufspüren, denn allein er kann den Zweifel beseitigen, das Scheitern und die Trostlosigkeit verhindern. Wer aufhört, nach dem Sonnenlicht zu suchen, kapituliert und akzeptiert damit, dass das Leben nicht mehr so ist, wie man es sich vorgestellt hat.

Unsere Leben, das Ihre wie das meine, sind im Grunde nichts als eine Reihe von Experimenten, die wir Tag für Tag durchführen. Seien wir dabei stets mutig, furchtlos, offen und entschlossen. Nur auf diese Weise können wir Fortschritte erzielen – fern jederlei falschem, oft maßlosen Heldenmut, doch nah der wahren Demut. Bis wohin? Ich bin außerstande, es Ihnen zu sagen.

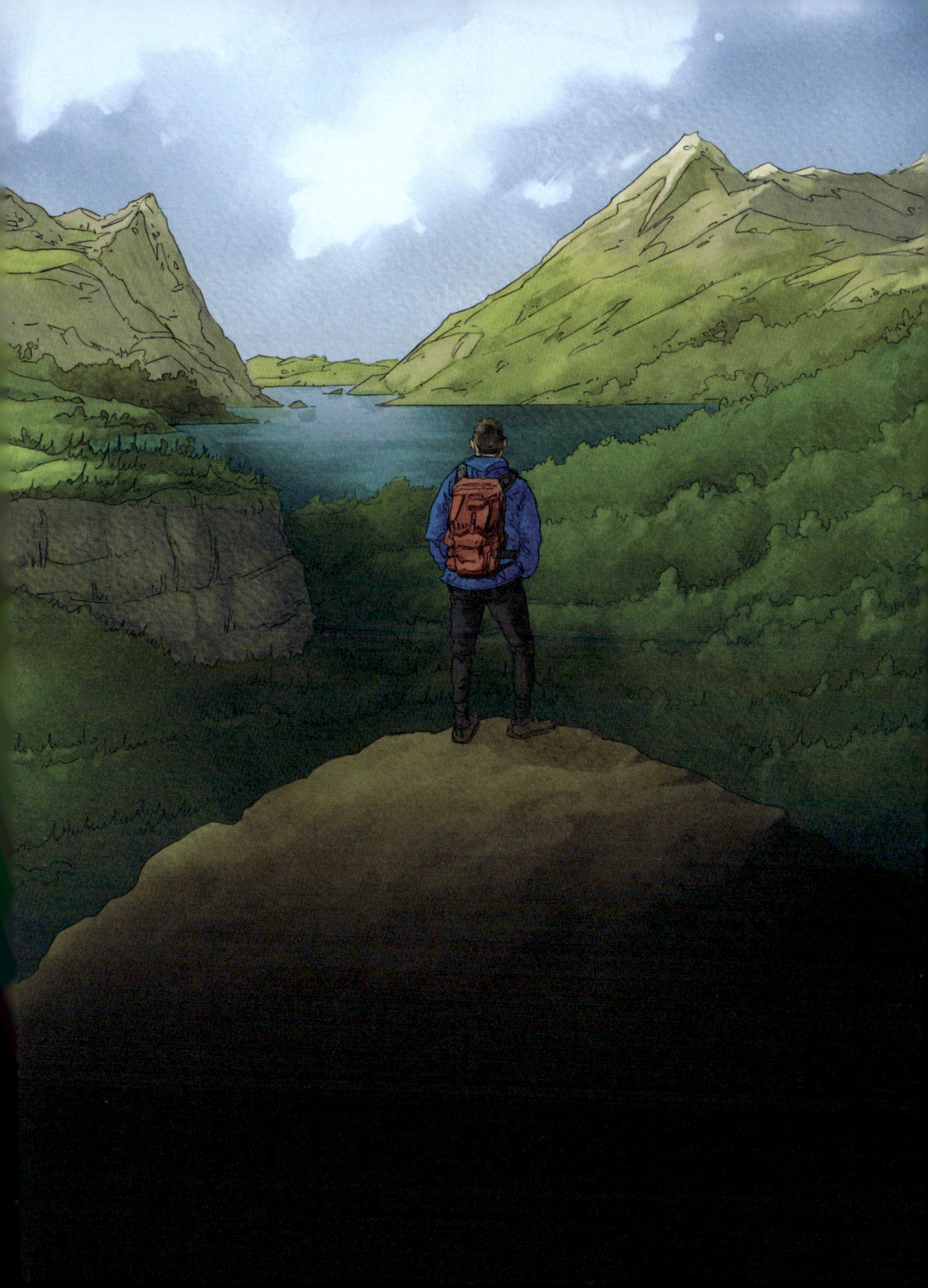

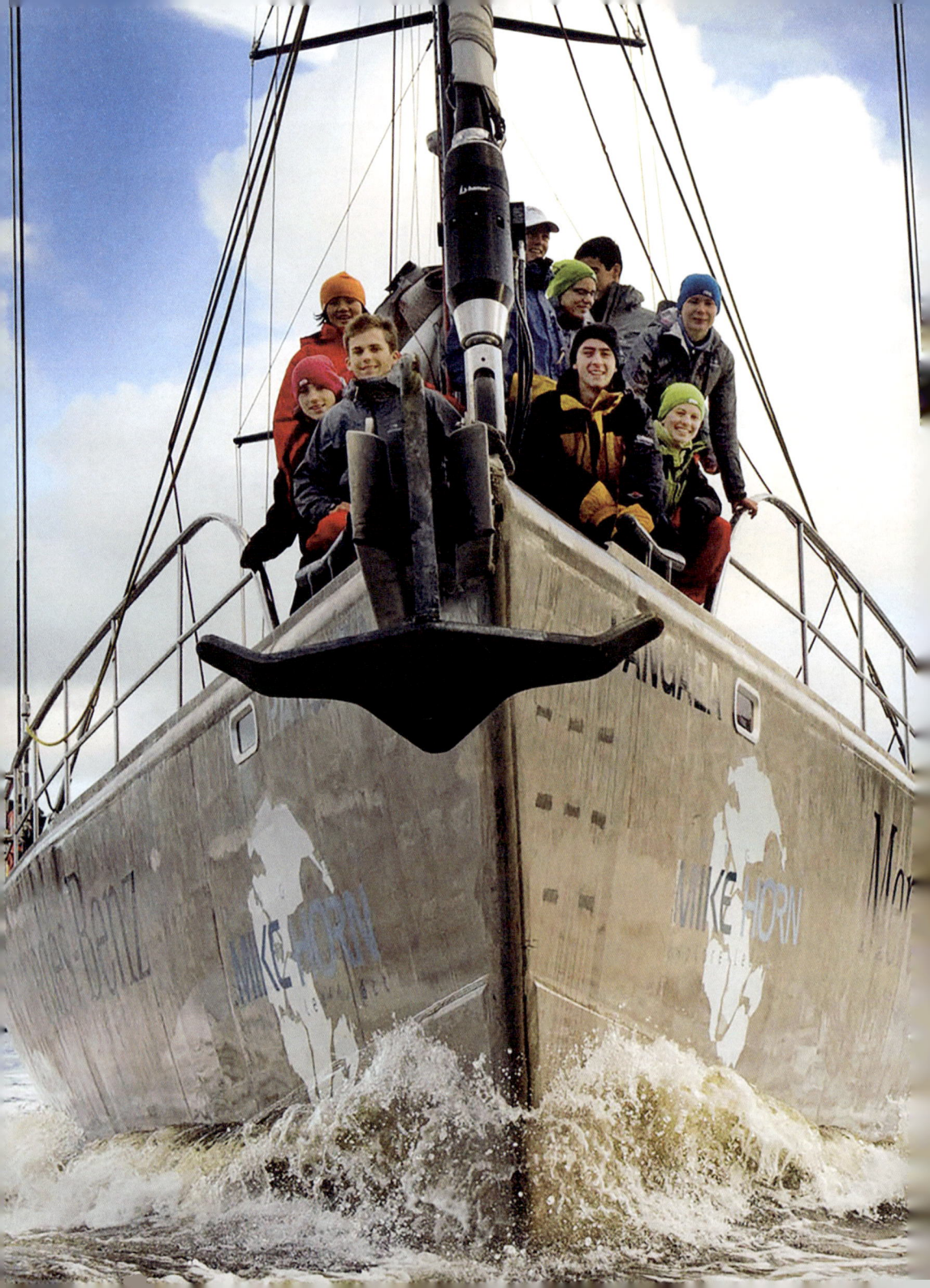

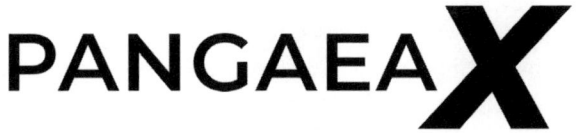

PANGAEA X

**UM AUF DIESEM HERRLICHEN PLANETEN
UNSERE TRÄUME ZU VERWIRKLICHEN,
IST ES NOTWENDIG,
DER NATUR ALL DAS ZURÜCKZUGEBEN,
WAS SIE UNS SCHENKT.**

Während meiner letzten Abenteuerreisen ist mir bewusst geworden, dass sich unsere Umwelt schneller wandelt, als ich gedacht hatte, dass mein »Spielgelände«, wie ich es kannte, eines Tages vielleicht verschwinden wird. Dadurch bin ich zu der Einsicht gelangt, dass wir rasch handeln und dringend Lösungen finden müssen.

Meines Erachtens besteht die größte, noch ungenutzte Energiequelle auf Erden in der Kraft der Jugend, die ihren Wünschen und Interessen Ausdruck verleihen und dementsprechend zur Tat schreiten möchte, um die Welt zu verändern.

Daher habe ich im Jahr 2022 Pangaea X initiiert, ein Bildungsprogramm mit dem Ziel, Jugendliche aus der ganzen Welt bei der Verwirklichung neuartiger Projekte zu unterstützen, die sich positiv auf unseren Planeten auswirken. Im Verlauf jährlich stattfindender Herausforderungen hinsichtlich verschiedener Umweltprobleme rufe ich sie zum Handeln auf und biete Lösungsvorschläge an.

Die erste Veranstaltung begann am 9. Januar 2022 zum Thema »Ozeane«. Jugendliche zwischen 16 und 25 Jahren hatten bis zum 6. März Zeit, ihre Ideen zur Erhaltung der Ozeane zu präsentieren. Dank der Unterstützung und des Fachwissens einer sorgfältig ausgesuchten Jury wurden zehn Teams ins Programm aufgenommen. Von April an stellten sie fünf Monate lang ihre Entschlossenheit ebenso unter Beweis wie ihre Fähigkeiten und durchliefen drei Auswahlphasen, ehe am 1. September 2022 das große Finale stattfand. Während der gesamten Dauer des Programms waren die Teilnehmer eingeladen, sich mir anzuschließen, die Betreuer kennenzulernen und unter Anleitung von Experten mehrere Workshops mitzugestalten, um ihre Ideen der Bewährungsprobe konkreter Lösungen auszusetzen.

Das Gewinnerteam hatte dann die Gelegenheit, mit mir an Bord des Schif-fes *Pangaea* zu steigen und ein fantastisches Abenteuer zu erleben, das dazu beitrug, der Lösung des Problems ein weiteres Stück näherzukommen.

Dieses Programm ist für mich ein einzigartiges menschliches Experiment, das die Möglichkeit bietet, gemeinsam mit Experten und Betreuern ein öko-logisches Projekt zu erarbeiten, zugleich jedoch die unverwechselbare Per-sönlichkeit jedes Einzelnen weiterzuentwickeln.

An dieser Stelle fordere ich meine jungen Leserinnen und Leser auf, über nachhaltige Lösungen für jene Probleme nachzudenken, mit denen unser Planet Erde heute konfrontiert ist. Die Veränderung muss *jetzt* erfolgen. Und durch uns alle zusammen.

DAS SCHÖNSTE ABENTEUER LIEGT VOR UNS!

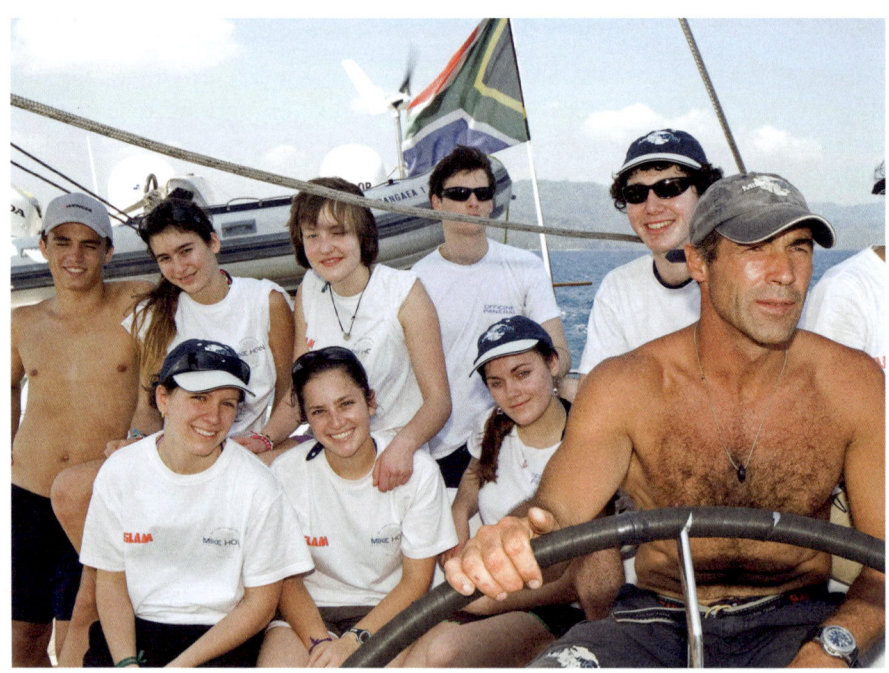

WEITERE INFORMATIONEN FINDEN SIE UNTER: PANGAEAX.ORG

Notizen

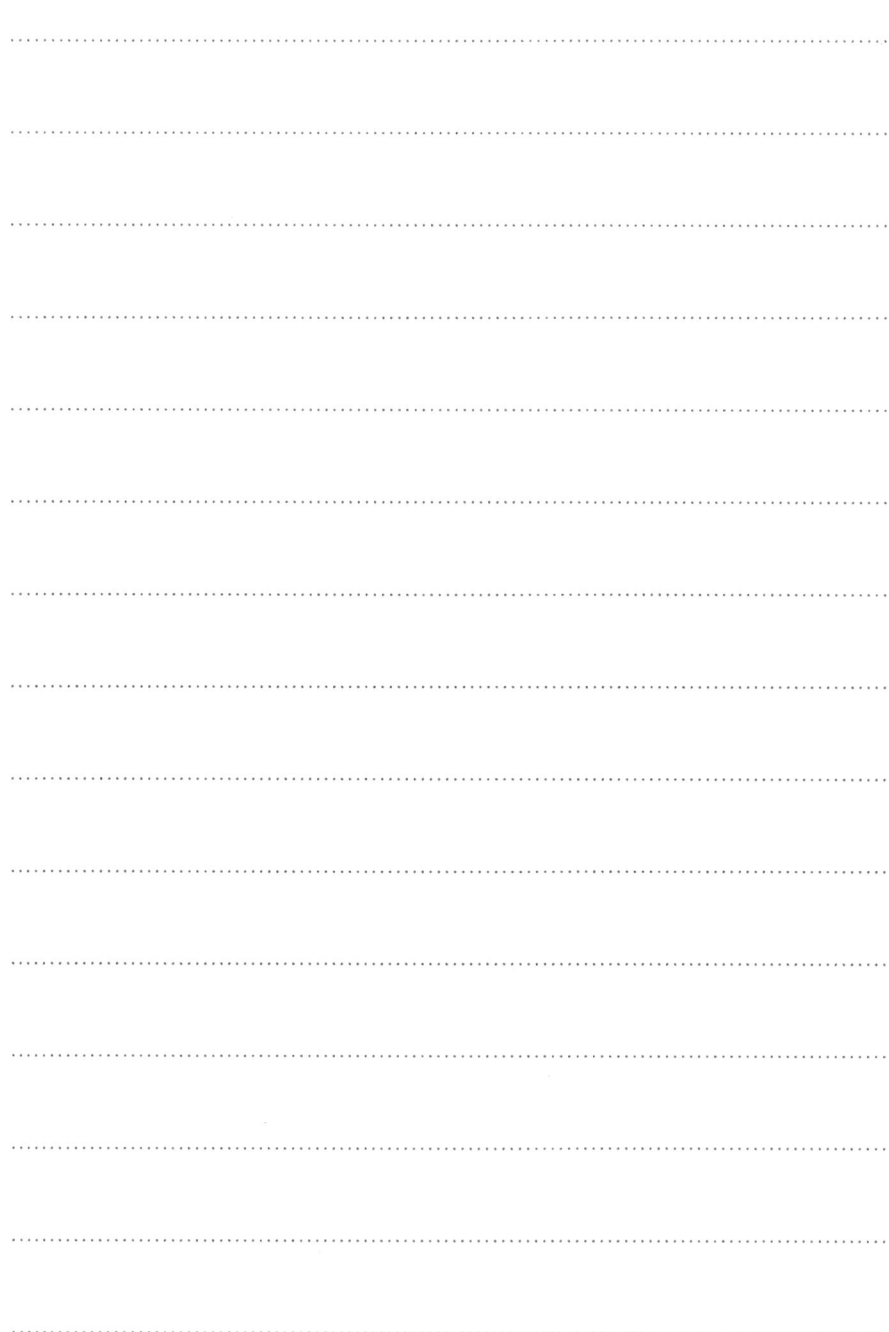

Register

Ratschläge

Physische Vorbereitung

Ernährung

Ausrüstung

Überleben

Gesundheit

Warnhinweise

Bildnachweise

ÉTIENNE CLARET
Seiten: 4, 21, 33, 42, 44, 46, 49, 54, 59, 62, 63, 65, 68, 70, 71, 72, 75, 90, 105, 107, 109, 110, 113, 114, 119, 146, 160, 188, 197

MIKE HORN
Seiten: 6, 7, 9, 28, 31, 33, 134, 168, 182

SEBASTIAN DEVENISH
Seiten: 8, 9, 10, 22, 23, 34, 37, 87, 88, 92, 102, 119, 127, 128, 131, 141, 145, 153, 154, 157, 173, 176, 177, 181, 183, 184, 187, 196

ANNIKA HORN
Seiten: 18, 97

DMITRY SHAROMOV
Seiten: 25, 39, 73, 85, 127, 140, 158, 163, 164, 190, 194

ALLEN WALKER
Seite: 38

HUGO SUDRAUD
Seiten: 51, 81, 100, 151, 154

ANTOINE JANSSENS
Seite: 56

COLUMBIA SPORTSWEAR COMPANY
Seite: 61

ANTHONY TACHE
Seite: 67

BØRGE OUSLAND
Seiten: 78, 138, 147, 148, 153, 182, 185

Piktogramme

VOODOO DOT

BSD STUDIO

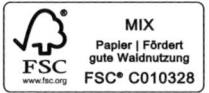

Penguin Random House Verlagsgruppe FSC® N001967

1. Auflage
Deutsche Erstausgabe April 2024
Copyright © 2022 der Originalausgabe:
Éditions Michel Lafon, Le SOS de l'aventurier
Copyright © 2024 der deutschsprachigen Ausgabe:
Wilhelm Goldmann Verlag, München,
in der Penguin Random House Verlagsgruppe GmbH,
Neumarkter Str. 28, 81673 München
Illustrationen: Luc Brahy
Kolorierung: Antoine Kompf
Fotografie: Press Prod
Umschlag: Uno Werbeagentur, München
Umschlagmotiv: © Etienne Claret
Satz: Uhl + Massopust, Aalen
Druck und Bindung: Alföldi Nyomda Zrt., Debrecen
Printed in Hungary
JS · IH

ISBN 978-3-442-18005-9

www.goldmann-verlag.de

Unsere Leseempfehlung

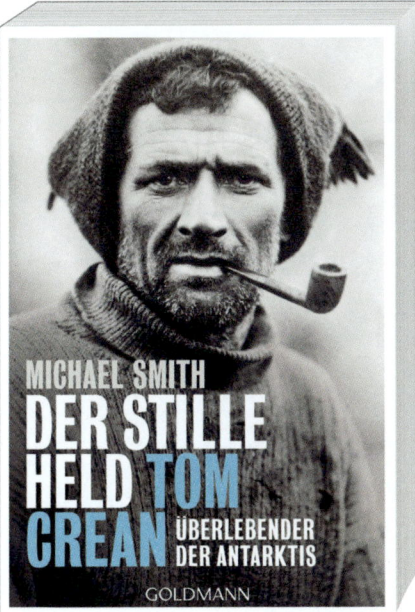

560 Seiten

Namen wie Scott und Shackleton sind Fans der polaren Entdeckungsge-
schichte wohlbekannt. Doch wer kennt den irischen Bauernsohn Tom Crean,
der gleich drei ihrer bedeutenden Antarktis-Expeditionen auf heldenhafte
Weise unterstützte? Mit Scott und der Discovery stellte Crean einen neuen
Südrekord auf, Scotts legendäres Wettrennen mit Amundsen begleitete er bis
kurz vor den Pol und rettete dann mit einem spektakulären Alleinmarsch
durch die Eiswüste sich und seinen Kameraden das Leben. Mit Shackleton
durchquerte er unter unmenschlichen Bedingungen Südgeorgien, um Hilfe
für die gestrandeten Männer der Endurance-Expedition zu holen.

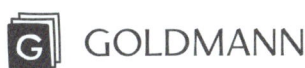